BIBLIOTHÈQUE DES FAMILLES ET DES PAROISSES

ENCYCLOPÉDIE
DE LA SANTÉ

COURS D'HYGIÈNE POPULAIRE

PAR

Le Docteur Jules MASSÉ

TOME I

PARIS

AUX BUREAUX DE L'ENCYCLOPÉDIE

RUE DU REGARD, 1 — HOTEL RÉCAMIER

1855

T

COURS

D'HYGIÈNE POPULAIRE

ENCYCLOPÉDIE DE LA SANTÉ

Dʳ Jules Masse
1 Rue du Regard

LAGNY. — Imprimerie de VIALAT ᴇᴛ Cⁱᵉ.

BIBLIOTHÈQUE DES FAMILLES ET DES PAROISSES.

ENCYCLOPÉDIE DE LA SANTÉ

COURS

D'HYGIÈNE POPULAIRE

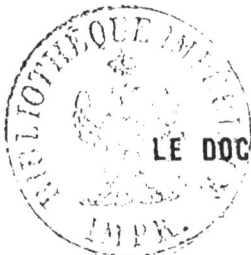

PAR

LE DOCTEUR JULES MASSÉ.

TOME I

PARIS

AUX BUREAUX DE L'ENCYCLOPÉDIE

RUE DU REGARD, 1. — HOTEL RÉCAMIER

—

1855

1854

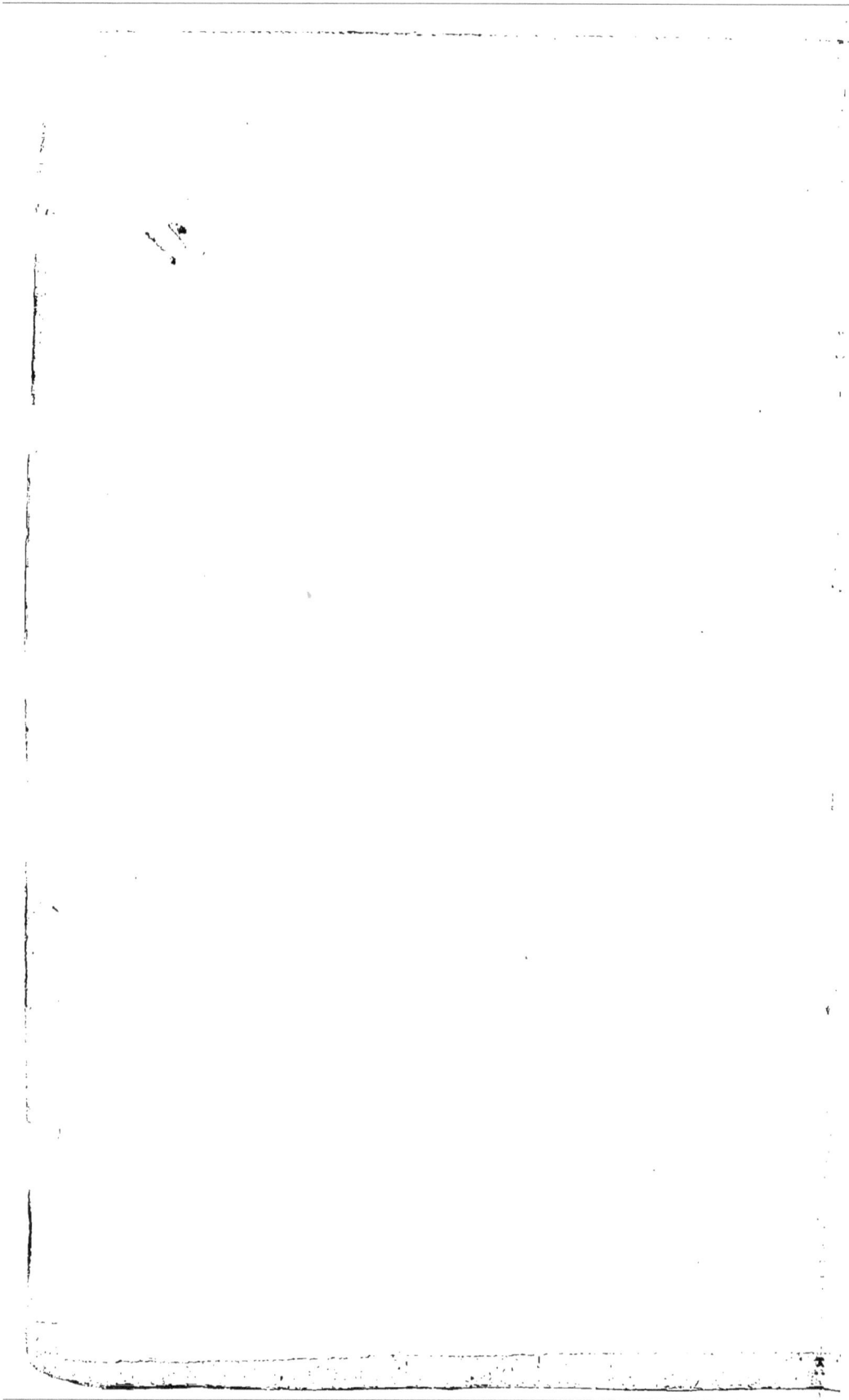

15 janvier 1855.

Enfin je puis parler!

C'est de bien grand cœur, je vous assure, que je jette cette exclamation !

J'éprouve le bien-être d'un homme retenu six mois dans les ténèbres, puis rendu tout à coup à la bénigne clarté des cieux. Je ressens tout le bonheur d'un malade longtemps comprimé par la souffrance, terrassé par un accident, paralysé par une catastrophe, et qui, vainqueur du mal, se reprend à vivre, se sent vraiment renaître, et savoure les mystérieuses douceurs qui font la joie de tous les convalescents.

T. 1.

On m'avait demandé six mois de silence. Pourquoi? — Je vous le dirai tout à l'heure. — Je n'avais pas prévu tout ce qu'une pareille épreuve aurait pour moi de désolant!

J'ai consenti, j'ai promis, j'ai tenu!

En vérité, il était temps d'arriver au terme de cette lutte d'inertie, de ce rôle terrible de zéro.

Que de lettres depuis six mois! que d'interrogations! que de récriminations! que de reproches! J'ai baissé la tête devant l'orage, je me suis tenu aussi calme que possible au milieu de cette terrible tempête; mais, encore une fois, il était temps que cela finît!

— On m'a demandé si je n'étais pas tombé malade, si j'avais fui devant les critiques, si j'avais eu peur des reproches médicaux...

On m'a reproché, et quelquefois de la façon la plus aimable, de manquer à mes promesses, de laisser incomplets des traités commencés, de m'être retiré brusquement, impoliment, sans adresser le moindre petit mot d'adieu.

Aux premières lettres, j'ai répondu directement; aux écrits suivants, j'ai fait transmettre quelques mots d'explication; mais la pluie des épîtres est devenue si formidable, qu'imitant les gens surpris par une averse, qui se réfugient sous une porte cochère, j'ai fermé le parapluie de la réponse, comme dirait un écrivain fantaisiste, et je me suis tapi modestement dans le sombre couloir de la résignation.

Enfin, la tempête est passée! Voici venir la belle lueur de l'espérance, voici paraître le radieux soleil de la liberté! En route! en marche!... et avançons de manière à rattraper le temps perdu!

Chaque homme naît ici-bas avec une mission particulière, et pour la remplir il est doué de qualités spéciales; or, c'est manquer à son devoir que de reculer devant la tâche à remplir.

Je crois avoir prouvé, depuis plusieurs années déjà, que je ne sais point désobéir aux volontés providentielles.

Encore écolier, élève de philosophie et de physique, je commençai mon apprentissage de professeur; rien n'était déterminé dans mes goûts ni dans ma vocation. Je songeais à entrer à l'École polytechnique, et, pour m'y préparer, j'initiais mes condisciples à la science aride des chiffres, je donnais des répétitions de mathématiques, je démontrais l'algèbre, et je me débattais de mon mieux dans les curieux problèmes de la géométrie.

Une fois sorti du collége, je me décidai pour la belle carrière médicale, et à peine eus-je commencé les études qui préparent au grand art de guérir, que je devins professeur d'anatomie et de physiologie dans le collége même où j'avais été élevé, instruit; c'est aux élèves les plus âgés de l'institution, aux rhétoriciens et aux philosophes, que je fus chargé pendant deux à trois ans d'enseigner ces sortes de matières. Je déclare que ce fut pour moi une source de satisfaction véritable, en même temps que ce fut un mobile pour mes travaux, un motif puissant d'encouragement.

Bientôt, demandé comme secrétaire intime par l'illustre professeur Récamier, je fus contraint d'abandonner longtemps tous mes goûts d'enseignement et mes juvéniles projets.

Une fois médecin, partageant avec mon célèbre maître les laborieux soucis de la clientelle, je restai près de dix ans sans rien écrire, sans rien produire. Tout d'un coup, la révolution de Février tombe sur la France; le gouvernement républicain apparaît inopinément, il s'établit, il envahit toute puissance, et, protégé par ses affidés, soutenu par des gens dans l'erreur, défendu par des ambitieux ou par des espions, il étale ses clubs et ses fêtes populaires, il jette à tous ses phrases creuses et ses mots résonnants.

C'est dans ces sinistres circonstances que, poussé par quelques amis, déterminé par un ministre célèbre, — M. de Falloux, — je commençai mes cours d'hygiène à la classe ouvrière de Paris. Tandis que tant d'autres allaient parler au peuple de richesses impossibles et d'une égalité chimérique, je me présentai pour lui parler de sa santé et des moyens de la conserver intacte. On m'écouta avec étonnement d'abord, puis avec plaisir, puis avec un réel enthousiasme, car mes leçons étaient souvent interrompues par les plus sympathiques applaudissements.

Dès que ces cours d'hygiène furent terminés, on me pria de les écrire et de les donner aux libraires. Alors naquit le livre intitulé : *Santé du peuple*. En trois ans, cet ouvrage eut deux éditions formidables, la première à trois mille et la seconde à six. Les deux éditions furent complétement épuisées, et c'est pour multiplier mes moyens d'utilité que je fondai un journal mensuel.

La Santé universelle trouva des temps propices, et, secondée pas des vents favorables, elle s'élança à toutes voiles sur l'océan si souvent dangereux de la publicité. Pendant plus de deux ans, son trajet fut heureux, sa course rapide : elle doubla le cap de dix mille abonnés !

Accoutumé à rédiger ce recueil dans son entier, j'avais la faiblesse de m'en croire le pilote, quand à l'horizon apparut un nuage, puis s'éleva une tempête. On me reprocha de mal tenir mon gouvernail; on me fit comprendre que dans un journal, quel qu'il soit, l'administration est tout, et la rédaction à peu près rien. On ne lisait point un seu de mes numéros, et on les critiquait plus vertement que ne l'auraient fait des adversaires et des ennemis.

Mon Dieu ! j'aurais subi sans sourciller ces coups d'épingle et ces ennuis quotidiens ; mais un vilain jour, l'administration prétendit être propriétaire de tout ce qui était sorti de ma plume. Ainsi j'avais écrit, sur le choléra qui commençait, soixante-quatre colonnes bien serrées dont je voulais faire un petit volume ; j'en défendis la reproduction, et l'on me fit savoir par papier timbré que je n'avais point à défendre comme ma propriété ce qui ne l'était réellement pas.

On conçoit qu'après un pareil conflit, une rupture, une séparation étaient nécessaires. — Un auteur cède au journal qu'il rédige la première édition de ses œuvres, mais — les législateurs l'ont toujours dit, les tribunaux l'ont déclaré — cet auteur reste le maître des éditions qui peuvent suivre.

En fondant *la Santé universelle*, j'avais toujours eu la pensée de préparer des ouvrages plus sérieux, des livres spéciaux, en un mot les volumes d'une bibliothèque de famille. Or, nier ma propriété littéraire, c'était renverser tous mes projets, c'était me barrer brutalement le chemin ; voilà pourquoi je demandai la liquidation de notre société, et pourquoi le petit journal fut vendu ; voilà pourquoi, le journal vendu, je me suis retiré de sa rédaction ; voilà comment, enfin, j'ai été contraint de garder jusqu'à présent un fort ennuyeux silence.

Point de rancune cependant, et je puis certifier que je n'en veux à personne. Le contrat, en m'obligeant au silence pendant six mois, obligeait aussi l'administration actuelle à faire savoir dans son journal que je devenais complétement étranger à la rédaction. Or, au lieu de mettre cet avis dans le journal, on l'a mis *sur sa couverture !...* C'était peu délicat, car la couverture disparaît quand on a fait relier chaque livraison, par conséquent l'avis que je regardais comme essentiel, ne sera pas consigné dans le journal proprement dit, c'est-à-dire dans le volume; mais enfin je pardonne.

Je pardonne même à mon honorable successeur, professeur de médecine pratique (dit-on!), le titre qu'il a pris d'*ancien élève du professeur Récamier!* Il a pu suivre à l'Hôtel-Dieu, comme tant d'autres, les leçons cliniques de l'illustre maître; mais pendant les quinze ans que j'ai passés près de Récamier, je n'ai pas vu venir chez lui une seule fois l'*ancien rédacteur principal* du journal *des Connaissances médico-chirurgicales!* Je le regrette, voilà tout!

N'importe, encore une fois, n'importe; j'ai dit: point de rancune, et on aura beau faire, je regarderai toujours *la Santé universelle* comme mon enfant.

Il existe dans les familles des circonstances où on est obligé de se séparer des siens. Ainsi, quand vient l'époque de la conscription, si le fils tombe malheureusement au sort, et s'il existe des difficultés pour le racheter, il faut que l'enfant parte, il faut qu'il laisse là la maison paternelle, pour aller suivre l'école du conscrit, prendre les corvées de la caserne et affronter tous les hasards des combats. Parfois il réussit, et dans le fond de sa giberne il trouve les éléments d'un bâton de maréchal ; souvent aussi il n'arrive pas à l'épaulette ; mais les parents le suivent toujours de leur tendresse et de leurs vœux.

Ainsi en agirons-nous ! Que *la Santé universelle* réussisse et triomphe, et nous serons le premier à applaudir.

J'ai dit : point de rancune, j'ajoute : point de concurrence non plus.

Si j'étais resté seul et unique propriétaire du journal *la Santé universelle*, je n'en aurais pas moins publié l'*Encyclopédie de la santé,* car chacune de ces publications a son but, son utilité, ses avantages.

Au milieu du tohu-bohu des affaires, pressés sans cesse par d'impérieuses occupations, il est bien des gens qui consentent à lire un journal, et qui n'ouvrent jamais un volume.

Maintenant que nous vivons à la vapeur et que nous correspondons par l'électricité, on veut tout faire à la hâte. On consentira à parcourir le numéro d'un recueil mensuel, et l'on sera fort effrayé s'il faut lire dans son entier le plus petit ouvrage.

Bonne chance donc au *Guide médical des familles* ! il aura plus de partisans très-probablement que notre modeste *Encyclopédie* ; nous le lui souhaitons de grand cœur.

Mais, nous en avons les preuves en main, il est bon nombre d'impatients, qui ont l'horreur des petits morceaux, qui veulent avoir la fin d'un ouvrage dès qu'ils en ont goûté les commencements. A ceux-là l'*Encyclopédie* paraîtra préférable, attendu qu'elle ne livrera à la publicité que des traités finis et des volumes complets.

Pendant que nous écrivions notre journal, nous

avons reçu un grand nombre de lettres ; or, ces lettres contenaient des observations ou des réclamations dont nous avons profité.

— Avancez donc, monsieur le rédacteur ; hâtez-vous de nous donner toutes vos leçons d'hygiène !

— C'est bien de nous avoir parlé des cataplasmes, des tisanes, de vésicatoires fixes ou volants ; mais vous n'avez encore rien dit ni des cautères, ni des sétons, ni des purgatifs, dont tant de gens font abus !

— Vous avez traité des bains et des affusions ; mais les irrigations, mais toutes les manœuvres hydrothérapiques ? Puisque vous nous avez promis de nous enseigner l'art si difficile de soigner les malades, de grâce, abordez vite ces questions ; sans elles, votre utile travail ne serait point complet !

— Merci de vos articles et sur le choléra et sur la rage ; mais la suette, docteur, la fièvre typhoïde, ne nous en parlerez-vous pas ?

— Vous avez dit deux mots sur la constipation ;

de par l'intérêt de tous, revenez sur ce chapitre et discutez-le minutieusement !

Puis, des mères de famille, reconnaissantes de ce que j'avais écrit et sur le croup et sur les convulsions, me suppliaient de les renseigner promptement sur toutes les autres maladies de l'enfance.

Enfin, les gens à constitution maladive, d'intéressants valétudinaires, des gens à maladies nerveuses, des goutteux, des dartreux, des rhumatisants, etc., m'ont envoyé lettre sur lettre pour me demander des avis généraux et des consultations capables d'alléger toutes leurs souffrances.

C'est en forgeant qu'on devient forgeron, dit le proverbe ; c'est en marchant que l'on avance ; c'est en avançant que l'on s'instruit : l'expérience ne s'acquiert que par des labeurs multipliés et par de nombreuses tentatives. Après avoir rédigé trois ans un journal mensuel, j'en suis arrivé à cette conviction : qu'il vaut mieux, sous bien des rapports, publier des volumes spéciaux, compactes et complets, que des numéros détachés où tous les sujets sont forcément mêlés, disséminés et confondus; qu'il vaut mieux doter nos campagnes de livres terminés et d'un format portatif, que de leur imposer des livres de grande dimension où toutes les questions restent incomplètes.

En conséquence, je me suis décidé à publier sous le titre général de *Bibliothèque des familles et des paroisses*, l'ENCYCLOPÉDIE DE LA SANTÉ.

Non-seulement nous donnerons dans cette Encyclopédie un traité complet d'hygiène, — et c'est par là que nous l'inaugurons, — mais nous y ferons entrer :

— Un volume sur l'art de soigner les malades. (Traité complet aussi.)

— Un volume sur la santé des femmes.

— Un volume sur la santé des mères et des enfants.

— Un volume sur la médecine des accidents.

— Un volume sur l'hygiène du prêtre, suivi d'un appendice intitulé : *Le prêtre devant l'agonie.*

— Un volume de formules et recettes ; et, à ce sujet, nous devons annoncer que le *registre Réca-camier* est à nous, et reste notre exclusive propriété.

— Un volume portant le titre assez bizarre de : *Médecine naturelle,* ou traitement des maladies chroniques, affranchi des drogues chimiques et de tous les moyens dangereux, etc.

Dans tous ces livres, du reste, comme jadis dans le journal, nous aurons toujours le même but, la même ambition, la même devise : RELIGION ET DÉVOUEMENT, SOULAGEMENT, UTILITÉ.

AVERTISSEMENT.

———◆———

Le travail qui va suivre est la reproduction à peu près littérale d'un cours d'hygiène public et gratuit que j'ai fait à Paris, vers la fin de 1852.

J'ai raconté dans plusieurs de mes leçons, notamment dans la première et dans la dernière, les motifs qui m'avaient fait entreprendre cet enseignement. J'ai rapporté tout naïvement aussi l'histoire des variations académiques! Je n'ai donc point à m'en expliquer dans cet avertissement.

Seulement, je tiens à prévenir de deux choses :

La première, c'est qu'après avoir déposé le manuscrit de cet ouvrage dans les bureaux de l'Académie, après l'y avoir laissé plusieurs mois, j'ai pensé, avec mes meilleurs amis, qu'il était sage de le réclamer et de le reprendre... Plus tard, peut-être, j'expliquerai tout au long cette détermination; le faire ici, serait perdre une place précieuse et me donner une apparence de mauvaise humeur.

La seconde, c'est que mon cours ayant déjà passé par le creuset de la diction, par le contrôle de l'audition, c'est avec plus de confiance que je le livre à la publicité.

Je n'oublierai de ma vie l'affluence, l'attention et les sympathiques encouragements de mes auditeurs pendant mes vingt-cinq leçons : aux dernières comme aux premières, l'auditoire était si compacte, que souvent longtemps avant le commencement de la séance, il n'y avait plus une seule place disponible; et cependant, j'avais choisi et loué un local très-spacieux : le grand salon qui sert à la plupart des réunions scientifiques de Paris.

Je n'ai qu'un souhait à faire, un désir à formuler : Dieu veuille que mon livre ait le même succès que mon cours !

Le temps enfin est arrivé où tous les gens intelligents comprennent que les enseignements d'hygiène doivent devenir populaires. — Non-seulement les corps savants l'ont déclaré, mais le gouvernement y travaille de tous ses efforts.

Ainsi, à propos des épidémies, au sujet même de la médecine cantonale, nombre de préfets ont proclamé la nécessité d'inculquer quelques notions d'hygiène dans les grosses intelligences de nos paysans.

Mon avis, — avis motivé par une étude spéciale et par de nombreuses expériences, — est que la science importante du bien vivre ne deviendra jamais populaire, et non-seulement ne sera pas comprise, mais ne sera pas même écoutée, si l'on veut la présenter sous un vêtement trop aride, ou dans le costume empesé d'un savoir trop majestueux.

On aura beau dire, chacun sait que l'hygiène fait partie de la médecine ; par conséquent, l'étude de l'hygiène apparaît à la plupart des esprits comme une drogue, comme un médicament ! Pour la faire accueillir sans trop de dégoût, et la faire accepter sans trop de grimaces, il faut avoir recours au sucre et à la confiture, c'est-à-dire à des comparaisons amusantes et à un langage sans prétention.

COURS

D'HYGIÈNE POPULAIRE

EN 25 LEÇONS

PREMIÈRE LEÇON.

I. — Ce qui me détermine à parler.

Je me trouvais, il y a vingt ans, dans un pays assez voisin du nôtre, dans une contrée visitée par bien des voyageurs, dans la république helvétique ! La Suisse mérite, en vérité, tous les points d'admiration qu'ont accumulés et qu'accumuleront encore ses nombreux visiteurs. — Passons.

J'assistai, pendant ce voyage, à une fête toute nationale, dont je vous demande la permission de dire quelques mots.

Le peuple suisse n'est pas un peuple comme un autre : là-bas, la chasse est permise à tout le monde ; c'est à qui poursuivra les chamois, si abondants dans les montagnes ; c'est à qui terrassera ces animaux terribles que les Parisiens contemplent du haut d'une barricade, dans la grande collection zoologique du jardin des Plantes. L'ours, en effet, qui nous paraît si fantasque, si amusant dans la cavité qui lui sert de cage ; l'ours, qui monte si bien à l'arbre pour quelques morceaux de brioche; l'ours, en Suisse, est à l'état sauvage, et il est bien plus terrible et plus carnassier que nos loups; en conséquence, il faut le chasser, l'attaquer, le détruire. Aussi l'art du chasseur est-il, dans ce pays, poussé jusqu'aux dernières limites du possible. La réputation d'excellent chasseur, décernée à un seul individu, est une gloire non-seulement pour sa famille, mais pour un canton tout entier.

Afin de développer l'adresse et le sang-froid si nécessaires à cet exercice, chacun des vingt-deux cantons de la Suisse organise des cibles particulières. Chaque jour de fête, les adroits sont conviés; ils arrivent avec leurs carabines et se placent, à longue distance, devant une pièce de bois, blanche dans la plus grande partie de son étendue, marquée d'un point noir précisément à son milieu. Le point noir est le but où la balle doit atteindre. Des récompenses sont données à ceux qui peuvent y parvenir.

De ces cibles particulières est née une fête, une coutume générale. Chaque année s'élève une lutte d'adresse entre tous les chasseurs des différents cantons. C'est une fête toute nationale; chacun y envoie ses délégués, ses députés; et quand un canton, par l'adresse d'un de ses envoyés, parvient à remporter le grand prix, tout le canton, fier et joyeux, est envié, vénéré par le reste de la Suisse.

Au grand jour de la lutte, les délégués, précédés des étendards et des armes de leur pays, arrivent en grande cérémonie sur le terrain consacré à cet usage. Les obusiers, les canons grondent; la foule est compacte et barriolée, et, derrière une musique qui les précède, on voit s'avancer les gens de toutes les classes, de tous les âges, de tous les costumes : des citadins, bateliers, paysans, montagnards; on y voit surtout ces vieux chasseurs de chamois qui ont conquis une réputation européenne. Dès le signal donné, les noms des concurrents sont tirés au sort, le tir commence et se poursuit avec solennité. Le prix à remporter est peu de chose, mais chaque concurrent voit en jeu l'honneur de son canton, qu'il est fier de représenter.

Si, en paraissant au milieu de vous, Messieurs, je commence par vous donner ces détails, c'est qu'ils m'ont paru rendre compte de toutes les émotions que j'éprouve aujourd'hui. Un prix vient d'être proposé. Par qui? par un homme du monde, par un négociant. Ce prix doit être décerné par l'Académie de médecine au médecin qui, depuis octobre 1852 jusqu'en mai 1853, aura fait le meilleur cours d'hygiène populaire, et ce cours ne doit avoir que vingt-cinq leçons. Quand l'annonce d'un prix semblable arriva à ma connaissance, ma première pensée fut d'applaudir au but philanthropique de celui qui le proposait; puis, faisant un retour sur moi-même, j'acquis la conviction que je ne pouvais, sans forfaire à tous mes antécédents, déserter cette lutte, quelque difficile qu'elle fût. Depuis quatre ans déjà, je me suis spécialement consacré à l'enseignement de l'hygiène populaire. Mes leçons, j'en ai des preuves, n'ont pas toujours été inutiles; mais, il est urgent de le dire bien vite, c'est à mes auditeurs, c'est aux ouvriers qui ont bien voulu m'écouter, que je dois ce genre de succès.

Le jour où, pour la première fois, je pris la parole sur un sujet si délicat (si quelques-uns de mes auditeurs ont assisté à cette première épreuve, ils se le rappelleront, j'en suis sûr), j'arrivai tremblant et timide. Je n'étais pas fait encore à l'enseignement public; j'étais effrayé de tous les gens qui m'écoutaient, de tous les visages qui me regardaient; et, le cœur bondissant d'inquiétude, les oreilles pleines de bourdonnements, le geste plein d'embarras, je commençai.

Dès les premières phrases, je fus encouragé par une si bienveillante attention, par des regards si intelligents et si sympathiques, qu'à la fin de ma leçon, je m'étonnais de mon étonnement préventif, et me trouvais heureux du plaisir, tout nouveau pour moi, que cet exercice m'avait procuré; si bien que je me pris pour cette sorte d'enseignement d'une passion véritable. Le dimanche, jour ordinaire des leçons, devint pour moi un jour de récréation et de récompense. J'allais ici, puis j'allais là; je répétais deux ou trois fois la même leçon dans la même journée, seulement je la répétais aux antipodes: au Gros-Caillou et au faubourg Saint-Antoine, à Saint-Sulpice et au faubourg Saint-Martin. Il en arriva que les ouvriers s'habituèrent à m'appeler leur professeur; et, fier d'un pareil titre, en voyant annoncer un concours d'hygiène populaire, je me dis que non-seulement pour moi, mais aussi pour mes auditeurs habituels, — pour eux qui m'ont fait, eux qui m'ont formé, eux qui m'ont récompensé, — il me fallait entrer dans la lice. Je m'embarrasse peu de la récompense promise; mais, professeur ordinaire des ouvriers, je dois, dans cette occasion solennelle, me montrer digne de leur bienveillance, — et, comme les chasseurs de la Suisse, je veux lutter pour soutenir l'honneur de notre canton.

II. — Les bons auditeurs font les bons discoureurs.

Il s'agit ici d'hygiène populaire, et je suppose que, dans mon auditoire, se trouve un bon nombre de bourgeois, ouvriers, travailleurs. En conséquence, je puiserai mes comparaisons dans nos communes connaissances, dans nos actes les plus ordinaires.

Parmi les récréations bourgeoises, il est des coutumes, des jeux bien connus de vous tous : on joue au billard,

on joue aux dominos, on joue même encore au passe-
temps passablement ennuyeux que l'on appelle le *loto
dauphin!* Laissons de côté ces moyens de distraction, et
ne prenons que le plus vulgaire, le plus commun, le
plus général, le *classique* jeu de cartes. Quel est celui qui
m'écoute qui n'a pas joué ou vu jouer aux cartes, au
moins une fois en sa vie? Si je ne me trompe, on joue
spécialement deux parties : le vieux jeu de piquet et le
fameux écarté. Quand les joueurs se trouvent en présence,
les curieux s'assemblent autour de leur table et forment
ce qu'on appelle vulgairement la galerie. Dans toute cette
compacte assistance se groupent les joueurs, les conseil-
lers et les parieurs. Or vous n'ignorez pas quelle est l'influence de la galerie sur les joueurs : au fort de l'action,
une exclamation de reproche, un murmure désapproba-
teur, un simple signe d'impatience réagissent sur celui
qui tient les cartes, et peuvent le faire perdre au moment où on s'attendait à le voir gagner.

Messieurs, nous commençons ensemble une partie sérieuse, un jeu considérable, et c'est en toute humilité que
je viens réclamer de vous attention et silence. Je ferai des
fautes, la chose est sûre; mais quel est celui qui, dans
vingt-cinq séances consécutives, ne fauterait pas un peu?
Je vous en conjure, ayez la discrétion de n'en manifester
aucune mauvaise humeur. Votre enjeu, à vous, c'est tout
simplement votre attention, votre patience; et je vous en
sais assez pourvus, assez riches, pour espérer que vous
pourrez en dépenser sans crainte de vous appauvrir. Mon
enjeu, à moi, c'est la réputation, c'est le travail, c'est l'ambition de vulgariser quelques axiomes de la science; c'est
l'envie de faire toucher au doigt la nécessité de l'hygiène;
c'est le désir de montrer digne de votre sympathie un médecin qui s'occupe spécialement de vous.

Un vieux proverbe dit que ce sont les bons auditeurs qui

font les bons discoureurs; le vieux proverbe a raison. Entre celui qui parle et ceux qui l'écoutent, il s'établit je ne sais quelle action magnétique. Un auditoire, par sa bienveillance, par sa sympathie, peut échauffer, illuminer; comme, par sa mauvaise humeur, il peut éteindre l'intelligence de celui qui prend la parole. Donc, nous sommes tous solidaires dans la lutte qui commence; vous devenez mes partenaires dans ce concours. D'ailleurs il est une réflexion consolante : c'est qu'en restant vaincus, en n'arrivant pas au prix proposé, en un mot en perdant la partie, nous y gagnerons tous quelque chose : vous, quelques renseignements utiles qui vous récompenseront de votre attention; moi, l'obligation de réflexions incessantes, la nécessité de classer, de condenser, de compléter tout ce que j'ai tenté d'enseigner jusqu'ici.

III. — Mes cours anciens et les cours que j'entreprends aujourd'hui.

Les leçons sur l'hygiène que j'ai faites jusqu'à présent n'ont jamais été que des leçons détachées. Au moment de les commencer, j'eus une conversation sérieuse avec un homme fort expérimenté en pareille matière, avec M. de Cormenin, dont tout le monde connaît l'expérience et le talent.

« Prenez seulement deux ou trois préceptes importants, me dit-il; élucidez tous vos enseignements par quelques comparaisons; ayez un exorde qui frappe, une péroraison qui touche, et surtout ne parlez pas plus de quinze à vingt minutes : car, dans toutes les réunions dont j'ai eu l'honneur de faire partie, à la Chambre des députés comme au Conseil d'État, j'ai remarqué qu'une attention générale, à moins d'être éveillée par de l'imprévu, par de l'artifice, ne durait jamais plus d'un bon quart d'heure. »

Heureux d'un pareil conseil, je l'ai toujours suivi avec scrupule. Chaque fois qu'il s'est agi de faire une petite leçon d'hygiène, j'ai cherché mon texte, mon thème, mon canevas, dans les questions les plus vulgaires, dans les renseignements les plus appropriés à mes auditeurs. Rien de complet, point de méthode. Ainsi, j'étais trempé par une averse, je parlais des refroidissements; une autre fois, j'étais accablé par les chaleurs de l'été, j'allais prendre un bain froid à la rivière, alors je parlais de l'eau et de la nécessité des bains.

Maintenant je serai contraint de suivre une marche toute différente; il faut qu'en vingt-cinq leçons, qui dureront plus d'un quart d'heure, je vous en avertis, je parcoure les notions hygiéniques indispensables à tout le monde. Je veux prendre part à la lutte de tous ceux qui écrivent et professent l'hygiène populaire; il est donc nécessaire que je donne quelque chose de complet.

Seulement, je dirai tout à l'heure ce que j'entends par un cours d'hygiène complet.

IV. — Qu'est-ce que l'hygiène.

L'hygiène est définie par la plupart des auteurs : Partie de la médecine qui a pour but de conserver la santé. Je trouve la définition assez mauvaise; car, en cas de maladie, l'homme qui prend un vomitif ou un médicament quelconque a pour but, évidemment, non-seulement de combattre le mal, mais de sauver et conserver sa santé. Je trouve beaucoup plus juste, beaucoup plus sage la définition d'un hygiéniste moderne : L'hygiène est la science qui a pour objet de diriger sagement tous nos organes dans l'exercice de leurs fonctions.

Cette définition, un peu scientifique peut-être, vous apparaîtra lucide et précieuse quand vous aurez compris les renseignements que je vais vous donner, quand vous aurez suivi et saisi toutes mes démonstrations. Mais, pour un cours populaire, je veux une définition plus simple, une définition qui frappe et se retienne, et je vous demande la permission de reproduire ce que j'écrivais naguère dans un petit livre intitulé *la Santé du peuple :*

« L'hygiène est l'art de conserver la santé et de prévenir les maladies; l'hygiène est l'étude de tout ce qui peut contribuer au bien-être de l'homme. Voisine de la morale, elle s'y rattache par un grand nombre de prescriptions; elle est la sœur de la médecine proprement dite, car toutes les deux s'occupent exclusivement de la nature humaine : l'une et l'autre s'adressent au corps et à l'âme; seulement l'hygiène s'occupe de la santé, et la médecine ne s'occupe que de la maladie. »

Grâce à la science de l'hygiène, vous apprendrez, Messieurs, à perfectionner toutes vos facultés : facultés physiques et facultés intellectuelles; grâce à la science de l'hygiène, vous saurez user de tout ce qui vous entoure, sans tomber dans le précipice des abus, et, tout en jouissant des plaisirs attachés à chacun de vos besoins, vous saurez éviter les dangers de l'excès. Alors vous aurez une vie prospère, une longévité bienheureuse et tranquille. Vos organes s'useront, sans doute; car, hélas! tout ici-bas commence, croît, stationne, décroît et finit; mais, exempts des secousses imprimées d'ordinaire par les passions, par les fautes d'alimentation et de régime, vos organes, exempts de maladies, arriveront tout doucement à cette faiblesse donnée par les vieux jours, faiblesse qui semble l'avertissement paternel de la Providence, pour nous engager aux préparatifs du départ.

Voilà donc le but de l'hygiène, but particulier et spécial, qui s'agrandit considérablement quand on veut le généraliser. La science de l'hygiène, en effet, appliquée aux masses, cherchant et recherchant sans cesse tous les perfectionnements de la société; la science de l'hygiène, étudiant les moyens de conservation et les moyens de jouissance applicables aux populations, trace des lois aux gouvernements, et devient le guide précieux des législateurs vraiment philanthropes.

Ainsi, il y a deux parties bien distinctes dans la science dont je viens vous entretenir. A côté de l'hygiène privée et particulière, nous avons l'hygiène publique, l'hygiène qui préside à la construction de nos villes, qui creuse les égouts, qui assainit les contrées malsaines; l'hygiène qui, la clochette en main, vous ordonne chaque matin de balayer le devant de vos portes et de laver votre rue. De cette hygiène publique, à laquelle je me plais à rendre hommage, nous ne pourrons guère nous occuper; mais il y a l'hygiène privée : elle sera la base de notre étude.

Nous rechercherons l'utile, l'essentiel, et, cueillant dans ce vaste domaine les fruits les plus agréables, les plus alimentaires, nous arriverons, je l'espère, à une satisfaisante récolte.

V. — Objections faites à l'étude de l'hygiène.

Avant de bâtir un édifice, il est indispensable de déblayer le terrain sur lequel doit s'élever la construction; il en faut enlever les cailloux, les rochers, les broussailles; c'est pourquoi, avant de commencer mon cours, il me paraît nécessaire de mettre à néant certaines objections.

On dit souvent, après Jean-Jacques Rousseau, qui était passé maître en fait de sophisme : *L'hygiène n'est point une science, c'est une vertu.*

Tout récemment encore, j'entendais soutenir une thèse

plus bizarre, précisément à propos de livres d'hygiène, que l'on déclarait non pas utiles, mais dangereux. L'hygiène, disait ce nouveau sophiste, l'hygiène est une science qui ne s'enseigne pas, mais dont les résultats doivent être imposés au peuple.

Répondons bien vite à ces adversaires.

Oui, si l'homme était véritablement sage, si l'homme était placé dans toutes les conditions d'une heureuse existence, il n'aurait nul besoin de préceptes hygiéniques; il lui suffirait d'écouter ses appétits et ses besoins : il mangerait quand il aurait faim, mais il ne mangerait que ce qui lui est nécessaire; il ne boirait que lorsqu'il aurait soif; enfin, il saurait se reposer quand il serait las. Hippocrate l'a dit dans ses Aphorismes :

« Vous ne trouverez aucune mesure, aucune balance, aucun calcul, auxquels vous puissiez vous rapporter plus sûrement qu'aux sensations qu'éprouve le corps. »

Mais les passions, et l'aveuglement qu'elles entraînent, n'émoussent-elles point toutes les sensations dont parle Hippocrate? L'encombrement des générations, les difficultés inhérentes à tous les états, à toutes les carrières; le besoin, pour arriver à quelque chose, de soulever tout un monde d'obstacles; les sottes coutumes, les méchantes exigences d'une civilisation viciée; tout ce tumulte enfin qui se fait alentour de chaque individu, ne l'empêche-t-il pas d'entendre la voix du besoin? ne l'oblige-t-il pas de lui désobéir quand elle se fait entendre? En d'autres termes, l'homme condamné à vivre à la sueur de son front peut-il tranquillement satisfaire à tous ses appétits? Non, non, mille fois non!

Vous êtes négociant, je suppose; vos affaires prennent de l'extension; poussé par le besoin de faire fortune, nonseulement vous vous enfermez dans ces espèces de cabinets, dans ces arrière-boutiques qui ressemblent à des taudis; mais là vous ne songez plus ni à manger ni à boire. Votre estomac demande et tiraille; mais un client se présente, le client ne doit jamais attendre : tant pis pour le pauvre estomac. Il faudrait à vos membres un peu d'exercice, à vos poumons de l'air pur et frais; mais, pour réussir dans les affaires, vous restez enfermé et couché sur un bureau toute la sainte journée : tant pis pour vos muscles, tant pis pour votre poitrine. Enfin, le soir, quand sonne l'heure du repos, vous auriez bien besoin de sommeil, vous avez la tête lourde et le visage tout en feu; mais les écritures ne sont point en règle, et puis il faut ranger dans le magasin. En somme, vous vous couchez fort tard : tant pis pour votre cerveau.

Vous, vous n'êtes encore qu'ouvrier, artisan, manœuvre, maniant la bêche ou la pioche, portant des charges considérables, soulevant les plus terribles fardeaux, vous avez besoin de gagner votre vie, n'est-il pas vrai? Eh bien, s'il pleut, vous continuez votre ouvrage, sans même avoir pris la précaution de vous garantir par des vêtements convenables; vous courez la chance de vous refroidir; mais l'habitude, l'usage vous poussent : tant pis si vous attrapez des refroidissements. L'heure des repas vous rend libre : au lieu d'une nourriture saine et qui serait peu coûteuse après tout, vous courez chez le charcutier, vous vous bourrez des sempiternelles salaisons; enfin, comme vous faites grande dépense de force musculaire, comme les liqueurs fortes ont la réputation de fortifier et de regaillardir, vous ne dédaignez pas le *petit verre*, vous ne reculez jamais devant le *canon* du marchand de vin, et quand vient la rencontre d'un compagnon, vous la fêtez par une *tournée :* c'est un mal, c'est un tort; vous n'en savez rien, c'est la coutume, vous croyez bien faire. Il est donc urgent de vous apprendre les périls d'une pareille conduite.

Maintenant, si je prends pour exemple un homme de cabinet, un petit rentier, un simple apprenti; si j'examine la conduite des littérateurs, des boutiquiers ou des commissionnaires, partout nous trouverons des fautes, des fautes consacrées par l'usage, des fautes motivées par la coutume. Et vous voulez que je m'en rapporte, pour les règles hygiéniques, aux instincts de la nature humaine? mais ces instincts sont déviés, masqués, tués souvent par les usages!

Il faut donc que je vous apprenne, non pas à vivre, mais à bien vivre; et c'est une science réelle que de défendre sa santé contre des usages, des croyances, des préjugés qui l'attaquent, la blessent sans cesse.

Quant à la prétention d'imposer la science hygiénique tout entière, comme des ordres, des lois, de sévères commandements, c'est une prétention qui, passez-moi l'expression, me paraît tant soit peu ridicule. Oui, vous imposerez l'hygiène publique; mais l'hygiène privée, comment l'imposerez-vous? Nos législateurs s'occuperont-ils jamais de réglementer la nourriture, les heures de repas, les vêtements de tous Français, petits et grands? Quelle punition, Messieurs, imposerez-vous à celui qui mangera trop vite? De quelle peine frapperez-vous l'imprudent qui, affrontant un refroidissement, sera reconnu coupable d'une fluxion de poitrine? Vous obligez les gens à laver le devant de leurs portes; mais si vous ne les prenez pas par la persuasion, si vous ne leur enseignez pas combien la propreté est nécessaire, pourrez-vous jamais les obliger à laver leur corps et leurs mains?

Je crois donc notre terrain déblayé, je regarde les objections mises en déroute, et j'aborde l'exposé du plan que je compte suivre dans le cours que je commence aujourd'hui.

VI. — Ce que j'entends par un cours d'hygiène populaire.

Tous les traités d'hygiène que j'ai parcourus, tous les livres spécialement écrits sur cette matière, s'adressent à des gens faits déjà à l'étude de l'organisation humaine, à des médecins. Tous nos hygiénistes supposent des connaissances acquises : connaissance de la science physique, connaissance de l'anatomie, connaissance de la physiologie, connaissance même de la médecine proprement dite. Il en résulte que leurs écrits, remplis de termes techniques, de détails trop scientifiques, d'explications vraiment savantes, sont incompréhensibles pour toute personne qui n'a point étudié la médecine. Mais un cours d'hygiène populaire, s'adressant à des gens qui n'ont aucune des notions présupposées par les hygiénistes, doit sortir, à mon avis, de la route habituelle.

Pour faire comprendre tous les soins nécessaires au jeu d'une mécanique, il est indispensable que l'on connaisse les rouages de l'instrument. Pour connaître les précautions indispensables à la conservation du merveilleux mécanisme de la machine humaine, il est indispensable aussi que l'on connaisse un peu cette machine, ou, autrement dit, que l'on ait quelques notions anatomiques.

Avant d'étudier l'hygiène de chacun de nos organes, il sera donc indispensable que je vous en fasse la description.

Non-seulement nous ferons quelques excursions dans le domaine de l'anatomie et de la physiologie, mais j'ai l'intention bien arrêtée de faire quelques digressions médicales.

J'aborderai et j'approfondirai, autant que je le croirai nécessaire, deux questions toutes neuves, deux questions qui ne sont pas traitées d'ordinaire par les hygiénistes, mais qui, dans un cours populaire, me paraissent d'une incontestable utilité. Nous étudierons ensemble l'hygiène de la maladie, maladie aiguë ou chronique, et nous étudierons surtout l'hygiène de la convalescence, — la convalescence, sorte de crépuscule sanitaire, état bizarre qui, n'étant plus la maladie, n'est point encore la santé.

Enfin, il est des questions délicates que je veux laisser tout à fait de côté : c'est la condition, à mon avis, d'un cours public, qui s'adresse non-seulement aux gens du monde, mais à tous les âges, à toutes les intelligences. Je veux que mon cours ait toute la simplicité, toute la retenue d'un entretien de famille ; j'y serai prudent jusqu'à la naïveté, discret jusqu'au scrupule.

J'aime cent fois mieux encourir le reproche d'être incomplet, même pour tout ce qui a rapport à l'hygiène privée, que de motiver par mes enseignements de méchantes plaisanteries, de mauvaises paroles, ou la moindre mauvaise pensée.

VII. — Mon plan.

Tout enseignement nécessite un plan, une méthode ; autrement, jeté dans un pays inconnu, sans guide, sans but, sans sécurité, on arrive promptement à des obstacles insurmontables ; on se perd dans les ténèbres du désordre ; on s'égare dans un dédale de détails amoncelés, entassés, accumulés les uns sur les autres, à peu près comme un tas de chiffons.

Dans le petit voyage scientifique que nous allons entreprendre, j'ai l'intention de vous conduire par des sentiers qui n'ont pas encore été parcourus.

La plupart des classifications proposées pour l'étude de l'hygiène peuvent être partagées en deux catégories différentes ; l'une et l'autre arrivent au but : c'est là l'important. Peu importe aux personnes qui veulent aller de Paris à Versailles de prendre le chemin de fer de la rive droite ou le chemin de fer de la rive gauche, pourvu que, dans le même laps de temps, elles arrivent au milieu de la ville qu'elles désirent visiter.

Ainsi les hygiénistes ont basé leur plan et la classification de leur ouvrage sur le plan, présupposé connu, de la physiologie; ils ont pris et classé chacune de nos fonctions, fonctions de relations, fonctions négatives, et ils ont successivement examiné l'hygiène de la fonction du cerveau, l'hygiène de la digestion, l'hygiène de la respiration, et ainsi de suite.

Les autres, divisant leur travail en trois grandes catégories, ont examiné d'abord le sujet de l'hygiène, c'est-à-dire l'homme considéré dans ses variétés individuelles de sexe, d'âge et de profession; puis l'objet de l'hygiène constitué par les influences nombreuses qui agissent sur la santé; et, enfin, le rapport du sujet à l'objet, autrement dit, la série des divers effets produits sur la santé, en raison du choix, de l'ordre et de la mesure des influences multipliées, énoncées dans leur seconde partie.

Tout cela est bon, tout cela est bien; mais, cependant, nous ne prendrons aucune de ces méthodes : d'abord, parce que ces deux grandes routes sont fort longues, et que nous n'avons pas plus de vingt-cinq étapes à faire pour remplir toutes les conditions de notre programme; et puis, parce que, dans ces deux routes, il y a des circuits qu'il est inutile de faire, des parages qu'il serait imprudent de visiter. Un traité d'hygiène populaire n'est plus le sérieux et difficile traité d'une hygiène purement scientifique. Les grands hygiénistes ont si longue carrière à fournir que, permettez-moi la comparaison, ils sont contraints de se mettre en voiture, et, par conséquent, de suivre la grande route; nous autres, nous avons le projet de cheminer fort modestement à pied, et c'est pourquoi nous pourrons couper par la traverse ; nous y gagnerons une promenade plus pittoresque, et nous éviterons les ennuis de cet affreux pavé que l'on appelle *routine*.

Ainsi donc, confondant toutes les fonctions physiologiques, contemplant dans ses plus importants détails la magnifique architecture du corps humain, nous examinerons, un à un, l'hygiène spéciale de chaque organe. Nous commencerons par l'homme extérieur ; nous l'étudierons depuis les pieds jusqu'à la tête. Mais, dès que nous aurons constaté la présence d'un organe de valeur, après en avoir étudié la structure et la vie, nous énumérerons toutes les précautions à prendre pour conserver cet organe dans un état de parfaite santé.

Nous commencerons par l'hygiène des cheveux, l'hygiène des yeux, l'hygiène des oreilles, l'hygiène de la peau, etc.

De l'homme extérieur, nous passerons à l'homme intérieur, c'est-à-dire qu'après avoir admiré le palais à distance, pénétrant à l'intérieur avec l'anatomie pour *cicerone*, nous visiterons chacun des appartements d'un aussi splendide édifice, et, de la sorte, nous serons amenés à étudier successivement l'hygiène du cerveau, c'est-à-dire le centre nerveux ; l'hygiène de l'estomac, c'est-à-dire le centre digestif ; l'hygiène de la respiration, l'hygiène de la circulation, etc. etc. Enfin, nous terminerons par l'étude de quelques questions générales, par exemple, celles de l'exercice et du repos.

VIII. — Intérêt que peut produire l'examen successif de chaque organe pris séparément.

Eh quoi ! me direz-vous, prendre chaque organe séparément, dépiécer la nature humaine ; démolir, en quelque sorte, pierre par pierre, un si magnifique monument sous le spécieux prétexte d'en étudier les conditions de solidité et d'en admirer l'admirable construction !

Certes, si je n'avais d'autre but que celui de piquer votre curiosité, je serais bien sûr de vous intéresser vivement en étudiant le corps humain dans son ensemble.

Je vous montrerais le cerveau, centre cérébral, présidant à toutes nos fonctions et gouvernant la vie entière, aidé de cinq ministres que l'on appelle la vue, l'ouïe, le goût, l'odorat et le toucher.

Croyez-moi, Messieurs, nos plus belles inventions modernes sont des puérilités à côté des miracles de la vie humaine.

On a décoré, on a fait une pension à l'inventeur du daguerréotype : on a bien fait ; car si jamais vous avez vu fonctionner cet ingénieux instrument, sans aucun doute vous êtes demeurés stupéfaits devant les images qu'il reproduit avec tant de fidélité et de promptitude.

Mon Dieu ! nous avons dans notre cerveau un daguerréotype intellectuel bien autrement extraordinaire. Je vous regarde, vous à droite, vous à gauche, vous là-bas, et soudain vos différents portraits, sans se confondre, se gravent dans ma tête ; ils s'y gravent si bien, que je les emporte dans mon souvenir, et si je vous rencontre un peu plus tard, je consulterai instinctivement cette empreinte, et je vous reconnaîtrai.

On vante beaucoup, et vous avez bien sûr entendu parler des merveilles du télégraphe électrique ; — mais n'avez-

vous pas, dans chacun de vos filets nerveux, un télégraphe
bien autrement expéditif ? Vous voulez prendre un livre,
un instrument, un habit, et instantanément votre main
se lève et saisit l'objet que votre volonté demande ; l'idée
de marcher se formule, immédiatement vos jambes averties
se mettent en mouvement, et vous transportent d'un lieu
dans un autre.

Oui, c'est une intéressante, c'est une vivante merveille
que le corps humain, étudié dans son ensemble et étudié
dans toutes ses actions.

Mais permettez-moi de vous faire remarquer que chaque
organe de la nature humaine est une représentation en
miniature de la vie générale. Vous connaissez tous, —
grosso modo, du moins, — la fonction qu'on nomme digestion, et qui semble le plus important pilier de la résistance vitale. Vous savez que pour vivre il faut manger,
c'est-à-dire ingérer, puis digérer, et par des organes excré-
teurs mettre à la porte les résidus de la digestion. Il y a
donc, dans le seul organe digestif des canaux chargés d'a-
mener les ingrédients nécessaires à la nutrition, un centre
où s'opère la transformation nécessaire, puis des conduits
destinés aux sécrétions. Eh bien! dans le moindre de vos
organes, dans un cheveu comme dans le cerveau lui-même,
dans le cœur, centre de la circulation, pourvu des veines
qui lui apportent et des artères qui emportent cette chair
coulante qu'on appelle du sang, comme aussi dans une
de ces mille petites glandes qui se groupent sous la peau
intérieure de la bouche, et qu'on appelle glandes salivaires,
partout vous retrouverez une vie spéciale, une nutrition
particulière. Chaque organe a son mode d'alimentation,
par conséquent sa digestion ; chaque organe possède des
vaisseaux chargés d'introduire l'aliment qui lui convient,
et des canaux chargés d'emporter les résidus.

Non-seulement chaque organe a sa digestion, mais

chaque organe a son innervation, son besoin d'exercice et son besoin de repos.

Prenons la glande salivaire pour exemple :

Si vous ne la mettez pas en action de temps en temps, elle se plaint, quelquefois même elle s'enflamme. Les gens qui ne peuvent manger quand ils ont faim, finissent par sentir leur bouche devenir sèche et brûlante ; la glande salivaire, mécontente de n'être pas employée, donne momentanément sa démission. Si, au contraire, vous exaspérez vos glandes salivaires outre mesure par le chicage ou par la fumée de tabac, tout d'abord elle active son travail pour faire face à tous les excitants, et finalement elle se replie, elle se ratatine. Le fumeur qui crache trop sent à la longue sa bouche devenir sèche. — Il faut à chaque organe son exercice et son repos.

Enfin, Messieurs, chaque organe pris séparément éprouve le retentissement de la marche générale de tous les organes pris ensemble ; il a part dans toutes les transformations de la vie proprement dite ; il naît avec l'individu ; comme lui, il croît, il stationne, et, se détériorant par l'usage, il arrive à l'impuissance et à la décrépitude. Vous voyez donc bien que ce n'est pas une tâche dépourvue d'intérêt que l'examen anatomique, physiologique et hygiénique de chaque organe pris successivement.

IX. — Des exceptions. — Tempéraments. — Singularités ou idiosyncrasies. — Vices constitutionnels. — Épidémies.

Dans toutes les leçons que je vais entreprendre, j'aurai besoin de poser des règles, des règles générales bien entendu ; mais avant de les commencer, il m'importe de faire remarquer qu'en hygiène, comme en grammaire, il n'est pas de règle sans exception.

Les tempéraments de la nature humaine sont si variés, si divers, si bizarres, si dissemblables, qu'il est bien difficile de poser, en hygiène ou en médecine, des observations ou des règles complètement générales.

Tout le monde parle des tempéraments, mais chacun de ceux qui m'écoutent pourrait-il bien répondre à cette question :

Qu'est-ce qui constitue un tempérament ?

Ce que je vous ai dit des organes, pris séparément, vous aidera à le comprendre. Un tempérament est constitué par la prédominance de l'un des organes de la machine humaine sur tous les autres organes qui composent ce merveilleux assemblage, chef-d'œuvre de la création.

Si le cœur, les artères, les veines, en un mot si le système sanguin est en surabondance, il forme le tempérament sanguin.

Si les troncs, les branches, les rameaux et les filets nerveux sont plus gros, mais surtout plus impressionnables que de coutume, ils déterminent le tempérament nerveux.

Si les tissus blancs, c'est-à-dire les vaisseaux lymphatiques, l'appareil ganglionnaire et le tissu cellulaire sont exubérants, cette exubérance occasionne le tempérament lymphatique ou graisseux.

Enfin, si le travail du foie est exagéré, si la bile sécrétée par ce gros viscère réagit sur toute l'organisation, cela constitue le tempérament bilieux, tempérament nié par quelques hygiénistes, mais que nous admettrons sans discussion, parce que nous ne voulons nous arrêter à aucune trop savante minutie.

Chose remarquable, chacun de ces tempéraments se révèle en quelque sorte sur le visage des individus. L'homme sanguin a la figure colorée, les veines sous-cutanées très-développées, et à la moindre impression vive, on voit grossir tous les vaisseaux sanguins qui rampent sur le front.

L'homme nerveux est, en général, sec de figure; ses yeux sont vifs; ses traits, un peu maigres, rappellent la maigreur caractéristique de certains chevaux anglais. Ils sont mobiles, accentués et éminemment impressionnables.

Une personne lymphatique a la peau blanche, la physionomie douce et une tendance marquée à l'embonpoint.

Enfin, les gens bilieux ont presque tous le regard sévère, les yeux un peu jaunes, les cheveux rares ou noirs, et comme une teinte jaune sous la peau.

Remarquons bien vite que deux tempéraments peuvent se coaliser, se réunir et prédominer tous les deux ensemble. Ainsi, l'on peut être sanguin et nerveux; on peut être nerveux, tout en étant doué d'un respectable embonpoint, etc.

Pour bien comprendre les obligations d'un tempérament, représentez-vous une voiture attelée d'un grand et d'un petit cheval, par exemple l'antique coucou qui menait jadis dans la banlieue nos *touristes* parisiens. De ce que la voiture a deux chevaux de taille et de force disproportionnées, il ne s'ensuit pas qu'elle doive verser; mais, quand arrive un mauvais chemin, le conducteur doit maintenir et retenir le cheval le plus fort; ou sinon ce cheval, entraînant la voiture de son côté, peut la mettre dans des trous ou même la faire verser dans quelque fossé.

Ainsi pour les tempéraments. Dès qu'il y a prédominance d'un organe, il devient dangereux, tyrannique : il faut savoir le maîtriser, le retenir; ou sinon surviennent des cahots, des culbutes, des maladies.

La différence de tempérament nécessite des exceptions dans les règles à suivre. On le comprend, tout sert à ce tempérament, tout y glisse forcément, et les effets sont nécessairement différents chez deux individus doués de tempéraments dissemblables. Monsieur est sanguin, tandis que monsieur est lymphatique : tout ce que mangera le premier va mettre son sang en ébullition, et lui fera monter le rouge au visage; tandis que ce que mangera le second, digérant lentement, mais sûrement, ne produira aucun choc, aucune secousse, et apportera sournoisement quelques matériaux à cette réserve vitale qui constitue l'obésité.

En dehors des tempéraments, les physiologistes constatent des singularités qu'ils appellent *idiosyncrasies*. Ainsi, vous buvez un verre, une bouteille de vin, sans éprouver le moindre mal; votre voisin, au contraire, ne peut prendre un demi-verre du même liquide sans inconvénient, sans être gravement incommodé; l'un marche après son repas et sent sa digestion plus facile; l'autre est menacé d'indigestion s'il ne se couche quelques instants après avoir mangé; celui-là mange peu et il digère, il répare si bien qu'il engraisse; celui-ci, au contraire, mange comme un Gargantua, il mange triple, quadruple de l'autre, ses aliments sont de même nature, il n'en reste pas moins svelte, alerte, sec de corps et de figure.

Exceptions! exceptions! exceptions!

L'hygiéniste qui ne s'attendrait point aux exceptions, qui n'admettrait ni la possibilité, ni la réalité de certains faits contraires aux règles générales, ferait de la bien mauvaise besogne : mauvais préceptes ou mauvaises prescriptions.

Nous avons encore à enregistrer les exceptions motivées par les complications constitutionnelles. Il tombe sur la pauvre nature humaine des maux chroniques, qui arrivent à faire partie de la constitution de l'individu. Ces maux passent d'une génération à l'autre; ils semblent le résultat d'un long bail fait avec la souffrance : non-seulement les pères ou les mères, mais les enfants, c'est-à-dire les héritiers, en subissent forcément les conditions. De là les maladies que l'on appelle héréditaires, complémentaires, et qui nécessitent des règles hygiéniques spéciales.

Enfin, nous avons à constater la présence de certaines catastrophes que l'on appelle *épidémies*. Sous l'influence d'une épidémie, les gens les plus hygiéniquement sages se trouvent frappés par un mal inattendu ; la maladie est, en quelque sorte, dans l'atmosphère que l'on respire ; elle réside dans les émanations du voisinage ; elle se transmet au moindre contact. En pareille circonstance, vous le comprenez, il survient des exceptions nécessaires aux règles générales ; on doit apporter forcément une addition à toutes les précautions ordinaires. Il faut exclure des aliments tout ce qui pourrait motiver un dérangement d'entrailles, une indisposition passagère ; car un homme indisposé, en cas d'épidémie, est un soldat sans armes et déjà à moitié vaincu dans la plus redoutable des batailles.

Quelques mots encore, et je termine.

X. — Appétits ou besoins. — Crispation ou douleur. — Habitudes.

L'homme est défini par des physiologistes : *une intelligence servie par des organes*. Pour qu'un maître soit bien servi, il lui faut de bons serviteurs ; pour que l'homme soit en bonne santé, il lui faut des organes fidèles et obéissants. Tout organe est averti de son devoir par un langage qui lui est particulièrement destiné. Une sorte d'appétit organique, que rappelle assez bien la sensation de la faim, demande, réclame pour chaque organe la nourriture et la force, c'est-à-dire les ustensiles nécessaires pour faire son service ; cet *appétit* est accompagné d'un attrait tout particulier que l'on appelle *plaisir ;* mais aussi, quand l'organe, quel qu'il soit, manque de la nourriture qui lui est nécessaire, l'organe crie, et alors surgissent les premiers symptômes de ce qu'on appelle la *douleur*. La douleur est, en quelque sorte, le cri d'alarme jeté par un pauvre organe qui demande secours et assistance, par un organe défaillant ou entravé dans ses fonctions et mis aux abois.

Oui, vraiment, si nous savions écouter cette voix providentielle du besoin et de la douleur, nous n'aurions que faire des lois hygiéniques; mais, comme je vous l'ai dit en commençant, toutes ces sensations se trouvent émoussées par les nécessités des professions et par de tyranniques habitudes.

Habitudes! voilà certes un mot qui demande quelques explications et quelques commentaires. L'habitude, au point de vue physiologique, est engendrée par la répétition régulière des mêmes actes. On a dit que l'habitude était une *seconde nature;* c'était un moyen poli de pallier, de colorer la tyrannie des habitudes.

Une habitude, quelle qu'elle soit, entrant en harmonie avec le jeu ordinaire de tous nos organes, finit par se concilier si bien avec tout le mécanisme vital, qu'elle devient souvent une nécessité, et semble indispensable au maintien de notre santé. Mais permettez-moi de vous le faire remarquer, il y a de bonnes et de mauvaises habitudes; vous ne sauriez admettre, comme excellente, l'habitude de ces buveurs qui n'ont d'intelligence que lorsqu'ils sont émoustillés par les liqueurs alcooliques; vous ne sauriez admettre, comme estimable, l'habitude de ces oisifs qui font du jour la nuit, et de la nuit le jour. L'habitude est, au milieu des obstacles de la vie humaine, un puissant auxiliaire, dont il faut savoir user à propos. Ainsi, il est bon de manger à heures fixes, parce que l'estomac digère mieux, quand à toutes ses forces digestives il sait joindre l'aide puissante d'une habitude. Cela est si vrai, que l'on a faim à l'heure de son déjeuner et de son dîner; et puis, si l'heure se passe, si les occupations vous entraînent, on a beau manger, l'appétit a disparu, la digestion ne se fait que laborieusement ; ainsi du sommeil, ainsi des travaux intellectuels.

Mais, à propos d'habitudes, il est un préjugé qu'il m'importe de combattre : c'est qu'il ne faut point les croire invincibles ; il est facile, avec de l'adresse, avec de la persévérance, de parvenir à les surmonter. Toutefois notre humaine nature ne veut rien de brusqué, rien de brutal. Un buveur qui voudrait se mettre à l'usage de l'eau, sans aucune transition, éprouverait des inconvénients de santé qui multiplieraient ses regrets. Il doit diminuer la dose de ses boissons peu à peu, méthodiquement, diplomatiquement, de façon à pouvoir revenir sans secousse et sans inconvénient à une dose ordinaire et raisonnable.

XI. — Conclusion.

J'ai fini. Je n'avais d'autre but, aujourd'hui, que celui de faire connaissance avec vous, de vous annoncer mon plan, et de vous confier amicalement mes projets.

Je voudrais bien emporter avec moi la certitude que je vous ai fait entrevoir, seulement entrevoir, comprenez bien, tout ce qu'il y a d'admirable dans la nature humaine. Non-seulement un être vivant est une constante merveille, mais chacun de ses organes, étant doué d'une vie spéciale, devient une merveille à son tour. Sublime et admirable assemblage, Messieurs, que toutes ces merveilles s'équilibrant, se coordonnant, et constituant finalement le phénomène de la santé. Ainsi, scientifiquement parlant, chacun de vous est un prodige. Eh bien ! si vous aviez chez vous un chef-d'œuvre de l'art des hommes, vous auriez pour lui des soins constants, une surveillance de propriétaire, une sollicitude d'amateur : point de poussière, point de frottements, point de secousses. Voyez, diriez-vous aux curieux, voyez, mais ne touchez pas. Messieurs, vous êtes plus qu'un chef-d'œuvre de l'art humain, je vous le dis sans emphase, sans flatterie : roi de la création, chacun de vous est un chef-d'œuvre de la Divinité. De grâce, soignez-le, ce chef-d'œuvre; ayez pour lui, c'est-à-dire pour vous, de la sollicitude, de l'attention et du respect. Respect physique, respect moral : toute la morale et l'hygiène se trouvent dans ces deux mots-là.

DEUXIÈME LEÇON.

I. — Utilité des cheveux.

Ce n'est point sans un certain embarras que je commence par une question qui pourra paraître futile. Parler des cheveux dans un cours d'hygiène populaire, n'est-ce pas encourir le reproche de s'arrêter à des bagatelles? S'étendre sur la structure d'une si petite partie du corps humain, n'est-ce point affronter les quolibets des grands savants et des gens exagérément sérieux? J'ai bien fait ces réflexions, mais je n'en ai pas moins passé outre. J'ai sur ce sujet, d'ailleurs, à vous donner de si curieux détails, que ces détails, satisfaisant votre désir de savoir, vous prépareront, comme par transition, aux études plus importantes de nos grands organes.

La Providence, qui nous a donné des cheveux, nous les a donnés bien certainement pour un motif; je ne veux point m'arrêter ici aux questions de beauté, aux détails de physionomie; je ne suis point venu pour faire un cours de coquetterie, et, grâce à Dieu, la classe populaire courbe rarement son front sous le joug des parfumeurs. Mais, enfin, les cheveux ont un but, un rôle, une spécialité.

Quand je vous parlerai du cerveau et de ses importantes fonctions, je vous montrerai avec quelle prévoyance le Créateur l'a mis à l'abri dans une boîte osseuse, résistante et solide. Or sur cette boîte, il a mis une peau qui ne ressemble pas tout à fait à la peau ordinaire; tous les éléments qui la composent sont d'une densité spéciale; ses différents feuillets sont d'une résistance particulière; c'est au point que les anatomistes ont donné à cette peau le nom de cuir: la peau de la tête s'appelle *cuir chevelu.*

Effectivement, du sein de cette peau s'élève une forêt poilue, dont il est assez facile de comprendre l'usage. Et d'abord les cheveux, amortissant les coups, servent en quelque sorte de bouclier aux chocs que la tête peut éprouver; mais, surtout, ils la tiennent à l'abri des brusques variations de température, et parasols, parapluies naturels, ils la garantissent, jusqu'à un certain point, de l'intempérie des saisons.

Ce n'est pas tout, Messieurs: vous avez probablement quelques petites connaissances en électricité; nombre d'entre vous ont vu quelquefois sur nos places publiques de ces grandes machines où l'électricité se dégage par frottement, et au moyen desquelles on vend aux amateurs, pour 5 ou 10 centimes, de grandes ou de petites commotions. Vous savez encore que le tonnerre qui gronde, que l'éclair qui luit, sont les produits de l'électricité, le combat ou la réunion de deux fluides électriques.

Eh bien! semblable aux grands corps terrestres, semblable aux métaux ou à tout autre élément chimique qui dégage de l'électricité en se combinant, le corps vivant, obligé à tant de combinaisons pour la nutrition de tous ses organes, le corps vivant est le siége, le foyer d'une électricité considérable. Or il m'a semblé, en y réfléchissant bien, que le cheveu avait été mis sur la tête comme on place des pointes sur nos grands édifices, c'est-à-dire pour servir de dégagement à l'électricité vitale, électricité incessante, qui se condense et s'accumule toujours du côté du cerveau.

Quoi qu'il en soit, puisque le cheveu nous a été donné par la nature, notre devoir est de travailler à le conserver.

Sans être ridiculement élégant, sans faire le mirliflore, tout homme sage doit avoir soin de sa chevelure, et je condamne bien franchement l'incurie, l'insouciance ordinaire des classes laborieuses, qui s'imaginent que les soins de la tête n'appartiennent qu'aux gens riches, aux bourgeois, en un mot à ce qu'on appelle des beaux messieurs.

II. — Anatomie du cheveu.

Je ne sais, Messieurs, si vous aimez le jardinage; il est peu de personnes qui, enfant, jeune homme ou même homme fait, par distraction, par complaisance ou par passion, n'aient cultivé des fleurs. A Paris, où les jardins sont si rares, bien des ouvriers ont quelques pots de fleurs dans un coin de leur chambre, et, d'ailleurs, nous avons nos jardins publics, nous avons les plaines et les bois qui nous avoisinent, et tout observateur, en s'y promenant, peut s'initier aux merveilles de la végétation.

Pour mon compte, je me rappelle avoir souvent examiné la croissance, non pas seulement d'une fleur, mais d'un simple brin d'herbe. Enfant, j'ai eu mon petit jardinet comme les autres; collégien, il m'est arrivé de faire pousser du gazon dans mon pupitre; en qualité d'élève en médecine, j'ai eu l'honneur de suivre les cours de botanique du jardin des Plantes et de la Faculté. Eh bien! c'est quelque chose de particulier, les cheveux qui poussent sur notre tête rappellent, non-seulement par leur structure, mais par leur développement, le gazon de nos jardins ou les brins d'herbe de la prairie.

Prenez une petite semence de gazon, jetez-la dans un peu de terre, arrosez, exposez le tout au bon air, et bientôt vous verrez s'élever un petit brin de verdure, unique d'abord, s'élançant dans les airs plus ou moins directement; arrachez cette jeune pousse, vous lui trouverez une racine, une racine sortie de la semence que vous aviez plantée si sèche, et puis vous trouverez une tige, une tige qui renferme des sucs nourriciers, une tige qui croîtra plus vigoureuse si vous la coupez avec des ciseaux. C'est la représentation exacte de la croissance et de la nature du cheveu; seulement, si vous arrachez avec la tige du brin d'herbe la semence qui l'a produite, vous ne pouvez pas conserver l'espérance de voir rien renaître, rien repousser; au contraire, si vous arrachez un cheveu, peu de temps après vous le voyez reparaître.

Dans l'histoire du cheveu, je comprends l'histoire de tous les poils qui garnissent la surface du corps : les sourcils, la barbe, les petits poils qui se trouvent à l'intérieur du nez, comme ceux que l'on aperçoit sur le dessus des doigts; tous ces petits végétaux, que j'appellerais volontiers végétaux animaux, reparaissent quand on les a arrachés. Vous voyez des gens qui, malheureux d'avoir des sourcils qui se croisent trop désagréablement, les épilent eux-mêmes, c'est-à-dire les arrachent de temps en temps; d'autres, avec de petites pinces, tentent de retirer les poils qui encombrent l'intérieur de leurs narines. Poils de sourcils ou poils nasals repoussent immédiatement.

C'est que tout poil contient non-seulement :

Une *tige*,

Non-seulement une racine, que l'on a nommée *bulbe* parce que, regardée au microscope, elle ressemble assez bien à un ognon de jacinthe;

Mais ce bulbe est renfermé dans un petit sac, dans une gaîne, que l'on nomme *follicule*, qui est la poche génératrice du cheveu.

Représentez-vous un verre à large tubulure, mais un verre troué dans le fond, absolument comme on troue les pots de terre destinés au jardinage. Ce verre vous fera comprendre et la forme et le rôle du follicule.

C'est sur une base garnie de vaisseaux et de nerfs que se déploie ce petit sac ; l'intérieur du sac sécrète une humeur que bien des physiologistes croient pigmentaire. Au milieu de cette humeur se forme une granulation conique, qui s'allonge, s'allonge toujours, perce la peau, l'épiderme qui la recouvre, et forme enfin la tige du poil.

Le follicule et le bulbe sont parfaitement indépendants ; et c'est cet isolement qui nous explique comment un cheveu arraché repousse peu de temps après. On a fait là-dessus les observations les plus curieuses sur certains animaux à peau transparente. Un poil étant arraché et la portion de peau qui l'entourait étant examinée à une vive lumière, on distingue parfaitement le follicule resté intact, bien que le poil ait été arraché avec son bulbe ; au bout de quelques minutes, on aperçoit l'intérieur du sac folliculeux qui se remplit d'une humeur épaisse ; douze heures après, un petit point brun se dessine au milieu de cette humeur ; douze heures plus tard, la couleur brune du point devient plus foncée, et, vers le troisième jour, paraît presque noire : ce point est le rudiment du nouveau poil, qui, vers le cinquième jour, perce la peau.

La croissance du cheveu s'exécute par une espèce d'emboîtement successif, c'est-à-dire qu'en nous représentant la pointe du cheveu à sa naissance comme la pointe d'un triangle fort allongé, à la base de ce triangle arrive la pointe d'un second triangle, qui n'y entre pas beaucoup, mais suffisamment pour pousser en haut, en s'élevant lui-

même, le premier triangle qui l'avait précédé. A ce second
triangle vient s'en ajouter un troisième, qui pousse aussi

ANATOMIE DU CHEVEU.

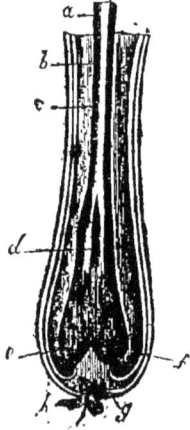

RACINE D'UN POIL CONSIDÉRABLE-
MENT GROSSI.

a, tronc du poil.
b, *c*, follicule du poil.
d, *e*, *f*, bulbe du poil.
g, *h*, *i*, artérioles se rendant à la base
du bulbe.

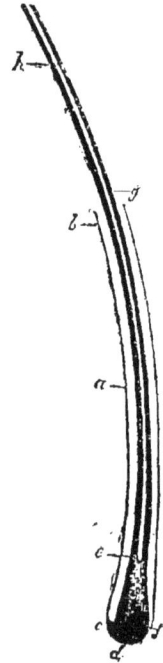

CHEVEU VU AU MICROSCOPE.

a, follicule du cheveu.
b, son orifice.
c, son fond.
d, pulpe du poil.
e, racine.
f, bulbe de la racine.
g, tronc du poil.
h, partie du poil qui sort de la
peau.

son prédécesseur de bas en haut, et ainsi de suite. A mesure que les triangles ou, si vous aimez mieux le terme
anatomique, les granulations se poussent, elles s'organi-

sent en petites cellules, cellules dans lesquelles est contenue une matière huileuse qui rappelle assez bien la consistance du miel. Chaque cellule, parvenue au dehors, influencée par le contact de l'air, se change en fibre analogue aux fibres corticales des plantes, et constitue ainsi l'enveloppe extérieure du cheveu. Ainsi, la tige du poil ou cheveu se compose d'une enveloppe extérieure, de nature cornée, ce qui fait qu'un cheveu brûlé exhale l'odeur de la corne décomposée par la chaleur, et, de plus, à l'intérieur de cette tige on trouve un canal séparé par de nombreux compartiments, renfermant une matière huileuse que l'on a appelée moelle du cheveu.

La couleur de ce petit organe, les nombreuses nuances dont il est revêtu suivant le tempérament, suivant le climat, en un mot suivant les individus, dépendent de la qualité de la moelle, ou, si vous l'aimez mieux, de l'huile qu'il renferme. Dans les cheveux noirs, l'huile est brun-verdâtre ; dans les cheveux blonds, l'huile est jaune-clair ; dans les roux, elle est rougeâtre ; dans les blancs, elle est parfaitement incolore.

Le savant Vauquelin est le premier de nos chimistes qui ait soumis l'huile des cheveux à une analyse consciencieuse : il a reconnu que la couleur brun-verdâtre était due à la présence du fer et du manganèse, que la couleur blonde était déterminée par une quantité notable de soufre mariée aux composés ferrugineux, que la couleur rousse provenait d'une quantité considérable d'oxyde rouge de fer, et qu'enfin la décoloration complète provenait de l'absence totale du fer : observation démontrée par la pratique des Chinois, qui, à l'aide de préparations ferrugineuses, administrées à l'intérieur, parviennent à faire renoircir les cheveux déjà notablement blanchis.

Si je faisais ici un cours d'anatomie et de physiologie, je serais bien sûr de vous intéresser en entrant dans de plus minutieux détails; mais notre programme est là; le peu de temps qui nous est accordé m'oblige à passer, sans m'y arrêter, sur bon nombre d'intéressants chapitres.

Je ne terminerai pas celui-ci cependant sans vous faire remarquer que le cheveu, tout petit organe qu'il est, joue son rôle dans les transformations successives de la vie générale, c'est-à-dire qu'il croît avec l'individu, qu'il stationne avec lui, et que, par sa blancheur, il annonce la faiblesse de tout l'organisme. Je sais que, chez bien des gens, les cheveux blanchissent avant l'âge ordinaire; je sais que bien des cheveux mal soignés, trop peu ou trop nourris, attaqués par une maladie particulière, meurent et tombent bien avant l'individu qui les porte; mais tout cela est dû bien souvent à des fautes hygiéniques, à des coïncidences maladives, et c'est précisément le sujet qui va nous occuper quelques instants.

III. — Des soins à donner aux cheveux.

Tout en rétrécissant le cadre des grands hygiénistes, c'est-à-dire en laissant de côté et l'hygiène publique et les parties inabordables, ou tout simplement les parties curieuses de l'hygiène privée, je vous ai promis par compensation quelques digressions explicatives; je vous ai promis de parler non-seulement des soins à donner à l'organe bien portant, mais aussi des précautions nécessaires à l'organe devenu malade, et des soins essentiels pendant la convalescence. Nous aurons donc quatre chapitres dans cette petite leçon :

Le chapitre anatomique, nous venons de le terminer;

Le chapitre hygiénique;

Et, enfin, les deux petits chapitres destinés à la maladie et à la convalescence.

Commençons.

IV. — Soins à donner aux cheveux d'une personne en bonne santé.

Dans la description anatomique du cheveu, j'ai comparé ce petit organe au brin d'herbe qui couvre nos prairies. Vous savez que toute comparaison cloche, et la mienne comme les autres : ainsi, je ne veux pas dire que tous ceux qui m'écoutent ont un gazon sur la tête. Le gazon s'élève en touffes ; une semence suffit pour fournir dix, quinze, vingt, trente rameaux ; tandis que la tige du cheveu, sortie du bulbe que je vous ai décrit, reste toujours unique. Si le cheveu s'allonge considérablement, souvent il se bifurque à son sommet ; mais c'est une anomalie, ou, si vous voulez, un désordre ; c'est une menace de maladie ou de mort. En pareil cas, il faut que le ciseau du coiffeur vienne raviver et rajeunir, en la coupant, la tige bifurquée ; nous aurons occasion d'en reparler en traitant de la coupe des cheveux.

Ce qu'il y a de certain, c'est que le cheveu, comme la plante sortie du sol, a besoin d'air, a besoin de culture ; c'est qu'il lui faut une alimentation appropriée, suffisante, mais jamais immodérée.

Donc, les soins du cheveu réclament trois choses :

1° De l'air ;

2° La propreté de la peau qui l'entoure et l'alimente ;

3° La bonne santé, c'est-à-dire le bon équilibre vital de la région où il se trouve planté.

J'ajoute à cela les ménagements que tout organe vivant nécessite : point de chocs, point de tiraillements, point de tortures.

V. — Nécessité de l'air.

N'avez-vous pas vu dans des serres chaudes, ou plutôt dans les caves où vous rangez vos fagots, des plantes qui, manquant de l'air nécessaire à leur subsistance, s'allongeaient, s'étiolaient, se contournaient, grimpaient vers des trous ou des soupiraux, comme pour appeler du secours, et puis finissaient par mourir?

Chez les cheveux, la même observation se répète : les chapeaux des hommes, déjà trop imperméables, sont des obstacles permanents au bon état de leur chevelure. Aussi les femmes, qui ne portent que des chapeaux souvent très-perméables à l'air, n'ont pas les mêmes inconvénients et en sont le plus généralement récompensées par de plus beaux cheveux.

Si du chapeau nous passons aux autres coiffures, nous verrons que les coiffures, pour être hygiéniques, doivent laisser circuler un peu d'air à travers les cheveux qu'elles recouvrent; et que, sans cette condition, les têtes deviennent chauves et souvent douloureuses. Ainsi le shako, le casque des militaires, après avoir amaigri les cheveux qu'ils recouvrent, finissent souvent par les faire tomber tout à fait; ainsi les calottes de soie ou de velours que portent les gens du monde, ou les ecclésiastiques, sont des obstacles constants à la bonne santé de leurs cheveux.

De l'air! il faut de l'air à ce petit organe, comme il en faut à tout corps vivant, que cette vie soit végétative ou qu'elle soit animale. Je ne saurais donc trop vous prémunir contre l'achat des chapeaux prétendus sudorifuges, c'est-à-dire des chapeaux imperméables. Je ne saurais trop applaudir à la coutume actuelle des fabricants de shakos qui munissent ces shakos de deux petites ventouses. Et quiconque porte casquette, doit choisir les casquettes les plus perméables, et ne point se moquer des ventouses qu'y ménagent certains fabricants. Je dois aussi dénoncer comme mauvaise l'habitude de tenir toujours la tête couverte. Remarquez bien, Messieurs, que les personnes chauves ne le sont généralement que sur le haut de la tête; le demi-cercle chevelu partant d'une oreille, passant à l'occiput et regagnant l'autre oreille, ce demi-cercle, qu'on appelle vulgairement la *couronne*, reste garni d'une chevelure souvent abondante, et qui contraste singulièrement avec le haut de la tête, devenu lisse et net comme la peau d'un genou. L'explication de cette particularité, croyez-moi, c'est que la tête a beau être couverte d'un chapeau, d'une calotte, la couronne chevelue que je viens de décrire reste presque toujours exposée au grand air, et bénéficie de cette position.

L'imperméabilité d'une coiffure, quelle qu'elle soit, a d'ailleurs un autre désavantage : elle s'oppose à l'exhalation de cette transpiration incessante qui se forme, plus ou moins sensiblement, sur toute surface cutanée; cette transpiration, retenue par la coiffure imperméable, activée du reste par la chaleur naturelle qui se trouve, elle aussi, emprisonnée par l'imperméabilité, cette transpiration devient sueur, mouille et baigne sans cesse des cheveux qui, mécontents d'un bain si prolongé, finissent par se révolter, c'est-à-dire par tomber malades et par mourir.

VI. — Opportunité des lavages et de la propreté.

Bien des gens s'imaginent que l'on ne peut, sans danger de perdre ses cheveux, laver la tête à grande eau comme on se lave le visage. C'est une erreur.

La peau de la tête, que nous avons appelée *cuir chevelu*, est recouverte d'un épiderme exagéré. L'épiderme, je vous le dirai en parlant de la peau générale, est une sorte d'enduit insensible qui recouvre toute la surface du corps; cet enduit est sec, cassant, et par conséquent il s'exfolie par le soulèvement que forment les cheveux qui le percent, que produit le cheveu qui pousse. De là surviennent aux racines de nos cheveux une foule de petites pellicules, dont la plupart de vous ont pu constater l'existence.

Ce n'est pas tout : la tête, comme tout le reste de notre corps, est exposée à ces avalanches de poussière qui, tantôt visibles, tantôt invisibles, assaillent et revêtent les meubles, les plantes, en un mot, tous les corps placés à la surface de la terre.

Or, cette poussière se reposant, s'accumulant sur toutes les têtes, retenue en quelque sorte par la palissade de nos cheveux, se mêle aux pellicules épidermiques; et, pour peu qu'il se forme de la transpiration, pellicules et poussière, s'amalgamant au moyen de ce liquide, forment autour de chaque cheveu un petit gâchis qu'il est nécessaire de nettoyer et de combattre.

Pour le combattre, il y a des peignes, il y a des brosses; mais surtout il y a les lavages, sur l'usage desquels tant de gens sont prévenus. Le peigne et la brosse joignent à l'avantage de la propreté une sorte d'excitation du cuir chevelu qui n'est pas sans bénéfice. Le jardinier qui sait remuer sa terre, qui sait l'arroser convenablement et à propos, voit ses plantes croître plus facilement; or je vous ai dit que le cheveu était une plante, ne vous étonnez donc point que je réclame pour lui les soins nécessaires à toute culture. Parmi ces soins, il en est quelques-uns bien connus des coiffeurs : ainsi, les cheveux trop secs, devenant cassants, demandent à être assouplis par des corps gras; les cheveux trop gras, au contraire, demandent à être dégraissés par quelques lavages d'eau simple ou d'eau acidulée, capables de dissoudre et d'emporter l'huile qui les recouvre et l'onctueuse transpiration qui les baigne.

Tous ces renseignements, bien qu'hygiéniques, rentrent dans des soins si minutieux de toilette, que je ne veux pas m'y arrêter davantage. Je ne veux pas les terminer, cependant, sans faire remarquer que les soins donnés aux

cheveux sont nécessaires à leur conservation; plus les
cheveux sont soignés, plus ils deviennent splendides. Et
tout à l'heure, à propos de chapeaux, je vous parlais de la
chevelure des femmes et de la chevelure des hommes. Eh
bien, il me paraît certain que, si tant de femmes possèdent
de beaux et de longs cheveux, c'est qu'elles se coiffent,
c'est qu'elles se peignent régulièrement, c'est qu'elles ont
pour leur chevelure des soins que nous n'avons jamais
nous-mêmes.

VII. — Une bonne santé générale est nécessaire à la bonne santé des cheveux.

Le petit commerce s'est emparé de la vente des remèdes
et pommades spécialement destinés à combattre la chute
des cheveux; de tous côtés l'on voit surgir l'annonce de
prétendus moyens infaillibles : pommades, eau lustrale,
graisse d'ours, graisse de lion; et les vendeurs prennent
un style si emphatique, entassent de si engageantes promesses, qu'ils semblent écrire avec une grosse caisse et
parler avec une trompette, un trombone, ou tout au
moins une clarinette. Aussi les médecins, effrayés de tant
de tapage, ont-ils abandonné presque entièrement la question de la chevelure, comme ils ont abandonné le grand
chapitre de l'hygiène dentaire. Comment traiter sérieusement un sujet que discutent à grand renfort de réclames
les inventeurs de la buccomancie et les débiteurs de cette
eau merveilleuse qui doit faire repousser les cheveux si
infailliblement, que l'on promet naïvement dix bons mille
francs à qui osera prouver son insuccès !

Moi, je dis que c'est un mal : la science ne s'abaisse
jamais en descendant dans les détails; le chrysocale n'a
jamais fait tort à l'or pur; et la sagesse est comme le
soleil, il lui suffit de se montrer pour déchirer les nuages

de la crédulité populaire et pour dissiper les honteux brouillards du charlatanisme.

Les cheveux participent à la santé générale; ils deviennent infailliblement malades quand celui qui les porte est lui-même atteint d'une grave maladie. Or les maladies sont multiples, variables, différentes; par conséquent, il est urgent de leur opposer des moyens différents. — Les pommades, les eaux aromatiques, peuvent entretenir la bonne santé du cheveu bien portant; mais quelle peut être leur puissance quand la chevelure est malade, malade par une cause intérieure, malade par un vice héréditaire et constitutionnel, malade d'une maladie qui frappe le reste du corps? Elle est nulle, évidemment nulle; les faits abondent pour le démontrer.

Le cheveu peut tomber par suite d'une maladie générale; mais il peut tomber aussi par suite d'une exagération de santé dans la peau, qui lui sert de terrain et qui lui fournit sa nourriture. On voit des gens mourir de faiblesse, mais on en voit aussi mourir d'indigestion. Quand il se porte trop de sang vers le cuir chevelu, chez les hommes qui travaillent de tête, par exemple, et dont le visage et la tête tout entière entrent souvent dans une sorte d'ébullition, les cheveux s'engorgent de sucs nutritifs, deviennent d'abord luxuriants, mais bientôt se ternissent et tombent; ils meurent littéralement d'indigestion. — Vous savez qu'en agriculture on remarque des terres trop fortes qui brûlent en quelque sorte les semences qu'on leur confie, et qui n'amènent jamais à bien les végétaux qu'elles supportent; il en est ainsi du cuir chevelu trop excité, c'est-à-dire trop sanguin, trop nerveux ou trop gras : il entrave, il arrête, il s'oppose à la pousse des cheveux.

Je sais très-bien l'objection que l'on pourrait me faire : La santé générale d'un individu réagit sur la santé des cheveux du sujet. D'accord; mais la mauvaise santé, la perte même des cheveux n'ont aucune réaction sur la santé générale; les gens dont les cheveux tombent s'en portent rarement moins bien, et chaque jour on rencontre des gens à tête chauve qui sont plus vaillants, plus robustes que les possesseurs des plus magnifiques cheveux : pourquoi donc nous arrêter à tant d'inutiles détails?

Messieurs, en vous faisant l'histoire anatomique et physiologique du petit organe qui nous occupe, j'ai démontré, ce me semble, que cet organe avait un rôle, que sa présence sur le haut de la tête avait un but. Je ne viens point ici farcir votre imagination d'exagérations ridicules; je ne veux point vous démontrer nos organes à travers le verre d'une phraséologie déplacée; mais je ne veux point m'incliner devant des reproches irréfléchis, ni devant des récriminations entachées d'injustice. Oui, sans doute, on peut, à la rigueur, se passer de cheveux; il y a bien des gens que les maladies, les accidents, les blessures, obligent à des amputations de bras ou de jambe, et qui n'en vivent pas moins longtemps. — N'allons pas si loin : vous trouvez des boiteux qui marchent sans malaise, sans fatigue, qui vous fatigueraient, vous autres qui marchez droit, si vous vouliez lutter de vitesse avec eux. En conclurez-vous que la claudication n'est point un mal, et qu'il est inutile d'avoir les deux jambes de même dimension? non. Dans un cours d'hygiène populaire, je n'ai pas le droit de m'arrêter aux futiles questions de beauté, de physionomie, aux sottises du luxe et de la mode; mais les cheveux nous ont été donnés pour un motif : les cheveux mettent la tête à l'abri des variations de l'atmosphère, à l'abri de l'intempérie des saisons; ils nous ont été donnés pour amortir les chocs, et pour dégager notre tête du trop-plein d'électricité vitale qui s'accumule toujours autour du centre nerveux, autour du cerveau; et, dans un cours d'hygiène que j'ai l'intention de rendre aussi complet que possible, je ne pouvais passer sous silence une semblable question.

VIII. — Des ménagements convenables pour la chevelure. — De la coupe, devenue nécessaire. — De l'inconvénient des tiraillements et des artifices de certains coiffeurs.

Après le grotesque échafaudage des perruques inventées par le fameux *Binette*, après cette poudre malsaine qui blanchissait les plus jeunes têtes, après l'usage des longues torsades et des cheveux noués, tirés, incarcérés dans des rubans, nous en sommes fort heureusement revenus à une coiffure raisonnable et strictement hygiénique. Les cheveux ne peuvent être toujours tirés dans le même sens sans un réel inconvénient. Les jardiniers savent parfaitement qu'en tirant par trop sur les plantes qu'ils enlacent autour d'un tuteur, ils en entravent la croissance, quand ils n'en arrêtent pas totalement le développement et la vie. En conséquence, les femmes, que nos usages obligent à la coiffure liée, tiraillée, torturée, doivent apporter à cette manœuvre de toilette toute la douceur, tous les ménagements raisonnables ; elles feront bien de changer de temps en temps la place de ces longs sillons qui se tracent avec le peigne, et que l'on appelle communément des *raies*. Bon nombre, pour négliger cette précaution, voient leur tête se dégarnir précisément dans les régions tiraillées sans cesse, tourmentées sans interruption.

En second lieu, il faut de temps en temps, par une coupe intelligente, rafraîchir et fortifier les cheveux. Je l'ai dit dans la partie anatomique, chaque cheveu, arrivé à une certaine longueur, se bifurque à son extrémité. La sensibilité de la chevelure est une plainte, un cri d'alarme, sa bifurcation est un signe de dépérissement, une menace de mort ; à l'aide donc ! vite des ciseaux, faites rogner, tailler, rajeunir; sans cette précaution, vous verrez une grande partie de vos cheveux tomber comme des feuilles d'automne, périr comme des plantes mal cultivées.

La coupe des cheveux ne saurait être pratiquée indifféremment dans tous les temps et de toutes les manières. Je vous l'ai dit, Messieurs, dans notre premier entretien, je vous le répéterai souvent, soyez-en sûrs : notre nature ne veut rien de brusqué, rien de brutal. Quiconque a l'habitude de porter les cheveux longs ne doit pas les faire couper tout à coup très-court. Ce n'est qu'après les avoir fait rogner graduellement, un peu tous les jours, que l'on peut, s'il y a nécessité, les sacrifier tout à fait. La rasure des cheveux, faite sans ménagement, entraîne quelquefois dans la santé générale des dérangements considérables.

La coupe des cheveux ne doit jamais se pratiquer après un repas copieux, ni au milieu d'une maladie, ni dans un temps trop humide ou trop froid. Effectivement, comme organes vivants, les cheveux appellent vers la tête une provision de sucs nutritifs, et ils dépensent forcément une certaine dose de vitalité; d'un autre côté, les cheveux, comme moyens préservateurs, mettent à l'abri des refroidissements toute la région qu'ils recouvrent. En faisant couper les cheveux au sortir d'un bon repas, ou au milieu d'une maladie, vous ôtez à la tête, sur laquelle réagissent toujours la digestion et la souffrance, une bonne partie des moyens de dégagement qui lui sont nécessaires, et vous y produisez de l'encombrement et du désordre ! En coupant les cheveux au milieu d'un temps très-froid, vous ôtez un bouclier à un soldat, précisément au moment même où il se trouve le plus exposé aux coups de l'ennemi ; de là surviennent des maux de tête, des rhumes, des maux d'yeux, des inflammations de la gorge et du nez. Alors on se plaint, on ne sait à quoi attribuer ces petites maladies :

c'est la peine de votre imprudence, de votre ignorance, ou tout au moins de votre irréflexion.

Je n'ajoute que quelques mots sur les soins à donner aux cheveux pendant les longues maladies, et sur le parti à prendre pendant la débilitation générale qui accompagne presque toujours les convalescences.

IX. — Soins à donner aux cheveux pendant les longues maladies.

Tout individu malade s'embarrasse bien peu de sa chevelure, je le conçois ; il couvre sa tête d'un bonnet, ou tout au moins d'un mouchoir. Au milieu des accès fébriles, il se fait une transpiration générale qui s'accumule dans les cheveux ; peu lui importe! Plus de peigne, plus de lavages ; et, franchement, je n'ai point de reproches à adresser aux malades : ils ne peuvent s'astreindre, au milieu de leurs souffrances, à des soins si minutieux.

Mais qu'arrive-t-il? c'est que les cheveux, confondus, mouillés par la transpiration, encombrés de toutes les pellicules que je vous ai dénoncées, se collent, s'enlacent, s'enchevêtrent, et, pour me servir de l'expression consacrée, s'emmêlent comme ces écheveaux de fil que l'on confie à des mains inexpérimentées. De là, des inconvénients véritables : les cheveux emmêlés, devenant forcément malpropres, souffrent et se plaignent ; leur végétation entravée s'irrite et s'exaspère. Alors on souffre non-seulement de la maladie, mais on souffre de la tête, et puis les cheveux tombent, et puis le cuir chevelu devient malade ; et il faut ajouter aux souffrances générales une petite dose de souffrances locales qu'il serait sage d'éviter.

C'est spécialement chez les femmes, auxquelles nos usages imposent la coutume de tenir les cheveux assez

longs, que surviennent dans les longues maladies ces désagréments de chevelure. J'ai un conseil à leur donner, une
précaution bien simple à leur indiquer.

Les maladies, quelque longues et graves qu'elles soient,
ont leurs commencements comme toutes les autres. Dès
qu'un médecin a jugé l'affection sérieuse, dès qu'il a pro-
nostiqué à cette affection une plus ou moins longue durée;
de même qu'on a l'habitude de traîner le lit du malade
hors de son alcôve, afin que les personnes qui soignent le
patient puissent circuler alentour, de même il faut avoir
l'attention de songer à sa chevelure.

Il suffit de partager les cheveux par grosses mèches, de
les natter comme on natte un écheveau de fil; et puis il
est bon, de temps en temps, au moment où l'on remet le
bonnet destiné à préserver la tête de tout refroidissement,
d'essuyer la tête, de la frictionner avec des linges de coton
ou de lin.

Grâce à cette petite manœuvre, les cheveux ne s'emmê-
leront point, la tête restera exempte de souffrances inutiles, et l'on préviendra peut-être la chute, si souvent
pleurée, des cheveux que l'on soignait, que l'on aimait
tant avant la terrible maladie !

X. — Soins à donner aux cheveux pendant les convalescences.

Quiconque subit les tortures d'une maladie prolongée non-
seulement s'énerve, maigrit, mais se débilite. La peau qui
recouvre la tête prend forcément sa part de la débilitation
générale. Par conséquent, le terrain où se trouvent plantés
les cheveux ne peut plus les nourrir qu'avec peine. Plus un
cheveu se trouve long, plus il a besoin d'alimentation; s'il
n'est point pourvu des sucs nutritifs qui lui sont indis-

pensables, il se ternit et il tombe, c'est-à-dire qu'il meurt.

La mort du cheveu par lui-même n'est point une grosse affaire, puisque, je vous l'ai démontré, il reste à l'intérieur un sac régénérateur, un follicule qui peut remplacer le cheveu tombé ; mais ce follicule est laissé lui-même en souffrance, d'une part, par les dépenses qu'il a dû faire pour subvenir aux besoins du cheveu avant sa mort ; d'autre part, par l'amaigrissement et par la débilitation de la peau dans laquelle il se trouve renfermé : alors ce follicule se racornit, se dessèche, et devient incapable de remplir son office ; il meurt à son tour, et par conséquent le cheveu ne repousse plus.

Quand la débilitation est évidente, incontestable ; quand même les cheveux sembleraient parfaitement bien portants, je conseille d'en faire le sacrifice, de les faire couper très-court, et même de se faire raser.

Tous les sucs nourriciers alors serviront au follicule et en entretiendront la force génératrice. Qu'importe au jardinier de couper, de sacrifier des plantes, quand il tient en réserve de quoi les reproduire toutes !

Il y a plus : c'est que le convalescent doit songer d'abord à raviver ses forces générales ; or, quelque petite que soit la dose des forces nécessaires à l'alimentation des cheveux, c'est faire, en les gardant, une dépense inutile. Un homme qui a perdu la plus grande partie de sa fortune doit savoir restreindre le nombre de ses serviteurs. Plus tard, quand ses affaires auront pris un meilleur aspect, quand il aura comblé ses déficits ; bref, quand il sera revenu à la situation financière qu'il occupait d'abord, il lui sera permis de reprendre le même train de maison ; autrement il arriverait à une ruine complète. Ainsi du convalescent.

J'ai vu des récits, dans nos recueils de médecine, qui prouvent toute la prudence du conseil que je viens de donner. Des convalescents, pour avoir voulu garder leurs cheveux à la suite d'une longue et débilitante maladie, non-seulement sont devenus chauves, mais, entravant la marche des forces réparatrices générales, les cheveux avant de tomber ont prolongé la convalescence.

On cite des exemples de certaines personnes, à luxuriante chevelure, atteintes, sans qu'on en sache la raison, de la plus mauvaise santé : c'étaient des femmes, des jeunes filles qui prenaient les pâles couleurs, et tous les symptômes de cette défaillance générale que l'on appelle *anémie*. Les médecins, consultés, donnaient inutilement leurs drogues et leurs pilules. Toutes les préparations ferrugineuses, si efficaces en pareille circonstance, étaient avalées sans profit. Alors, à un praticien plus réfléchi que les autres, il venait la bonne idée de faire couper les magnifiques cheveux ; et la vitalité dépensée d'ordinaire par cette chevelure, rentrant dans le domaine général, finissait par y ramener la santé.

La conclusion n'est-elle pas bien claire à tirer, et des faits semblables ne prouvent-ils pas péremptoirement que des convalescents débilités doivent savoir faire momentanément le sacrifice de leurs cheveux?

Nous avons pensé que tous ces détails, toutes ces explications, étaient de nature à intéresser plus vivement que toutes les digressions sur l'art de la coiffure et que des renseignements sur la pratique proprement dite. Nous ne pouvions raisonnablement, dans un cours d'hygiène populaire, traiter de la papillote et du fer à friser.

Quelques *praticiens*, poussés sans doute par d'excellentes intentions, nous ont adressé, sur l'art de la coiffure, des lettres, des avis, de véritables mémoires ; nous les en remercions sincèrement. Nous pourrons, en temps et lieu, profiter et faire profiter tous nos amis de leurs conseils ; mais nous ne pouvons les reproduire dans les leçons *modestes* que nous donnons ici.

XI. — Conclusion.

Je ne sais si je vous ai suffisamment intéressés dans cette seconde leçon. Je vous l'ai dit en commençant : j'étais presque effrayé d'avoir à m'entretenir d'un si petit organe ; mais une pensée m'a rassuré, et je vous la livre telle qu'elle m'est survenue. L'enseignement religieux nous apprend qu'il n'est point un seul cheveu de notre tête qui tombe sans la permission du sublime Architecte qui nous a construits. Étrange et magnifique contraste, Messieurs ! ce petit organe rapproché de l'Être infini, cette espèce de rien, si souvent victime de nos fautes hygiéniques, placé sous la surveillance du Créateur de tant de merveilles ! Alors je me suis dit que si Dieu lui-même nous gardait d'une façon si paternelle, qu'il allait jusqu'à surveiller l'existence ou la mort de nos cheveux, je pouvais bien, moi, pauvre grain de poussière, m'arrêter quelques instants pour vous indiquer les soins hygiéniques que réclame la chevelure.

TROISIÈME LEÇON.

I. — Pauvre aveugle, s'il vous plaît !

Ne l'avez-vous jamais entendue, cette supplique atten-
drissante, cette prière tout imprégnée de tristesse et de
regrets ? Souvent la voix est chevrotante, la figure malheureuse, le corps tout entier dénonce de la douleur ; une
autre fois, la plainte est monotone, elle semble psalmodiée
par un instrument inanimé ; quelquefois, enfin, cette
prière est toute silencieuse : sur un grand écriteau étalé
près du mendiant se trouve la demande inscrite en tête
de ce petit chapitre : N'oubliez pas le pauvre aveugle...
Pauvre aveugle, s'il vous plaît !

C'est que l'œil, en effet, est de tous nos organes un des
plus essentiels à cette existence sociale que les physiologistes ont intitulée : *vie de relation.*

Inquiet de commencer mes leçons hygiéniques par la
description et les conseils relatifs à la chevelure, j'ai cru
nécessaire, dans ma dernière leçon, de vous dénoncer mon
appréhension et mes embarras ; mais aujourd'hui mes in-
quiétudes viennent d'un sentiment tout contraire. J'ai à
vous parler de l'un des cinq organes que l'on appelle des

sens, et qui, — je vous le disais à ma première leçon, — semblent les ministres du chef suprême de la vitalité, le centre nerveux, le cerveau. Je viens vous parler de nos deux yeux, je viens non-seulement vous expliquer le mécanisme de la vision, mais j'ai l'ambition de vous faire comprendre et la structure et les soins journaliers dont il faut environner un organe de si grande importance.

Quand je veux faire apprécier le trésor de la santé à des indifférents qui la compromettent par des imprudences, qui la détériorent sans scrupule, qui en jouissent sans la moindre reconnaissance, je leur montre du doigt leurs voisins terrassés par la maladie, leurs amis torturés par la fièvre, leurs parents ou leurs amis sourdement minés, lentement démolis par ces maladies hypocrites que l'on appelle affections chroniques : alors ils comprennent tout leur bien-être, alors ils apprécient toutes leurs forces, alors ils éprouvent un peu de gratitude pour la Providence, qui les laisse si bien portants.

Afin de vous faire entrevoir les services immenses que nous rendent quotidiennement nos deux yeux, il m'a semblé nécessaire de vous montrer les pauvres aveugles; j'ai trouvé, dans le contraste de la cécité et de la bonne et douce vision, un enseignement propre à faire ressortir tous les bienfaits du merveilleux organe dont nous devons nous occuper aujourd'hui. Songez-y, Messieurs, être privé de toutes les sensations que la vue nous procure, être déshérité de la jouissance de ce bien considérable qu'on appelle *lumière*, ne rien voir, par conséquent ne rien contempler, rester condamné à une sorte de nuit continuelle, marcher sans cesse à tâtons au milieu des merveilles de la création, c'est véritablement être malheureux.

Pour l'homme que la fortune met à l'abri du besoin, l'œil est un instrument d'observations, d'études et de satisfactions journalières. Pour celui qui vit du travail de ses mains, l'œil est non-seulement utile, mais la plupart du temps indispensable.

II. — Rôle des yeux.

Semblable à ces sentinelles placées en haut des somptueux édifices, l'œil toujours attentif, toujours vigilant, nous garde des périls et nous avertit des dangers; il nous met en communication avec toute la nature; c'est par lui que nous apprécions et que nous pouvons jouir des admirables paysages qui recouvrent notre hémisphère; mais, surtout, c'est grâce à nos deux yeux que la main, cet instrument si intelligent, arrive à créer en quelque sorte les merveilles des arts et les grands travaux de l'industrie.

Je ne veux point appuyer davantage sur un pareil chapitre. Chacun tient à ses yeux, chacun en reconnaît toute l'importance; et, sans autre démonstration, pour prouver ce que j'avance, il me suffira de citer ce proverbe :

« J'y tiens, oh! j'y tiens comme à mes deux yeux! »

III. — Marche que nous suivrons.

Suivant la marche que nous avons adoptée, avant de vous énumérer les soins que réclame un organe aussi délicat que l'œil, il importe que je vous en fasse comprendre la structure, que je vous dise quelques mots de sa vie et de sa nutrition; puis, après avoir traité la question hygiénique, nous ajouterons encore, comme je vous l'ai promis, deux chapitres : l'un, pour considérer l'œil pendant les longues maladies, et pour vous dire un mot des soins qu'il réclame en pareille circonstance; l'autre, pour vous avertir des ménagements nécessaires aux yeux des convalescents débilités. C'est, comme vous le voyez, la répétition de nos quatre chapitres : anatomie, hygiène ou santé, maladie, convalescence.

IV. — La lunette de spectacle.

La science de l'optique a été poussée, dans ces temps modernes, jusqu'à ses dernières limites : elle a fait les lunettes marines, elle a fait les microscopes, etc. etc.; elle a tant et si bien fait, qu'un inventeur de merveilles, ayant pris fantaisie d'annoncer qu'à l'aide de lunettes on était parvenu à découvrir jusque dans la lune, trouva presque tout le monde fort crédule à cette plaisanterie. Vous vous souvenez tous de la fameuse lunette d'Herschel, braquée là-bas, bien loin, pourvue de verres monstrueux, ayant permis, suivant le narrateur, de découvrir non-seulement le terrain de la lune, mais d'apprécier les formes et les costumes de ses étranges habitants. Ces habitants avaient des ailes; ces habitants étaient amphibies... que sais-je! mille sottises. Tous les journaux répétèrent ces détails; la plupart des lecteurs crurent à leur authenticité; et ce fut un grand mécompte, pour un bon nombre, quand on apprit que les fameuses découvertes faites dans la lune étaient seulement sorties d'une imagination trop fantasque. La faute en est, je le répète, aux tours de force exécutés par nos opticiens, et à la confiance qu'inspire l'art, si vénéré, des lunettes. Eh bien, Messieurs, les lunettes n'ont point été difficiles à construire : l'œil bâti par le Créateur du monde, l'œil avec tous ses détails de charpente, de verres, de mouvements et de milieux, l'œil a servi de modèle à toutes les machines de nos opticiens.

Vous connaissez tous ces petites lunettes jumelles que l'on appelle vulgairement *lunettes de spectacle;* permettez-moi d'en analyser avec vous les différentes parties, et cela

vous disposera à mieux comprendre la description anatomique de l'œil.

Toute lunette jumelle a deux parties complètement semblables; par conséquent, en examinant minutieusement
une seule de ces parties, nous les comprendrons facilement toutes les deux.

La lunette est formée par un tube cylindrique, coloré à
son extérieur, doré, émaillé, magnifique; mais noirci à son
intérieur.

Ce tube, au moyen d'un petit mécanisme, s'allonge et se
rétrécit.

Ce tube est fermé à l'une et à l'autre de ses extrémités
par deux verres qui s'y adaptent d'une façon immuable.

Cette lunette jumelle, placée devant les deux yeux, ne
peut servir que si elle se trouve adaptée adroitement à l'organe ordinaire de la vision, c'est-à-dire qu'elle doit être
bien en place; qu'elle doit s'élever un peu en haut, si
l'objet à considérer est élevé; qu'elle doit s'abaisser si l'objet est placé dans des régions inférieures, etc. De plus,
comme les deux tubes de cette lunette s'allongent ou se
rétrécissent, il faut savoir la faire manœuvrer, pour que
la dimension de ses tubes soit convenable; en un mot, il
faut faire jouer la lunette et la mettre à ce que chacun
appelle *son point de vue.*

V. — Si le binocle était pourvu d'un diaphragme, il serait la représentation exacte de la structure de l'œil.

Si le binocle, dont je viens de disséquer la structure,
était pourvu, comme nos microscopes, de ce que nos opticiens appellent *diaphragme*, c'est-à-dire s'il se trouvait au
centre intérieur des deux tubes une toile métallique, placée de champ et percée d'un trou circulaire, nous aurions
la représentation exacte de la structure de l'œil.

Examinons.

VI. — Structure de l'œil.

Comme les lunettes, l'œil possède une charpente; seulement, au lieu de représenter un tube, cette charpente a la forme d'un corps sphérique, d'un corps qui puisse rouler dans sa cavité, c'est-à-dire s'élever, s'abaisser, en un mot se mouvoir de toutes les manières. Ce corps est formé par un tissu fibreux excessivement résistant, de nature blanche, tendineuse; on lui a donné le nom de *sclérotique*.

VII. — Sclérotique.

La sclérotique s'aperçoit parfaitement bien sur tout œil ouvert; c'est elle qui forme ce que l'on appelle communément le *blanc* des yeux.

VIII. — Cornée et cristallin.

Les deux verres de l'œil ne se trouvent pas placés à ses deux extrémités : le premier, convexe, et que l'on appelle *cornée*, se trouve, il est vrai, porté tout en avant; mais le second, que l'on appelle *cristallin*, et qui représente exactement une lentille, est placé à bien peu de distance du premier.

IX. — Iris et pupille.

Et cependant, Messieurs, entre ces deux verres, qui constituent, à proprement parler, la lunette vitale, se trouve un diaphragme, que l'on appelle *iris*, lequel diaphragme, percé d'un trou vers son milieu, constitue ce qu'on appelle la *pupille*.

L'iris joue un rôle si important dans la vision, qu'il mérite bien que nous l'examinions avec attention.

X. — Humeur aqueuse.

L'iris est formé par une petite toile placée entre le

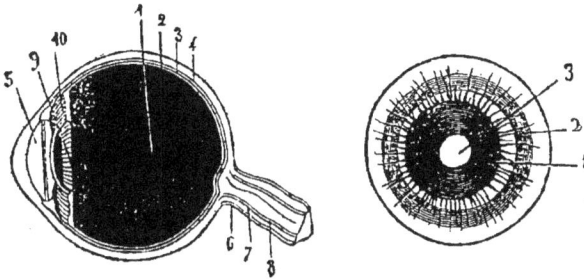

1. Milieu de l'œil.
2 et 3. Rétine.
4. Sclérotique.
5. Cornée.
6, 7 et 8. Nerf optique.
9. Cristallin.
10. Humeur aqueuse.

1. Iris.
2. Procès ciliaires.
3. Pupille.

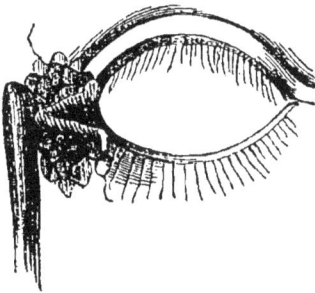

Place et disposition de l'une des glandes lacrymales.

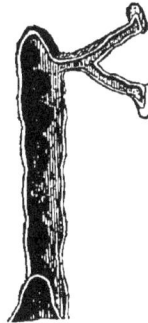

Conduits lacrymaux et sac lacrymal.

cristallin et la cornée, de telle sorte qu'il divise en deux parties égales l'intervalle laissé entre la cornée et le cristallin. Les deux compartiments qui en résultent s'appellent, en anatomie, *chambre antérieure* et *chambre postérieure ;* l'un et l'autre sont remplis d'un liquide tout particulier, que l'on appelle *humeur aqueuse.*

XI. — Procès ciliaires.

Comme les cheveux, dont je vous parlais l'autre jour, l'iris peut être coloré de différentes façons. Il y a des yeux noirs, c'est-à-dire que l'iris est plus ou moins noir ; il y a des yeux bleus, c'est-à-dire que l'iris est revêtu de cette couleur ; il y a des yeux gris, etc. Mais si l'iris ressemble à la chevelure par la variété de sa coloration, il en diffère essentiellement par son excessive sensibilité. Effectivement, bardé de petites languettes que l'on appelle *procès ciliaires*, pourvu d'un cercle extensible qui borde le trou appelé *pupille*, l'iris est éminemment impressionnable ; sous l'influence de la lumière, plus ou moins vive, il s'allonge ou se rétrécit ; il constitue ce que les gens du monde appellent la *prunelle ;* cette prunelle, en effet, est un point noir qui varie de dimension suivant l'intensité du jour.

XII. — Rétine.

Voilà bien la lunette ; mais qu'est-ce qui percevra les sensations ? C'est la rétine ; la rétine qui n'est autre chose que l'épanouissement providentiel du nerf, si sensible, chargé de la vision.

Effectivement, de la base du cerveau partent deux nerfs à grosse dimension, qui tout d'abord s'enchevêtrent, se croisent, puis, se séparant, se rendent à l'œil qu'ils doivent animer. Chaque nerf optique pénètre dans la sclérotique, que nous avons appelée tout à l'heure *charpente* de l'œil ; et là, il s'étale, il tapisse toute la cavité de l'œil, et il représente alors assez bien la figure d'un parapluie, mais d'un parapluie retourné ; le manche est le gros nerf, mais le parapluie retourné est son épanouissement.

La plupart des nerfs sont blanchâtres ; mais la rétine, afin d'absorber tous les rayons lumineux, prend une teinte absolument noire.

XIII. — Humeur vitrée.

Ce n'est pas tout. Entre la rétine et le cristallin, qui se trouve en quelque sorte à l'entrée de l'œil, il existe une cavité qui représente, à elle seule, les quatre cinquièmes du volume de l'œil. Cette cavité est remplie par une humeur qui a toute la limpidité, toute la splendeur du cristal : c'est pourquoi les anatomistes lui ont donné le nom d'*humeur vitrée*. Le corps vitré se trouve formé par la réunion d'une foule de globules dont les parois sont invisibles, et chaque globule est rempli d'un liquide parfaitement incolore.

Tel est l'œil dans son essence anatomique, c'est-à-dire dans toute sa simplicité ; mais la nature l'a pourvu de moyens de conservation et de moyens de mouvement dont il est important de faire l'analyse.

XIV. — Orbite.

Et d'abord, c'est dans une excavation osseuse, la plus profonde des excavations extérieures, que se trouve logé l'organe de la vision.

XV. — Coussinet graisseux.

Au fond de cette excavation se trouve un large coussin de graisse, sur lequel reposent bien commodément l'œil et ses différents compartiments.

XVI. — Paupières.

En avant de chaque œil se trouvent deux voiles mobiles, qui s'ouvrent ou qui se ferment, suivant la nécessité. Les paupières sont trop extérieures pour que je m'arrête à vous en donner une description bien minutieuse ; mais permettez-moi d'appeler un instant votre attention :

A. Sur la peau qui les tapisse à l'intérieur, peau tellement diaphane, qu'elle revêt aussi sans inconvénient la portion extérieure de l'œil : les anatomistes l'appellent *conjonctive ;*

B. Sur les petits rebords cartilagineux de chacune des paupières, rebords qui empêchent les paupières de se plisser, et qui ont l'avantage de s'emboîter en quelque sorte, c'est-à-dire se rejoindre exactement : on les nomme *tarses ;*

C. Sur les poils que l'on appelle *cils,* lesquels, comme des petits soldats rangés en bataille, se tiennent, au bord des paupières, baïonnette toujours en avant. S'il arrive des corps étrangers, des poussières extérieures, instinctivement les paupières s'abaissent : l'œil ne se ferme pas tout à fait, mais, pour me servir d'une expression consacrée, il *cligne.* Et dans cette évolution, les cils de la paupière supérieure se croisent avec les cils de la paupière inférieure, et ils forment ensemble un petit grillage qui laisse passer la lumière, mais qui ne laisse pas passer autre chose.

XVII. — Glandes lacrymales. — Conduits et canaux lacrymaux. — Bienfait des larmes.

Les paupières, en s'abaissant sans cesse, en clignant forcément, douze à quinze fois par minute, produiraient, par ces frottements continuels, de l'échauffement d'abord, de l'irritation ensuite, et arriveraient jusqu'à l'inflammation. D'autant mieux que toute lumière contient une dose notable de chaleur; or la lumière, frappant l'œil, le dessèche et le chauffe : cela est si vrai, que, chez un homme qui regarde trop fixement, qui oublie en quelque sorte de cligner les yeux, une irritation particulière de l'œil l'avertit de sa distraction et le force à pleurer son imprudence.

Pleurer !... que de phrases n'a-t-on point faites sur les pleurs et sur les larmes ! que de commisération accumulée ! que de pitié dépensée ! que de mouchoirs exagérément humides ! Eh bien ! comme anatomiste, je viens prendre un langage tout contraire, je viens chanter les louanges du précieux liquide sécrété par la glande lacrymale. C'est toute une fabrique, une véritable usine que le petit organe chargé de fournir à chacun de nos yeux les larmes qui leur sont nécessaires. Une glande toute spéciale, pourvue de douze à quinze petits conduits, verse incessamment dans l'intérieur des paupières un liquide préservateur; je dis *préservateur*, parce que ce liquide, disséminé sur toute la portion extérieure de l'œil, par le clignement des paupières, empêche l'irritation que pourrait causer le frottement de ces paupières, et empêche surtout l'irritante dessiccation que causerait à nos yeux le contact de l'air et de la lumière. Donc, les larmes humectent, humectent sans cesse ; mais pour qu'elles ne débordent pas, le rebord des paupières, graissé d'une huile toute particulière, les tient en quelque sorte prisonnières; et, pour qu'elles ne s'accumulent point outre mesure, la Providence a bâti deux petits conduits où se déverse le trop-plein : ce sont ces petits conduits que l'on appelle *points lacrymaux;* ils mènent les larmes dans de petits réservoirs que l'on appelle *sacs,* lesquels sacs se déversent eux-mêmes à l'intérieur des fosses nasales, ce qui vous explique, Messieurs, comment une personne qui pleure est obligée de se moucher si souvent.

XVIII. — Sourcils.

Il ne me reste à mentionner qu'un auxiliaire donné par le Créateur à l'important organe de la vision. Déjà les paupières offrent à l'œil un moyen de défense; déjà les cils, en se croisant, s'opposent à l'introduction des corps étrangers.

Ce n'est point assez : tout en haut de la paupière supérieure, au dessus de la peau recouvrant la montagne osseuse qui surplombe la cavité orbitaire, s'élève une forêt poilue beaucoup plus dense, mais beaucoup moins longue que la chevelure ; forêt qui, semblable à la fameuse forêt de Macbeth, a la faculté d'avancer ou de reculer, en un mot de se mouvoir ; cette forêt s'appelle *sourcils*. Les sourcils, en s'abaissant sur l'œil, le garantissent du choc des clartés violentes, tamisent en quelque sorte la lumière, et, à moins de surprise, ils ne laissent arriver sur le globe de l'œil qu'une clarté bénigne et parfaitement supportable. Aussi les habitants du Midi, les hommes destinés à vivre aux éblouissantes clartés d'un soleil trop ardent, sont-ils pourvus généralement de sourcils fort mobiles et fort épais.

XIX. — Mouvements de l'œil.

Je n'ai que peu de détails à vous donner sur les moyens de mouvement que possède chacun de nos yeux. Six petites cordes ou, pour me servir du terme anatomique, six petits *muscles* servent à la locomotion, autrement dit aux mouvements des yeux : un muscle qui tire en haut, un muscle qui tire en bas; deux muscles qui, l'un et l'autre, tirent sur les côtés; enfin, deux autres muscles placés en sautoir, c'est-à-dire d'une façon oblique. Telle est la simplicité de cette mécanique, capable de faire rouler l'œil dans tous les sens.

Inutile de vous dire, que l'œil, comme le cheveu, comme tous nos organes du reste, a ses vaisseaux nourriciers, ses nerfs particuliers; en un mot, sa vie spéciale.

XX. — État de l'œil aux différents âges.

Glauque et inerte chez le petit enfant qui vient au monde, l'œil ne s'éclaircit que peu à peu; ardent dans la jeunesse, calme et stationnaire dans l'âge mûr, il se trouve usé au moment de la vieillesse; ses verres n'ont plus la courbure normale; sa sensibilité et par conséquent ses perceptions se trouvent émoussées; bien heureux quand le cristallin, par une opacité déplorable, n'amène point une cécité plus ou moins complète.

XXI. — Annotation.

Je suis fâché — sous un certain rapport — d'avoir employé tant de temps à vous parler d'anatomie; mais je vous certifie que j'ai couru le plus possible. Je sais très-bien qu'il existe un moyen d'être excessivement court, c'est de ne rien dire du tout. Avouez que, dans la question présente, c'eût été un crime, un véritable sacrilége! Parler des yeux sans en faire admirer la structure, c'eût été perdre l'occasion de vous faire toucher au doigt tout ce que les questions anatomiques ont d'admirable. J'en demande pardon, mais je ne m'en repens pas du tout. J'arrive bien vite à la partie plus spécialement hygiénique.

XXII. — Pourquoi j'aime les divisions et les subdivisions.

En fait d'enseignements j'aime les divisions et les subdivisions. — Nous ne pourrions manger agréablement ni convenablement digérer un gros morceau de pain, si nous voulions l'avaler d'un seul coup, d'une seule bouchée: la bouchée serait étouffante, exorbitante, difficile à impré-

gner des sucs digestifs ; l'occasion de douleur de gorge
et d'estomac.

Messieurs, il en est ainsi de la nourriture intellectuelle.
Si vous ne la trouvez pas sagement divisée en compartiments ou, pour revenir à notre comparaison, en petits
morceaux, l'assimilation de cette nourriture devient difficile, laborieuse ; en d'autres termes, les renseignements
énoncés, les explications versées sans sagesse, glissent
sans profit, parce qu'ils ne sont point retenus ; souvent
alors un gros mal de tête, un bouillonnement désordonné
de l'intelligence dénoncent le triste accident d'une véritable indigestion intellectuelle.

C'est pour obvier à ce grand inconvénient que je veux
vous servir mes préceptes hygiéniques par petits chapitres,
par des divisions multipliées ; en d'autres termes, morceaux par morceaux.

Dans notre dernière leçon, comparant le cheveu à une
plante, nous avons dit qu'il avait besoin, comme toute
plante, de nourriture interne et de nourriture externe, de
sucs animaux et d'air atmosphérique. Nous avons vu ensuite que ce petit organe avait besoin de culture, c'est-à-
dire de soins spéciaux. Enfin, je vous ai démontré que la
bonne santé du cheveu dépendait souvent de la santé générale, et qu'il existait une somme de ménagement nécessaire à sa bonne tenue. — Nous suivrons les mêmes
divisions, nous adopterons les mêmes chapitres : nourriture, culture, bonne santé, c'est-à-dire hygiène spéciale.

XXIII. — La lumière semble être l'aliment de nos yeux.

La lumière est la nourriture spéciale de nos yeux : c'est,
comme le disent les grands hygiénistes, l'excitant particulier de cet organe. Or la lumière peut être vive, éclatante,
éblouissante ; la lumière peut être pauvre, rare, misérable,

et à peine perceptible ; de plus, la lumière est composée de plusieurs couleurs réunies ; le prisme, en la décomposant, étale les fameuses couleurs de l'arc-en-ciel, couleurs toujours identiques, toujours rangées dans le même ordre ; couleurs, enfin, dont un habile physicien nous a donné la nomenclature dans un vers bien connu :

Violet, indigo, bleu, vert, jaune, orangé, rouge.

Mais il ne s'agit pas, dans ce moment, de la lumière décomposée ; il n'est question que de la lumière blanche, c'est-à-dire de la lumière réunie en faisceaux. — Quand je vous parlerai de la digestion, avant d'étudier chaque aliment séparément, avant d'analyser la composition chimique de chacun d'eux, avant de rechercher lequel renferme le plus de principes nutritifs, nous examinerons les effets de l'aliment en général.

Eh bien, nous pouvons considérer la lumière comme l'aliment de l'œil. L'œil en a besoin, il en cherche dès qu'il est ouvert, et, dans les nuits qui vous paraîtraient complètement noires, dans certains cachots que vous croiriez absolument obscurs, l'œil trouve encore un reste de lumière, non pas en suffisante quantité pour se rassasier, mais en dose assez notable pour se nourrir : c'est ce qui vous explique comment l'œil, plongé dans les ténèbres de la nuit ou dans l'affreuse obscurité de certain milieu, parvient à vivre, à voir, à distinguer quelque chose. En pareille circonstance, il se dilate démesurément, il se fait mal ; mais enfin il vit.

D'un autre côté, quand la lumière est trop vive, trop éclatante, l'œil, d'abord scintillant lui-même, arrive bien vite à se troubler, à s'obscurcir : il y a là révolte, douleur, indigestion.

En conséquence, il faut à nos yeux une lumière qui ne soit ni trop vive ni trop faible. Elle est trop vive sous le soleil des pays chauds, elle est trop vive dans ces rudes contrées qui semblent servir de refuge aux frimas et qui restent couvertes de neiges éternelles. Elle est suffisante, et la plupart du temps hygiénique, dans le beau pays que nous avons tous le bonheur d'habiter.

XXIV. — Il faut épargner aux yeux des transitions trop brutales.

La lumière émane du soleil, qui en est réputé le suprême foyer, et elle suit toutes les variations de l'astre qui la fournit. Faible au commencement du jour, ardente à l'heure de midi, elle s'efface peu à peu, méthodiquement, pour être remplacée par les ténèbres, ou tout au moins par la lumière lunaire, lumière bâtarde, qui n'est que l'effet d'une réverbération.

Grand enseignement, croyez-moi : je vous ai dit, je vous ai répété, je vous répéterai plus d'une fois encore que notre nature ne voulait rien de brusqué, rien de brutal ; la lumière du jour, donnée pour excitant aux organes de la vision, arrive peu à peu, augmente, stationne, puis diminue, mais graduellement. Nous devons agir ainsi pour les lumières artificielles, qu'à tort ou à raison nous servons si souvent à nos yeux.

Une lumière trop vive, dardant tout à coup sur les organes de la vision, les impressionne d'une façon fâcheuse et produit souvent les plus déplorables désordres.

Je me souviens d'avoir vu, dans le cabinet des consultations de Récamier, un paysan venu du fond de la France tout exprès pour consulter le grand maître. Ce pauvre homme, les yeux recouverts d'un bandeau noir, la tête penchée en avant, les jambes mal assurées, était amené par sa femme, qui lui servait de guide et pleurait en silence chaque fois qu'elle le voyait trébucher.

Afin d'éviter à M. Récamier l'ennui des interrogations et le détail indispensable des renseignements, j'étais chargé de questionner les malades.

— De quoi s'agit-il? demandai-je aux nouveaux arrivés.

— D'un grand malheur, mon cher Monsieur! s'exclama la femme, qui ne put alors retenir ses sanglots.

— J'avons les yeux brûlés, répondit le malade; j'allons être sur la paille, si M. Récamier ne nous ôte pas cette affection-là!

— Comment vous êtes-vous donc brûlé les yeux? m'écriai-je. Montrez-les-moi d'abord.

— J'vas vous dire... Et, tout en répliquant de la sorte, le paysan présentait à sa femme son crâne demi-chauve et tout bruni par les chaleurs de l'été. La femme dénoua le bandeau. Le malade cligna plusieurs fois les paupières, et j'examinai.

Les yeux étaient intacts; pas de rougeurs insolites, pas la moindre blessure, pas la plus petite opacité dans le premier verre de l'œil, la cornée transparente.

— Mais, mon brave homme, vous rêvez avec votre brûlure. J'aperçois la pupille très-contractée; mais c'est là tout ce que je puis découvrir.

— Que le bon Dieu vous entende! répliqua la femme.

— J'vas vous conter, répliqua le patient. Je suis berger de mon état. C'est pas fameux, on ne gagne pas lourd; mais vous savez, Monsieur, on fait ce qu'on peut. Voilà sept ans passés que je garde les moutons de toutes les communes qui m'avoisinent. J'avais bon pied, bon œil, jamais malade; une santé de fer, quoi! Il y a trois jours, l'temps était à l'orage; j'voyais les nuages qui s'amoncelaient, qui s'amoncelaient. Allons, que je m'dis, nous allons avoir du bouillon; et fait, voilà que ça tombe avec une force, mais avec une force extravagante, quoi! Il y avait un arbre au milieu de la plaine; moi, je n'ai pas peur de la pluie, mais

on n'aime pas à être absolument saucé; j' vas donc me
mettre sous l'arbre avec mes deux chiens. Patatras! v'là le
tonnerre qui gronde. Tiens, que j' dis, nous allons avoir de
la musique, à ce qui paraît. Tout à coup j'entends une
détonation épouvantable : l'arbre sous lequel j'étais planté
se fracasse en mille pièces ; j'aperçois comme une grande
éclair toute rouge, je n'y vois que du feu, et je tombe par
terre à moitié mort. Quand je m' suis r'levé, je n'y voyais
plus. Qu'est-ce que vous voulez que j' vous dise, le tonnerre m'a brûlé les yeux, moi je le sens bien ; et je suis
venu ici pour que M. Récamier voye un peu à me raccom-
moder ça.

Heureusement les yeux du berger n'étaient pas brûlés,
ils n'étaient qu'éblouis ; et, grâce à des irrigations d'eau
froide, nous parvînmes à les guérir.

Si les yeux craignent une lumière trop vive, par contre,
ils se trouvent fort mal d'une lumière trop pauvre. Nous
avons dit que la lumière était en quelque sorte l'aliment
des yeux ; il faut que la nourriture soit suffisante, et je
plains les corps d'états comme les mineurs, les carriers et
les tonneliers, qui vivent en quelque sorte dans les ténèbres et qui n'ont au service de leurs yeux qu'une lumière fauve ou factice, insuffisante ou artificielle.

XXV. — Préceptes hygiéniques relatifs à la lumière.

Nos pères, que notre mauvaise et prétentieuse vanité
cherche toujours à tourner en ridicule, n'étaient pas si
arriérés que bien des gens voudraient le faire entendre.
Ils avaient inventé et portaient le classique abat-jour. Une
visière verte peu gracieuse, je l'avoue, mais fort hygiénique, il faut bien en convenir, garantissait contre les
lumières trop éclatantes les yeux faibles, les yeux impressionnables, les yeux un peu malades. La coutume

était si logique, la précaution si bonne, que nous autres médecins, après une opération ou quelque maladie des yeux, nous ordonnons aux opérés ou aux convalescents de porter sans vergogne le pittoresque préservatif, que l'on n'aperçoit plus aujourd'hui qu'au front de quelques vieillards ou dans certaines caricatures.

On doit éviter à l'œil tout ce qui est capable de l'éblouir :

Le soleil,

Le feu qui flamboie,

Les fournaises qui scintillent,

L'inspection des corps polis qui reflètent la lumière avec trop d'intensité.

En fait de lumière artificielle, on doit repousser les lumières trop intenses, la lumière directe du gaz enflammé ; à plus forte raison, les lueurs intenses de ce que l'on vantait dernièrement sous le nom de *lumière électrique*. On doit craindre les lumières vacillantes et incomplètes ; les chandelles et les bougies deviennent dangereuses quand, soumises à des courants d'air, exposées à tous les vents, elles tremblotent et ne fournissent qu'une lumière fort inégale. Mettez-les sous des verres préservateurs, enfermez-les dans des lanternes, garantissez-les enfin des vacillations.

Certains corps d'états font refléter et grossir leur lumière par des boules remplies d'eau : ce sont les cordonniers, les horlogers, les mécaniciens ; et ils ont un tort plein d'imprudence quand ils choisissent des globes de verre blanc ; il est si facile de prendre un verre bleu, un verre vert, un verre enfin capable d'atténuer un peu la vivacité des rayons lumineux, qui deviennent redoutables quand ils se concentrent dans un seul foyer.

Puisque l'impressionnabilité de nos organes réclame des précautions, des manœuvres graduelles, des transitions pleines de sollicitude, quand, au milieu des ténèbres de la nuit, on est contraint d'avoir recours spontanément à une lumière artificielle, il ne faut pas trop l'approcher des yeux. Il ne faut pas employer tout de suite une lumière bien intense.

Les gens soumis longtemps à une faible lumière, à une lumière artificielle, ne peuvent, sans encourir de graves accidents, soumettre leurs yeux tout d'un coup à une lumière trop éclatante. Ils doivent d'abord séjourner dans un appartement pauvrement éclairé, puis se soumettre à la lumière ordinaire quand le soleil est à son déclin. Un mineur ne passe pas impunément des ténèbres de son séjour ordinaire à l'éclat dangereux d'un soleil de midi.

Nos yeux, d'ailleurs, ont leurs appétits, leurs préférences. Le prisme, en décomposant la lumière, produit jusqu'à sept couleurs différentes : or, parmi ces couleurs, les unes plaisent aux yeux, les autres les exaspèrent et les excitent. Autant ils aiment la couleur bleue, la couleur verte, autant ils redoutent la couleur orange et la couleur rouge. Avis à ceux qui sont nécessairement appelés à choisir des couleurs pour leurs vêtements, pour leurs ameublements, pour la tenture des logements destinés à leur servir de gîte et d'abri.

XXVI. — Nouvelles subdivisions.

L'œil, comme organe vivant, réclame des soins de différentes natures.

Ainsi :

C'est un organe extérieur, c'est-à-dire placé à la périphérie, à la surface du corps; comme tous les organes extérieurs, il exige des soins de propreté, c'est-à-dire toutes les précautions nécessaires pour combattre l'accumulation des sécrétions qui lui sont particulières, et le petit gâchis formé par des poussières imperceptibles qui nous entourent et nous assaillent de tous côtés. Donc, premier article : *Soins de propreté.*

L'œil, comme tous nos organes, est susceptible d'habitudes, habitudes bonnes comme habitudes mauvaises; il est donc urgent de travailler à ne lui en donner que de bonnes. Second article : *Éducation.*

L'œil, toujours en exercice, finirait par se fatiguer, par s'irriter et par se perdre. Cet exercice, nous l'avons dit, est son alimentation, par conséquent il lui est nécessaire; mais aussi il est urgent qu'il se repose. Troisième article : *Nécessité d'exercice et de repos.*

XXVII. — Soins de propreté.

J'ai dit que le globe de l'œil était mis à l'abri du contact extérieur par le voile protecteur des paupières; j'ai dit encore que les bords de ces paupières, afin de retenir les larmes, sécrétaient une huile toute particulière : or les paupières ne sont pas toujours fermées; l'œil a beau cligner, les cils empêchent l'introduction de la grosse poussière, mais ils ne sauraient s'opposer à l'introduction de cette poussière invisible que j'ai déjà eu l'occasion de vous dénoncer. De plus, quand l'œil est fermé, l'huile des paupières s'accumule et se durcit, et forme dans les recoins des yeux une sorte de crème ou de cire bien connue sous le nom de *chassie.* Eh bien, il faut laver, il faut nettoyer tout cela ! Je ne viens pas vous engager à introduire de l'eau sous les paupières : l'eau, frappant les conjonctives, y produit une sorte de sensation douloureuse, une sorte d'irritation qu'il est inutile d'appeler; mais il faut laver et frotter hardiment sur les deux yeux fermés. Le lavage extérieur sera suffisant pour faire dissoudre et tomber les amas cireux qui encombrent les cils; et de plus, la friction produira en quelque sorte un lavage intérieur, car elle excitera les glandes lacrymales. Par ce moyen, le liquide qui forme les larmes arrivera momentanément plus abondant, et il produira un véritable lavage, lavage dont les résidus sont essuyés en même temps que l'on essuie le reliquat des lavages extérieurs.

XXVIII. — Éducation des yeux.

La vivacité des yeux n'est pas la même à tous les âges. L'enfant, pendant les premiers jours de sa vie, n'y voit point du tout ; pendant les premières années il y voit très-clair ; mais il voit mal, car il faut que le tact et le toucher viennent fournir le contrôle à toutes les notions données par l'organe de la vue : ainsi, l'enfant juge mal des distances ; il n'a aucune idée de ce qu'on appelle *perspective ;* il croit très-petit ce qu'il voit de très-loin, etc. Donc l'œil est perfectible. Pour l'amener à la perfection, il faut suivre dans son éducation tous les ménagements que l'on suit dans l'éducation physique proprement dite.

Et d'abord, il est des précautions nécessaires pour les premiers jours de la vie. Il faut avoir grand soin de placer le berceau d'un petit enfant de façon que la lumière des croisées frappe ou directement devant lui, ou directement derrière sa tête. La lumière, en effet, étant l'excitant naturel de l'œil, l'appelle et le force instinctivement à se tourner vers elle. Si la lumière arrive de côté sur les yeux d'un enfant placé dans un berceau, dès que cet enfant ne dort plus, ses yeux se tournent exagérément vers cette lumière, et sa vue commence à prendre une nouvelle direction. Mais surtout, si la lumière vient latéralement de deux sources différentes, d'une fenêtre placée à droite, d'une fenêtre placée à gauche, chacun des yeux de l'enfant se tourne vers la lumière qu'il a de son côté, et alors surviennent les inconvénients du strabisme, l'enfant devient louche.

C'est dès les premières années surtout qu'il faut épargner aux yeux le choc trop vif d'une lumière directe. Dès que les enfants sont au soleil, il faut savoir garantir leurs yeux avec des chapeaux à larges bords ou avec des casquettes à visière. Quand un enfant joue ou travaille, il ne faut point que ce soit sous une lumière trop éclatante ; l'œil est chez l'enfant, plus encore que chez les grandes personnes, d'une excessive délicatesse ; et je crois être dans la vérité en attribuant aux éblouissements intempestifs du jeune âge la vue basse ou, pour me servir du terme technique, la myopie dont tant de gens sont atteints. Nous reviendrons plus tard sur ce vice de conformation.

Chez le jeune homme, les mêmes précautions sont à prendre, seulement à un moindre degré ; la vue est déjà faite, il est bon de l'exercer, mais il serait pernicieux d'en faire abus ; j'appelle *faire abus* des yeux, leur demander des services qui leur coûtent beaucoup de tension et un inévitable malaise. Ainsi, lire en marchant, au milieu des cahotements d'une voiture, écrire et travailler à la lueur d'une lumière vacillante ; chercher à voir et s'obstiner à distinguer, soit dans un livre, soit sur un papier, malgré une lumière insuffisante, sont autant de fautes qu'il est nécessaire d'éviter.

Chez les hommes faits, la vue est bonne ou elle est mauvaise ; le pli est pris, l'éducation est faite. Cependant, avec de la sagacité, à l'aide d'heureuses transitions, en un mot par des habitudes hygiéniques, on arrive à rendre aux yeux plus de finesse et moins de susceptibilité. C'est étrange ce que peut l'habitude sur l'organe de la vision. Il est des peuplades sauvages qui parviennent à distinguer en mer tout aussi loin que nos marins avec leurs lunettes d'approche ; il est des bateliers qui, dans un petit point

gris perdu à l'horizon de l'Océan, reconnaissent parfaitement un navire. Tout cela est l'effet de l'exercice, tout cela
est l'effet de l'habitude, tout cela se rapporte nécessairement à ce que j'appelle *éducation*.

XXIX. — Nécessité d'exercice et de repos.

On raconte qu'autrefois des tourmenteurs et des tyrans
employaient, comme moyen de supplice, la résection des
paupières. Les gens ainsi mutilés non-seulement perdaient
la vue, mais finissaient par succomber aux plus atroces
souffrances. Je sais bien que les plus raffinés dans ce genre
de torture exposaient au grand soleil les victimes, qui ne
pouvaient plus fermer les yeux ; ce supplice était plus pénible, les douleurs plus vives, mais finalement elles du-
raient moins longtemps. Chez ces derniers, la mort arrivait
en quelque sorte aussi rapidement que sur un bûcher ; chez
les autres, hélas ! c'était la mort à petit feu. Effectivement,
Messieurs, l'œil a besoin de ses paupières, non-seulement
parce que la partie extérieure de l'œil veut être sans cesse
humectée par le liquide lacrymal, mais parce qu'après un
exercice un peu prolongé, il faut à l'œil du repos. Empê-
chez un homme de dormir, vous le tuerez en peu de temps ;
obligez l'œil à toujours agir, à toujours consommer cette
lumière naturelle ou artificielle qui l'excite et l'active, et
vous verrez l'œil s'irriter, rougir, s'enflammer, trop heureux s'il ne se perd pas totalement.

L'œil est parmi nos organes un des plus impressionnables. Pourquoi ? parce que nous ne sentons, nous ne su-
bissons d'impressions agréables ou douloureuses que par
l'entremise du système nerveux. Or l'œil, je vous l'ai dit,
préservé par les paupières, préservé par ses différents
verres et par les humeurs qui séjournent dans ses milieux,
l'œil, qui se trouve constitué spécialement par la rétine,

n'est autre chose que l'épanouissement d'un nerf d'une fort respectable dimension. Voilà pourquoi tout réagit sur l'œil; voilà pourquoi toute commotion externe, toute sensation considérable, non-seulement l'excite, mais va jusqu'à le faire pleurer. On pleure par le plaisir comme on pleure par la crainte; il y a les larmes du bonheur comme il y a les larmes de la souffrance; mais la souffrance n'est pas toujours le résultat d'une sensation extérieure. Il y a des sensations qui proviennent de l'intelligence; il y a des sensations qui proviennent des organes renfermés, et qu'on appelle sensations *internes*. Or, à moins d'une résistance considérable, à moins de cette impassibilité que l'on a surnommée force de caractère, toute sensation intellectuelle ou organique réagit sur les yeux et s'y révèle par une excitation spéciale.

C'est pourquoi l'œil est considérablement influencé par une maladie générale et considérablement attaqué par les excès, quels qu'ils soient.

XXX. — Influence des maladies générales.

Quand le corps entier se trouve malade, quand l'un de nos organes entre en souffrance, dès que dans l'une des parties du corps humain il y a douleur et maladie, les yeux se trouvent influencés et participent en quelque sorte à la souffrance des autres organes, ses confrères.

Bien plus, quand il y a maladie générale, quand le corps est soumis aux tortures de la fièvre ou d'un vice constitutionnel, l'œil se trouve immédiatement attaqué. C'est l'histoire de ces mauvais sujets qui, voulant battre quelques personnes dans une foule assez compacte, tombent généralement sur les gens les plus chétifs, sur les individus les plus faibles. Il est donc bien important, pour conserver ses

yeux en bon état, de soigner convenablement sa santé générale.

XXXI. — Danger des excès.

Il est des habitudes qui représentent assez bien des maladies : ce sont les habitudes d'intempérance, les habitudes
de ce qu'on a appelé fort improprement *le plaisir*. Eh
bien! l'ivresse, l'intempérance, tous les excès enfin, réa-
gissant spécialement sur le cerveau, appellent à la tête une
congestion sanguine qu'il faut craindre. Vous voyez des
buveurs avec des yeux rouges, vous trouvez les gourmands
pourvus d'ordinaire de très-mauvais yeux, etc.

La conclusion naturelle n'est-elle point celle-ci : c'est
que, pour conserver en parfait état l'organe si important
de la vision, il faut soigner toutes les maladies capables de
réagir sur les yeux, et qu'il faut éviter tous les excès capables de porter trop de sang à la tête ?

XXXII. — Déviation des deux yeux.

Dans nos petits chapitres d'anatomie, en étudiant l'œil
et ses différentes parties, nous avons supposé ces organes
dans un état parfait; malheureusement, il est des circonstances où les yeux sont bien loin d'avoir toute la perfection
nécessaire : ils peuvent pécher par la mauvaise conformation du premier verre, que nous avons appelé *cornée;* ils
peuvent être atteints d'une opacité spéciale du second
verre, que nous avons appelé *cristallin;* ils peuvent être
frappés d'une paralysie complète de la rétine : de là, la
myopie et la presbytie; de là, les cataractes et les amau-
roses. Puis, dans leurs moyens de mouvement, dans leurs
moyens préservateurs, les yeux peuvent présenter des

défauts qui constituent les déviations et plusieurs autres anomalies.

Ne nous occupons pour le moment que des déviations.

Déjà, au petit article *Éducation*, j'ai dit comment un enfant, imprudemment placé entre deux fenêtres éclairées, arrivait involontairement à regarder de travers; car chacun des deux yeux se tourne vers le foyer de lumière qui semble l'appeler. Mais aussi, trop souvent, hélas! les enfants viennent au monde avec des yeux dont les muscles sont inégaux, et par conséquent sont louches de naissance. On a donné le grand nom de *strabisme* à toutes les déviations des yeux. Il y a le strabisme en dedans, le strabisme en dehors, le strabisme supérieur et le strabisme inférieur. Or tous ces strabismes peuvent être traités et plus ou moins complètement guéris, toutes ces déviations sont facilement redressées; et, bien que cette question rentre dans le domaine chirurgical, il me semble nécessaire d'en dire quelques mots, car il y a là des erreurs à redresser et des préjugés à détruire.

Jadis, on ne traitait les yeux louches que par une sorte de gymnastique qui restait la plupart du temps inefficace; on était parti d'un principe fort logique, on avait fait le petit raisonnement que voici : Les yeux d'un enfant venus au monde dans une excellente direction se dévient par une mauvaise éducation et par l'action mal dirigée de ces organes. Par conséquent, des yeux louches, soumis à une action qui les force à prendre une direction plus droite, doivent finir par se redresser complètement !

Alors on mit en œuvre une foule de petites machines, mais tout cela sans beaucoup de succès. Il en fut en effet de ces traitements, purement gymnastiques, comme de certains traitements orthopédiques, qui torturent sans les redresser tant de personnes contrefaites.

Il y a peu d'années que tout à coup retentit, dans le

monde médical, l'annonce d'une découverte et d'un véritable progrès scientifique. Un chirurgien de talent, un homme voué depuis longues années aux études orthopédiques, déclara qu'il venait de trouver un moyen tout chirurgical de redresser les dos arqués, les pieds tournés et la plupart des membres déviés.

— Pourquoi, s'était-il dit bien souvent, pourquoi avons-nous tant de mal à rendre droite une colonne vertébrale contournée? C'est que les muscles qui s'y attachent et les ligaments qui la consolident la retiennent dans sa défectueuse situation. Lorsqu'à l'aide d'une mécanique ou d'un bandage, nous tirons cette colonne d'un côté, muscles et ligaments tiennent bon du côté opposé et annihilent tous nos efforts. Si l'on attaquait directement, si l'on parvenait à vaincre ces adversaires entêtés, si on les coupait, morbleu!... on obtiendrait bien vite les résultats ambitionnés.

En partant d'une pareille idée, M. le docteur Jules Guérin étudia, tenta, réussit. C'est alors que, luttant contre le mauvais vouloir académique, bataillant hardiment contre les praticiens phraseurs et les confrères hargneux, il remporta une victoire complète et dota la chirurgie d'une foule d'opérations merveilleusement efficaces.

Ce que le rédacteur en chef de la *Gazette médicale* avait fait pour les déviations des membres et du tronc, un médecin belge, un opérateur de Liége, l'appliqua à la déviation des yeux. Le docteur Philips imagina de couper en partie le petit muscle rétracté qui cause, la plupart du temps, la déviation oculaire que l'on nomme *strabisme;* et le succès fut tel, que le jeune chirurgien, demandé à Paris, fut contraint de s'y fixer et d'opérer les louches à la douzaine.

Ce nouveau genre d'opération fit grand bruit; pendant trois à quatre mois, les journaux, les bavards, les salons et les commères ne parlèrent que de l'opération du strabisme. A les entendre, il n'y avait plus de louches possibles, et l'on était tenté d'arrêter dans la rue, pour les mener forcément chez un chirurgien, les gens que l'on rencontrait avec des yeux de travers.

A cet engouement, hélas! succéda bientôt un jugement tout contraire. C'est la destinée des succès d'ici-bas : près du clair s'accumulent les ombres, et l'on se prend de dédain pour certaines choses, précisément parce qu'on les a trop admirées. — Alors on prétendit que l'opération du strabisme était une niaiserie, une cruauté inutile, etc. etc. C'est pour m'élever contre une pareille calomnie que je suis entré dans tous ces détails. Je crois, moi, que l'éducation et la gymnastique peuvent très-peu de chose sur les yeux louches. J'ai vu, au contraire, des opérations bien faites qui en ont parfaitement redressé. Cette opération est sans inconvénient, sans danger, et, pour mon compte, si j'avais un enfant louche, je n'hésiterais pas un instant à le faire opérer.

XXXIII. — Moyens préservateurs. — Lunettes.

Pour mettre le corps à l'abri des variations atmosphériques, on le recouvre de vêtements ; pour garder l'œil sain et sauf, pour en user sans inconvénients, il faut souvent aussi le revêtir. Cette considération nous amène au grand chapitre des lunettes.

Inutile, sans doute, de vous décrire ici les lunettes ; vous les connaissez tous.

Toute lunette est formée par deux morceaux de verre adaptés à une charpente légère, capable de les tenir en place, juste devant les paupières ouvertes. Les verres de ces lunettes peuvent être de différente nature ; de là deux genres bien distincts dans ces petits instruments : les lunettes préservatrices et tout simplement conservatrices,

et que l'on appelle *conserves ;* les lunettes que j'appellerais
volontiers *adjuvantes* ou *réparatrices,* et que l'on appelle
plus spécialement *lunettes.*

XXXIV. — Conserves.

Les conserves peuvent être bâties avec des verres tout
blancs, ou avec des verres de couleur ; la couleur bleue
et la couleur verte sont ordinairement les préférées.
Les conserves, en effet, sont destinées à mettre l'œil à
l'abri du vent, de la poussière, des corps étrangers ; mais
aussi elles sont destinées à préserver les yeux des lumières
trop éclatantes.

Autant j'ai peur des lunettes proprement dites, au
point de vue de l'hygiène, autant je dois vanter les conserves et les services qu'elles peuvent rendre dans un
grand nombre de circonstances.

Pour que les conserves soient complètes, j'aime à les
voir pourvues de ce que l'on appelle des petits rideaux.
Quand ce petit instrument est bien bâti, il met l'œil à
l'abri de tous les blessants contacts ; et je m'étonne que
tant de gens, dont les yeux sont exposés à des poussières
incessantes, à la projection de corps étrangers, dont les
yeux sont condamnés à regarder toujours des surfaces
étincelantes, éblouissantes, irritantes par conséquent, ne
fassent pas plus usage des conserves préservatrices.

Dites à un conducteur de chemin de fer de prendre des
lunettes, donnez le même conseil aux tailleurs de pierre
et aux cantonniers, invitez à cette simple précaution les
vernisseurs, les chauffeurs, les gens qui mettent les métaux en ébullition, et vous les verrez sourire avec je ne
sais quelle bravoure déplacée, ou lever les épaules avec
ignorance et impolitesse. Eh bien ! c'est un mal, un mal
véritable ; les gouvernements ont su imposer aux mineurs

l'usage de la fameuse lampe de Davy ; ils y ont réussi malgré bien des obstacles ; pourquoi, s'armant des principes hygiéniques, les chefs d'administration, les chefs d'ateliers, n'imposeraient-ils pas l'usage des conserves aux ouvriers qui en ont véritablement besoin ? Eh ! mon Dieu, vous imposez un costume, vous obligez souvent à porter des lisérés d'or et d'argent, croyez-vous que vous ne rendriez point de plus grands services en obligeant des hommes qui ont besoin de leurs yeux de les préserver à l'aide de conserves ?

XXXV. — Lunettes proprement dites.

Quant aux lunettes proprement dites, mon avis est qu'il n'en faut user que dans la plus flagrante nécessité. Et d'abord, je ne saurais trop récriminer contre ces prétendus fashionables qui plantent un petit lorgnon sur un seul de leurs yeux, et qui se trouvent bien méritants parce qu'ils savent le retenir en place avec le seul plissement de leurs sourcils !

Ou vous avez besoin de lunettes, Messieurs, ou vous n'en avez pas besoin. Si véritablement les lunettes vous sont nécessaires, vous avez grand tort de n'en mettre que sur un seul œil. Nous avons deux yeux pour nous en servir ; en n'agissant qu'avec un seul, vous laissez l'autre dans l'inaction, et vous arrivez à posséder deux yeux inégaux, et par conséquent une vue très-mauvaise. Regarder toujours d'un seul œil est aussi déraisonnable que de vouloir marcher sur un pied.

Les lunettes sont destinées à venir en aide à deux vices de conformation que l'on retrouve dans certains yeux. Il arrive que la cornée, premier verre de l'œil, est trop convexe ; sa réflexion alors devient trop forte ; la pointe des cônes lumineux qui pénètrent dans l'œil est trop rapprochée des verres qui l'ont formée; il s'agit de rétablir le foyer de la vision à sa place normale et nécessaire : c'est pourquoi on place devant les yeux des verres concaves qui corrigent la convexité exagérée de la cornée.

Le vice de conformation qui nécessite ce genre de lunettes s'appelle *myopie.* Je vous ai déjà dit, Messieurs, que la myopie, bien que l'effet d'une conformation spéciale, était souvent le résultat de fautes commises dans la perception visuelle. En vous parlant du mécanisme et de la conformation de l'œil, je vous ai montré que, comme dans les lunettes de spectacle, les deux verres de ce merveilleux instrument pouvaient s'éloigner ou se rapprocher d'une certaine manière. Eh bien ! à force de tendre l'œil en avant, à force d'avancer le premier verre de cette lunette, on arrive à le rendre plus convexe qu'il ne devait l'être, on arrive à la myopie.

La myopie, comme toute maladie, a des moyens curatifs. Je vous ai dit que l'œil était susceptible d'éducation. Les lunettes des myopes ne sont que des palliatifs; il faut tâcher, sinon de les rejeter tout à fait, du moins de les employer le moins possible; et je ne saurais trop m'élever contre la coutume des gens obligés à des lunettes qui changent à chaque instant de numéro, et pourquoi? pour monter d'un numéro plus faible à un numéro plus fort; en s'astreignant à une déplorable servitude, ils n'obtiennent qu'une vue de plus en plus mauvaise. Au contraire, en cherchant par degrés à se débarrasser de cette tyrannie, on parvient à prendre ses verres de plus faibles en plus faibles, et parfois on finit par tout à fait s'en affranchir.

Le second vice de conformation est le contraire du premier; il est souvent le résultat de la vieillesse et de l'usure; la cornée devient trop plate, et alors il faut aider l'œil, non plus par des verres concaves, mais par des verres convexes.

Croyez-moi, comme pour la myopie, ne garantissez la presbytie (c'est le nom de ce vice de conformation) que lorsque la chose paraît tout à fait nécessaire.

Il ne me reste que peu de chose à ajouter à tous ces préceptes; mais nous ne saurions oublier nos deux petits chapitres ordinaires : chapitres de la maladie et de la convalescence.

XXXVI. — Soins à donner aux yeux pendant les longues maladies aiguës.

Je l'ai dit, je le répète, l'œil est une des parties les plus impressionnables de tout le système nerveux; donc, quand il y a souffrance générale, il y a un retentissement obligé vers l'organe de la vision. Aussi, pendant les maladies aiguës, est-il nécessaire d'éloigner des yeux du patient tout ce qui pourrait les trop exciter.

Ménagez dans l'appartement une douce, une faible lumière.

Que de grands rideaux ferment le passage à la trop vive clarté du jour.

Le soir, la nuit, quand vient la nécessité de recourir à une lumière artificielle, que ce soit une lumière fort modeste, et prenez bien garde qu'elle ne frappe directement sur les yeux du pauvre souffreteux.

Quand la fièvre brûle le sang, quand les douleurs et les souffrances torturent notre frêle organisation, les yeux, d'abord surexcités, pleurent ou clignent sans cesse, bientôt ils rougissent et s'enflamment. Il faut donc savoir apaiser cette inflammation de ricochet, cette irritation toute de sympathie. Alors, non-seulement il ne faut point aux yeux de lumière trop vive, mais il faut de temps en temps les baigner dans une eau adoucissante et médicamenteuse.

Faites macérer quelques pépins de coing dans la valeur d'un demi-verre d'eau ;

Faites bouillir dans de l'eau de la racine de guimauve, et laissez assez longtemps sur le feu pour que le liquide prenne la consistance de sirop

Ou bien, enfin, mettez dans une carafe d'eau froide un nouet de linge contenant la valeur d'un dé à coudre de graine de lin ; laissez macérer, en ayant soin de remuer de temps en temps,

Et avec l'une ou l'autre de ces préparations émollientes, à l'aide d'un linge bien doux et bien fin, lavez de temps en temps les deux yeux enflammés ; n'appuyez pas beaucoup, ne frottez pas surtout, car l'irritation produite par un frottement trop brutal neutraliserait les bons effets des précautions que je recommande.

Quand l'œil est enflammé, non-seulement la sécrétion des larmes s'accélère, mais elle s'épaissit de telle sorte, que, mêlée à la sécrétion cireuse dont j'ai déjà parlé, elle produit un liquide collant qui, pendant le sommeil, lie en quelque sorte les deux paupières ensemble. Ainsi, dans les fièvres muqueuses, qui réagissent toujours sur la conjonctive, comme dans les fièvres éruptives qui envahissent forcément les organes de la vision, les yeux des malades, ou plutôt les paupières supérieures et inférieures de chacun des yeux se trouvent collées après quelques heures de sommeil ! Avant d'ouvrir les paupières, il faut les laver doucement avec une eau légèrement salée ou tout simplement avec un linge imbibé de salive ; autrement on détermine des éraillures, de véritables petites blessures qui perpétuent l'inflammation locale et peuvent compromettre l'existence des cils.

Quand un malheureux patient subit l'épreuve d'une

maladie déterminant à l'extérieur quelques points de suppuration, il est d'une extrême importance de l'empêcher
de toucher à ses yeux quand il vient de toucher à son mal.
La moindre parcelle de suppuration provenant d'un abcès
ou d'un foyer, quel qu'il soit, peut, quand elle est portée
sur le globe de l'œil, y déterminer une inflammation assez
intense pour faire perdre totalement la vue.

Autres précautions souvent nécessaires : combattez,
combattez le plus possible les congestions sanguines, qui,
dans toute maladie, tendent à se faire du côté de la tête ;
et remarquez que c'est à propos de la vision que je vous
fais une recommandation semblable. Pourquoi ? parce que
la tête, étant congestionnée, devient nécessairement douloureuse ; parce que l'œil, étant placé dans la tête, parti-
cipe non-seulement à la congestion dont je parle, mais
devient doublement douloureux. L'œil congestionné souffre
d'une douleur toute mécanique, et l'œil, comme organe
nerveux, se trouve participer aux souffrances du centre
dont il est si proche.

XXXVII. — Soins que réclament les yeux pendant les convalescences.

L'œil est faible, comme tout le reste du corps, chez une
personne débilitée par une longue maladie. Cette faiblesse
demande tout le ménagement et tout le repos nécessaires :
point de jour trop vif encore ; point de lectures prolon-
gées ; point de travaux minutieux et qui réclament une
application spéciale de l'organe de la vue ; des transitions !
des transitions ! De même que je vous en recommanderai
pour l'estomac, qui nous sert en quelque sorte de proto-
type, je vous l'ai dit dans ma dernière leçon, de même je
vous en recommande pour l'organe dont nous nous occupons aujourd'hui.

Un convalescent qui, après une diète prolongée, surchargerait son estomac d'un repas copieux, éprouverait certainement une indigestion dangereuse ; de même un convalescent qui, privé longtemps de la lumière éclatante du soleil, obligé de laisser ses yeux dans une sorte d'inaction, voudrait tout à coup considérer une trop vive lumière, ou bien aurait l'imprudence d'entreprendre un travail capable d'exciter ses yeux, aurait une irritation telle, que non-seulement les yeux, mais toute la tête, mais le système nerveux général deviendraient le siége de souffrances.

XXXVIII. — Conclusion.

J'ai fini ; j'aime à terminer par une pensée religieuse. C'est, du reste, Messieurs, l'habitude des vrais amis sur le point de se séparer ; en s'abordant, ils se disent : *Bonjour ;* en se quittant, ils se disent : *Adieu.* Avez-vous jamais bien réfléchi à cette locution : *Adieu?* Que de gens la formulent sans en comprendre le sens! Mais l'adieu bien médité, bien compris, est plein de confiance et de croyance dans la Providence qui nous garde tous.

L'œil, ce merveilleux instrument, dont, j'espère, vous avez compris la structure et les fonctions ; l'œil, de tout temps, a été pris pour le type, pour la représentation de la Divinité. Messieurs, il y a là-haut, soyez-en sûrs, un OEil éternel qui nous voit et nous garde. Si nous en étions bien convaincus, si nous savions nous dire que partout, sur quelque point du globe que nous soyons, il y a quelqu'un qui nous voit, quelqu'un qui nous inspecte, quelqu'un qui dressera plus tard notre acte d'accusation, oh ! j'en ai la conviction, nous serions toujours honnêtes, toujours réservés, toujours sages!

Je vous laisse sur cette dernière pensée.

QUATRIÈME LEÇON.

I. — Hygiène de l'audition.

Dans notre dernière leçon, Messieurs, en vous entretenant de l'œil et des soins hygiéniques à y apporter, je vous ai montré nos yeux comme deux sentinelles vigilantes postées tout en haut de l'édifice du corps humain, prêtes à prévenir des périls et à jeter l'alarme à la moindre apparence du danger. Or les factionnaires qui gardent les monuments de notre grande cité sont relevés de temps en temps : dans mon auditoire, il est probablement quelques personnes astreintes au service de la garde nationale, et elles savent par expérience combien est fatigante une faction trop prolongée.

Pour garder le corps humain, le Créateur l'a doté d'un certain nombre de surveillants, de défenseurs, ou, si vous l'aimez mieux, de soldats. Ces soldats, eux aussi, se relèvent, se succèdent et ne sauraient toujours être en faction. Les plus actifs de tous sont, sans contredit, nos deux yeux : pour ceux-là, la faction dure dix, douze et jusqu'à quatorze heures de suite ; mais enfin il leur faut du repos : le besoin de sommeil, en appesantissant nos paupières, vient nous avertir qu'il est urgent de les fermer. Qui va faire la faction de nuit? quel organe va garder l'homme au milieu des ténèbres? Les oreilles, qui restent toujours ouvertes, et qui savent, au moindre péril, réveiller immédiatement le cerveau.

Le rôle de ces organes est d'autant plus méritoire, que les oreilles ne restent point inactives pendant le jour : elles ne se chargent que par occasion, bénévolement, comme le feraient des amateurs, de ce qu'on appelle spécialement surveillance; mais elles remplissent un autre service : elles recueillent tous les sons articulés qui constituent la parole, représentation de la pensée!

Les oreilles, effectivement, ont un double rôle : rôle de surveillance, rôle de communication.

Voilà pour leur utilité. Mais si nous parcourons maintenant les sensations agréables que les oreilles nous procurent, si nous venons vous rappeler les sons harmonieux qui impressionnent si vivement le cerveau; si, en dehors de cette musique artificielle que nos compositeurs ont rendue si complexe, vous me permettez de mentionner les sensations produites et par le bruit vague des forêts qui se balancent, et par cette grande voix de la mer qui impressionne tous ceux qui l'écoutent, vous comprendrez, Messieurs, qu'en venant vous entretenir aujourd'hui de l'hygiène de l'audition, je viens traiter encore une question de grande importance. Platon, le grand Platon, disait que l'organe de la vue et l'organe de l'ouïe étaient les organes spéciaux de l'âme et de la pensée. C'est l'organe de l'ouïe qui, de tous nos organes peut-être, impressionne le plus le centre nerveux. A l'aide des sons et de la musique, à l'aide de la voix et de la parole, on façonne les masses, on instruit les ignorants, on ramène à l'obéissance non-seulement les hommes, mais les animaux. De là ces récits amplificateurs, ces fables plus ou moins démonstra-

tives qui nous montrent Orphée domptant les animaux les
plus sauvages à l'aide de sa lyre, et qui nous représentent
les murs de certaines villes célèbres tombant aux accents
de quelques chants guerriers.

II. — Division de la leçon.

L'esprit humain est routinier. Je vous ai dit que mon
intention était d'adopter, le plus souvent possible, les
mêmes divisions et subdivisions. — Des troupes qui vont
au pas, des promeneurs qui savent adopter toujours la
même allure, se fatiguent bien moins que les gens dont la
marche est irrégulière.

Ainsi, nous aurons nos quatre chapitres ordinaires :
Anatomie, hygiène proprement dite, hygiène de la maladie, hygiène de la convalescence.

III. — Anatomie de l'oreille.

Nous avons deux oreilles, vous le savez tous; mais
chacune de ces oreilles a été divisée par nos anatomistes
en trois segments principaux : oreille externe, oreille
moyenne et oreille interne. Vous me permettrez de suivre
cette classification.

IV. — Oreille externe.

Je ne m'arrêterai pas longtemps sur ce petit chapitre.
Ce qui constitue l'oreille extérieure peut être vu, étudié,
connu, sans grande description, par tous ceux qui veulent
bien me faire l'honneur d'assister à mes leçons d'hygiène.

Les anatomistes appellent *conque*, le pavillon que les
gens du monde regardent généralement comme la partie
la plus importante de l'oreille.

Cette conque a un rebord, des montagnes et des anfractuosités ; chacun peut s'en convaincre par une simple inspection. Inutile donc de vous décrire ici l'hélice et toute
sa structure. Représentez-vous cette conque comme un
simple cornet d'acoustique, et nous pourrons entrer bien
vite dans le conduit auditif auquel elle aboutit.

Toutefois, je crois nécessaire de vous faire remarquer
que le *pavillon* extérieur de l'oreille est doué de certains
mouvements, mouvements imperceptibles dans l'espèce
humaine, il est vrai, mais mouvements très-prononcés
chez certains animaux. Or, l'anatomie comparée, c'est-à-
dire l'étude des différentes classes de l'animalité, jette un
jour considérable sur les questions les plus délicates.

Le pavillon, qui constitue presque à lui tout seul l'o-
reille externe, est pourvu de muscles, et par conséquent
de mouvements.

On dit généralement d'un homme qui écoute avec attention : Il tend l'oreille. Il n'y a dans cette locution aucune
exagération, mais une vérité tout anatomique. Le pavillon
de l'oreille externe s'élargit et se tend à la moindre nécessité.

Au milieu du pavillon se trouve un entonnoir, dont le
conduit est loin d'être direct ; il semble que la nature ait
voulu mettre l'organe plus spécialement chargé de recevoir
les sons à l'abri des surprises.

Et d'abord, en sentinelle, à l'entrée de cette petite ouverture, se trouvent des poils plus ou moins visibles, analogues aux cils dont nous avons constaté la présence aux
abords de l'organe chargé de la vision.

Ce n'est pas tout : le conduit auditif, qui semble se diriger en haut, se courbe presque immédiatement et prend
au contraire une direction oblique de haut en bas ; il aboutit à une membrane particulière qui fait partie de l'oreille
moyenne et sur le compte de laquelle nous aurons à nous
expliquer.

Enfin, c'est au milieu de ce conduit auditif que s'opère un changement de peau fort important à noter. Extérieurement, en effet, le pavillon de l'oreille et les premiers abords du conduit auriculaire se trouvent revêtus de la même peau, d'une peau identique à celle qui recouvre toute la surface extérieure du corps; mais aussitôt que le conduit s'est contourné, il se revêt d'une peau toute spéciale, qui n'est ni muqueuse, ni séreuse comme les peaux qui tapissent nos différentes cavités; au lieu de sécréter des liquides ou tout au moins des mucosités, cette peau fabrique un enduit qu'on a comparé à de la cire, et que les anatomistes appellent *cérumen*. Nous verrons tout à l'heure l'importance d'une pareille sécrétion.

V. — Oreille moyenne.

Pour compléter ce que je viens de dire sur le conduit auditif externe, je dois vous parler d'un conduit interne qui s'ouvre entre les narines et la gorge, et que l'on appelle *trompe* ou *conduit d'Eustache*. Ce conduit est direct, s'ouvre dans l'arrière-gorge et aboutit à l'oreille moyenne, dont nous allons nous occuper. Pour vous en faire une idée, représentez-vous un petit tuyau plus large du côté de la bouche que du côté de l'oreille moyenne, se dirigeant de bas en haut, et tapissé à l'intérieur, non plus par une membrane sèche fabriquant une production cireuse, mais par une peau muqueuse, c'est-à-dire toujours humide; en un mot, par une peau identique à celle qui recouvre et toutes les cavités de la bouche et toutes les cavités du nez.

C'est donc entre deux conduits, entre deux courants d'air que se trouve placée la portion d'oreille à laquelle les anatomistes ont donné le nom d'*oreille moyenne*.

L'oreille moyenne est constituée par une sorte de caisse

ou de tambour : c'est pourquoi on lui a donné le nom de *caisse du tympan.* Une membrane sèche et spécialement vibratile ; de petits osselets chargés de la tendre ou de la détendre ; un milieu percé de plusieurs trous et aboutissant d'une part à la trompe d'Eustache, de l'autre à l'oreille interne : telles sont les principales parties de notre oreille moyenne.

J'ai dit une membrane sèche : la membrane du tympan est la seule de toutes nos membranes intérieures qui soit douée de cette qualité. C'est elle, effectivement, qui, tendue comme la peau d'un tambour, est chargée de vibrer et de communiquer à l'oreille interne, qui renferme les nerfs acoustiques, toutes les vibrations extérieures qu'on appelle des *sons.*

Pour qu'une membrane vibre, il est nécessaire qu'elle se trouve entre deux courants d'air ; c'est pourquoi le Créateur nous a pourvus non-seulement d'un conduit auditif externe, mais d'un conduit auditif interne, que l'on appelle *trompe d'Eustache,* et dont je vous parlais il y a quelques instants.

La membrane du tympan est donc placée de champ, un peu obliquement il est vrai, mais de manière à recevoir et à produire toutes les vibrations sonores qui viennent la frapper.

Vous avez probablement vu des tambours ; vous avez remarqué que, pour tendre la peau, qui constitue la partie la plus importante de cet instrument guerrier, à la caisse étaient adjoints des cordes, des poulies, des moyens de tension.

Eh bien ! dans la caisse intérieure du tympan se trouvent de petits osselets auxquels incombe semblable besogne : chacun de ces osselets est pourvu d'un muscle spécial, c'est-à-dire d'un moyen de tension. Je ne m'arrêterai point à vous les décrire minutieusement, parce qu'il ne s'agit point ici d'un cours d'anatomie proprement dit; qu'il me suffise de vous dire qu'on leur a donné des noms qui repré-

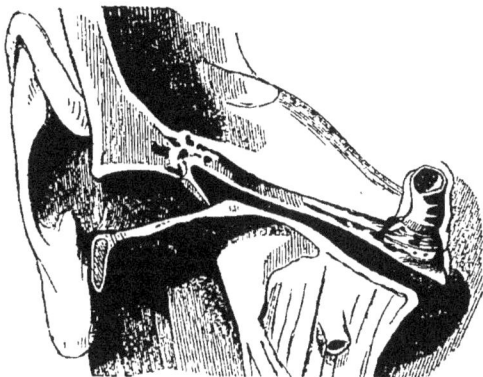

Conduit auditif externe. — Tympan. — Trompe d'Eustache.

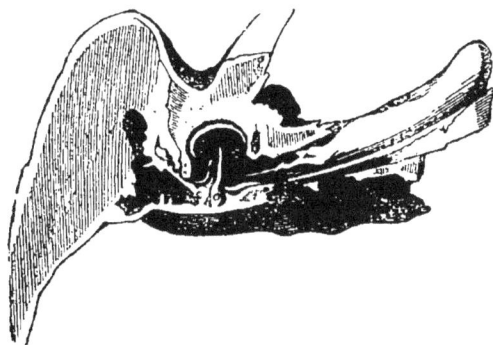

Caisse du tympan. — Osselets. — Enclume. — Étrier. — Marteau.

sentent assez bien leurs formes. Il existe un cône osseux qu'on appelle *enclume*; un autre qui représente assez bien un *marteau*, et auquel on en a donné le nom ; enfin, il en existe un troisième, que l'on appelle *étrier*, parce qu'il en a tout à fait la forme.

Tous ces osselets, je vous le répète, n'ont pas d'autre service à faire que celui de tendre plus ou moins la membrane du tympan.

VI. — Oreille interne.

La caisse du tympan communique non pas seulement avec la trompe d'Eustache, mais, au moyen de petites ouvertures auxquelles on a donné le nom de *fenêtres*, elle communique avec l'oreille interne, sur laquelle nous ne nous arrêterons pas bien longtemps.

L'oreille interne a trois parties distinctes :

Son entrée, son antichambre, que les anatomistes ont appelée *vestibule*;

Les canaux *demi-circulaires*, qui sont au nombre de deux, qui sont creusés dans la paroi osseuse, et dont les ouvertures viennent aboutir au vestibule sus-énoncé;

Enfin le *limaçon*, dont le petit canal se tourne en hélice et représente assez bien l'intérieur de certains escargots: — les escargots sont connus de tous.

C'est dans le limaçon, c'est plus spécialement encore dans les canaux demi circulaires, que viennent s'arrêter les filets du nerf acoustique.

En vous parlant de l'œil, je vous ai montré la rétine alimentée ou préservée du moins par la réunion d'un certain nombre de vésicules pleines d'une eau transparente que nous avons appelée *humeur vitrée*; eh bien! les nerfs acoustiques se trouvent humectés, eux aussi, par un liquide visqueux, filant, et que les anatomistes comparent à la lymphe et ont appelé *lymphe de Cotugno*.

VII. — Hygiène.

Nous avons vu que tout organe avait un excitant fonctionnel, une sorte de nourriture spéciale ; je vous ai dit que chaque organe avait aussi besoin d'une culture particulière et d'une véritable éducation ; enfin, nous avons démontré qu'une bonne santé générale était nécessaire à chaque organe ; puis, comme appendice, nous avons mentionné les ménagements exigés et les moyens préservateurs : reprenons successivement tous ces petits articles.

VIII. — Excitant fonctionnel de l'oreille.

Bien entendu, par le mot d'*oreille*, nous désignons maintenant toutes les portions de l'oreille réunies, c'est-à-dire l'oreille externe, moyenne et interne.

Je ne vous apprendrai pas grand'chose en vous disant que l'oreille nous a été donnée pour recueillir les sons ; mais j'en dois tirer cette conclusion : c'est que l'excitant fonctionnel de l'oreille, en d'autres termes sa nourriture spéciale, est le son.

Oh ! s'il m'était donné de faire une petite digression dans le domaine de la physique, c'est avec un bien vif intérêt, je le crois, que je vous ferais parcourir tous les travaux de nos savants sur cette curieuse matière ; mais il faut savoir se borner. Il me suffira donc d'énoncer que le son est le fruit des vibrations de l'air. Plus ces vibrations sont accélérées, plus le son se trouve aigu ; plus elles sont lentes, plus le son est grave. Quand l'air est sec, froid, condensé, ces vibrations deviennent plus vives et plus marquées ; et quand l'air manque tout à fait, le son devient absolument impossible. On a mis sous une machine pneumatique un timbre, et un marteau mu par un méca-

nisme approprié à la circonstance; on a fait le vide, puis
on a fait battre le timbre par le marteau, et alors pas un
son, rien qui puisse apporter à l'oreille les vibrations du
timbre mis en action. Il est donc inutile de nous appesantir
davantage sur ce sujet : le son est le résultat de couches
d'air atmosphériques qui vibrent, c'est-à-dire qui se
choquent avec plus ou moins d'énergie.

De même qu'il y a des sons aigus et des sons graves, il
y a des sons forts et des sons doux; tous les sons font
partie de ce que j'ose appeler *nourriture* de l'oreille. Mais
l'oreille, comme l'œil, a ses appétences et ses répugnances :
les sons bien nets, les sons de musique, par exemple, ce
que l'on appelle généralement les sons *accords*, plaisent
particulièrement à l'organe de l'audition ; les sons confus,
les sons discordants agacent tellement certaines oreilles,
que j'ai vu, de mes deux yeux vu, une musique fausse
longtemps prolongée, produire non-seulement un mal de
tête, un agacement nerveux général, mais toute cette révolte nerveuse que l'on appelle *attaque* de nerfs. Des sons
trop forts, par exemple le bruit du canon, déterminent
une telle commotion dans l'oreille, qu'ils brisent la membrane du tympan. C'est à cette rupture du tympan que
certains artilleurs doivent la faculté grotesque de faire
sortir par les oreilles la fumée de leur pipe. Des sons trop
faibles, au contraire, forçant toujours le tympan à se
tendre, ne nourrissent que fort peu l'organe de l'audition :
lorsqu'ils sont trop longtemps continués, seuls et indéfiniment perçus, ils amènent une exagération de sensibilité
qui se produit par le même mécanisme que la sensibilité
visuelle chez les gens trop longtemps condamnés aux
ténèbres. Ainsi, pas de sons trop forts, qui produisent
l'assourdissement; pas de sons trop faibles, qui jettent
l'organe de l'audition dans une surimpressionnabilité excessive!

Et puis, l'oreille aime les gradations ; la musique avec ses gammes lui plaît et la délecte ; la parole qui lui plaît davantage est celle qui se trouve modulée avec le plus de finesse. Un cri brusque fait pleurer les enfants ; un son aigu et discordant fait crier les chiens. Pour plaire à l'oreille, il ne faudrait lui servir que des sons harmonieux, et plus ou moins d'*accords*.

IX. — Soins extérieurs de l'oreille.

Comme tout organe placé à la périphérie du corps, l'oreille, l'oreille externe spécialement, réclame des soins de propreté. Il faut laver souvent, minutieusement cette conque, qu'une accumulation de poussière et de transpiration non-seulement salirait d'une manière désagréable, mais empêcherait de recueillir convenablement les ondes sonores qu'elle est chargée de ramasser. Non-seulement il faut laver et nettoyer la conque, mais il faut nettoyer de temps en temps le conduit auditif.

J'ai dit qu'à l'intérieur de ce conduit auditif s'amassait une matière particulière que nous avons appelée *cérumen*. Or, à l'aide de linges, à l'aide de petits instruments appelés *cure-oreilles*, souvent à l'aide de lavages qui ont leurs avantages et leurs inconvénients, il est urgent d'enlever, de balayer l'amas cérumineux qui encombre le conduit auditif.

Trop souvent on laisse le cérumen se durcir, s'épaissir et se coller tellement aux parois du conduit auditif, qu'il est nécessaire de le délayer un peu avant de chercher à l'extraire.

Que de gens se croient sourds, parce que la membrane du tympan se trouve encombrée, emplâtrée par cette cire spéciale dont je recommande l'extraction.

En pareille circonstance, au lieu d'agir avec ces instru-

ments ridiculement petits que les fabricants vendent sous
le nom de *scringue à oreilles*, prenez, prenez un bon clyso-
pompe, mettez une cuvette sous l'oreille, et faites passer
sans crainte dans le conduit auditif le jet notable et continu
d'une eau rendue adoucissante. Vous atteindrez le but de
cette manière; vous n'y arriverez jamais avec les petits
instruments dont nous parlions tout à l'heure. Est-ce qu'on
délaie un boisseau de chaux vive avec un simple verre
d'eau? il en faut des seaux et des baquets; et notez que la
chaux est avide de liquide. Le cérumen, au contraire, étant
une substance cireuse, a besoin, pour être attendri, décollé
et délayé, de tout un petit fleuve.

Quant aux cure-oreilles, on en fait de toutes les formes
et en bien des matières ; les meilleurs, soyez-en sûrs, sont
les cure-oreilles d'ivoire : ceux-là jamais n'égratignent, jamais ne coupent, jamais ne blessent. Je ne saurais trop
m'élever contre la coutume de certaines personnes, qui,
sentant une démangeaison à l'intérieur de l'oreille, plon-
gent dans le conduit auditif la tête d'une grosse épingle,
et la tournent, la retournent, et cherchent ainsi à se
gratter. Bien souvent cette manœuvre imprudente non-
seulement appelle de la douleur dans l'oreille, parce qu'elle
y produit des blessures, mais elle y détermine de véritables abcès.

En vous parlant de l'oreille externe, je me crois obligé
de relever une erreur et un préjugé fort répandus. Les
femmes, en France, ont la coutume de porter ce qu'on
appelle vulgairement des *pendants d'oreilles* : je ne veux
point m'élever contre nos usages et nos coutumes, je n'ai
pas la prétention de remettre notre monde à neuf ; mais ce
que je dois dénoncer, ce sont les fausses interprétations, ce
sont les explications ridicules. Chez une certaine classe populaire, les pendants d'oreilles se sont introduits : ce n'a
plus été par coquetterie et par luxe ; on a mis en avant

l'importance de la santé et la nécessité de conserver la vue intacte. Nombre d'ouvriers (non pas de ceux qui m'écoutent, mais les ouvriers des ports, mais certains habitants du Midi) se font percer les oreilles et portent aux deux conques extérieures des anneaux d'or et d'argent. On prétend que l'anneau passé dans la conque éclaircit la vue, débarrasse la tête, en un mot a toutes sortes d'avantages pour la santé. C'est une erreur manifeste. Je comprends que la petite torture subie par l'oreille qu'on vient de percer, amenant une inflammation momentanée, puisse servir dans ce moment-là d'une sorte de dérivatif; mais dès que l'inflammation est tombée, dès que la conque percée d'outre en outre supporte son anneau sans douleur, évidemment la dérivation devient nulle. A quoi bon alors la servitude de cet anneau? Pour nous bien porter, nous devons chercher à simplifier les exigences de nos organes. Si vos yeux sont menacés d'inflammation, si vous avez besoin de dérivatifs, placez tout simplement derrière vos oreilles, ou mieux encore à la partie postérieure du cou, de petits vésicatoires volants qui ne laisseront aucune trace, qui, mieux que le percement de la conque, produiront une puissante dérivation, et qui du moins ne vous astreindront à aucune habitude médicamenteuse, à ce que j'ai dénoncé sous le nom de servitude.

Nos mœurs, nos usages, veulent que la plupart des femmes aient l'oreille percée; avez-vous jamais remarqué que les femmes munies de boucles d'oreilles eussent une vue plus claire que la nôtre? Les boucles d'oreilles ont-elles jamais empêché l'inflammation des yeux, et l'amaurose, et la cataracte? Non, mille fois non! Et si dans nos statistiques on a constaté plus de maladies des yeux chez les hommes que chez les femmes, c'est que les hommes, chefs de la famille, en deviennent nécessairement les ouvriers; c'est que, pour donner du pain à la femme qui se contente

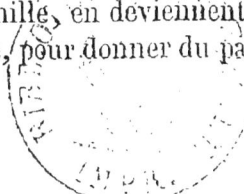

de faire son ménage, à tous les marmots qui jouent si gracieusement sur le plancher, il faut que l'homme travaille, qu'il expose ses yeux, soit à l'éclat d'une fournaise, soit aux poussières métalliques de certains ateliers, soit enfin à ces travaux nocturnes qui, toujours éclairés par une lumière artificielle, deviennent doublement dangereux.

X. — Éducation de l'oreille.

Comme l'œil, l'oreille est un organe éminemment perfectible; mais, entre l'œil et l'oreille, il existe cette grande différence, que l'habitude peut accoutumer nos oreilles à des bruits qui, sans elle, nous seraient évidemment pernicieux.

L'oreille d'un enfant est d'une impressionnabilité excessive : un cri, une détonation d'arme à feu, un bruit inattendu, le fait tellement trembler, que le pauvre enfant se met à répandre des larmes.

Chez le jeune homme et chez l'homme fait, l'organe de l'ouïe, plié à d'indispensables habitudes, supporte les chocs les plus étranges, les bruits les plus multipliés.

Mais chez les vieillards, l'oreille devient dure, c'est-à-dire que la membrane du tympan, perdant son élasticité, ne répète plus suffisamment toutes les vibrations communiquées d'ordinaire par ces vibrations atmosphériques que nous avons appelées *ondes sonores*.

Ainsi l'oreille, étant perfectible, est évidemment susceptible d'une éducation. C'est par l'éducation que l'oreille de nos musiciens parvient à apprécier et l'harmonie et ses accords; c'est par l'éducation que nos grands orateurs savent donner à leur parole une redondance, un accent, une espèce de rhythme qui plaisent immanquablement à toutes les oreilles qui daignent les écouter.

L'éducation, pour l'oreille, se réduit en quelque sorte à

des habitudes. C'est par l'habitude que nous en avons tous que nous pouvons supporter tous les bruits discordants de notre grand Paris; c'est par l'habitude que ceux des artilleurs dont le tympan est resté intact peuvent supporter sans souffrir les détonations étourdissantes du canon; c'est par l'habitude que le meunier supporte le *tic-tac* désagréable de son moulin; il le supporte si bien, qu'au bruit du moulin qui tourne il s'endort comme dans le plus profond silence; et, si ce bruit, par une cause ou par une autre, se trouve suspendu, si le moulin est arrêté, le meunier ouvre les yeux, se frotte le front et se réveille. Demandez, demandez aux habitants de la province qui viennent momentanément à Paris, demandez-leur si le roulement des voitures, l'ébranlement de nos petites murailles, les bruits stridents qui partent de la rue, ne leur font point un mal considérable aux oreilles. Pourquoi? c'est qu'ils n'en ont pas l'habitude. Nous autres, habitués à tout ce cliquetis, nous ne nous en apercevons même pas.

XI. — Nécessité du repos et du silence.

Le son, ou, si vous l'aimez mieux, le bruit, étant l'excitant fonctionnel de l'organe destiné à l'audition, le repos de cet organe nécessite par conséquent le silence. Sans le silence, point de sommeil parfait; sans le silence, point de méditations, point de réflexions profondes. Heureusement que nos habitudes, nous pliant à certains bruits, nous font considérer comme silence le bruit vague et mal défini de toute grande cité.

Mais, enfin, un organe ne peut pas toujours être actif: l'oreille qui a rempli toutes ses fonctions pendant la journée, qui reste chargée de veiller sur nous pendant le sommeil, a besoin de repos, comme nos yeux, comme tous les organes actifs de la machine humaine. Un concert qui se prolonge trop longtemps cause immanquablement un gros mal de tête ; une conversation interminable avec certains bavards, dont la parole tourne comme un *toton*, devient excessivement fatigante. Je vais plus loin, et mon avis est que, malgré la force de l'habitude, le sommeil, dans les grandes villes, est moins réparateur que dans les campagnes ; et peut-être qu'en creusant bien cette question, nous trouverions là un moyen d'expliquer pourquoi la vie des champs est plus longue et plus prospère que la vie passée dans nos grandes cités.

D'autant mieux, que dans les cités bruyantes se trouvent entassés des hommes obligés de réfléchir et de travailler de tête ; or, je vous le disais tout à l'heure, la réflexion et la méditation sont difficiles au milieu du bruit. Il faut alors prendre sur soi-même, recevoir des percussions et n'en point percevoir les sensations. L'oreille, toujours ouverte, impressionnée par les ondes sonores, cherche continuellement à distraire le cerveau, siége de la pensée : alors il faut une dépense de force assez notable pour résister à ces chocs extérieurs, pour fermer la porte à toutes ces distractions ; en un mot, pour se recueillir. En conséquence, le travail de tête devient plus difficile et beaucoup plus fatigant, et c'est là, encore, j'en suis sûr, une des causes inconnues qui abrégent la vie des citadins.

XII. — Conditions nécessaires à la bonne santé des oreilles.

C'est une pénible chose que la surdité, je ne parle pas de la surdité de naissance, de cette affreuse conformation des oreilles qui, en même temps qu'elle rend sourd, rend nécessairement muet, et qui, sans la magnifique invention de l'abbé de l'Épée, Sicard et autres, le langage par signes, laisserait une foule de malheureux dans le silence et la solitude, au milieu de l'encombrement des générations, au milieu de tous les bruits, de toutes les voix de notre civilisation.

Mais sentir se détériorer et se perdre un organe d'aussi grande importance que l'organe de l'ouïe; après avoir pu savourer et les chants harmonieux de la musique, et l'éloquence des grands orateurs, et la douceur ineffable de la reconnaissance et de l'amitié, se dire : « Tout cela va finir! plus rien pour moi que l'audition de certains mots jetés rudement dans un cornet acoustique! » Voir tout le monde se parler et s'entendre, et se dire : « Bientôt je ne comprendrai plus rien de toutes les conversations de ceux qui m'entourent!... » c'est entrevoir un avenir bien triste et bien sombre; et de même que j'ai franchement pitié des malheureux qui perdent la vue, de même je plains de tout mon cœur les pauvres gens qui deviennent sourds.

Il n'est donc pas étonnant que l'assourdissement et, par conséquent, la crainte de perdre l'ouïe n'aient apparu comme une mine riche de produits à tous ces guérisseurs sans conscience qui ne voient dans les différents maux de la nature humaine que des moyens de commerce et d'exploitation.

J'ai réprouvé les eaux tant vantées qui, toujours identiques, sont annoncées comme pouvant guérir les maladies si variables de notre chevelure. Je vous ai bien fait comprendre aussi que la machine de l'œil était si compliquée, si impressionnable, et par conséquent si souvent participant à quelques maladies générales, qu'on ne saurait vanter comme efficace, contre toutes les maladies des yeux, la même eau, le même moyen, le même remède; et, à propos des menaces de surdité, je ne saurais trop vous prémunir contre ces annonces ridicules qui prétendent rendre toutes les fonctions auditives, et cela par un moyen toujours le même, l'introduction de je ne sais quelle huile dans le conduit auditif externe. La médecine est un abri, un refuge protecteur, un temple vénérable : c'est avec raison que, le fouet à la main, le pouvoir vient de temps en temps en chasser les marchands.

La surdité peut provenir de différentes causes ; nous avons vu que la membrane du tympan était chargée de recevoir et de produire toutes les vibrations sonores. Il faut donc que cette membrane soit aérée des deux côtés, et par le conduit auditif externe et par le conduit auditif interne. Si le conduit extérieur est encombré, bouché, la surdité est immanquable ; si la trompe d'Eustache est bouchée par la turgescence d'une inflammation, quelle qu'elle soit, la surdité en est encore la conséquence.

Si la membrane du tympan se tend mal, si elle est percée par un accident, la surdité est toute mécanique. On n'y voit plus, quand on a l'œil crevé ; on n'entend plus, quand le tympan est hors d'état de remplir ses fonctions. Toutefois il y a ici une remarque à faire : c'est que souvent le tympan se trouve percé, et que, ce qui en reste vibrant encore, l'audition demeure possible ; c'est comme cela que les artilleurs, dont nous racontions les facéties, entendent quelquefois, malgré leur tympan percé.

Maintenant si le nerf acoustique se trouve malade, si le liquide qui le baigne et qui lui semble indispensable se dénature et se solidifie, il en résulte toujours une surdité plus ou moins complète.

Je vous le demande : dans tous les cas que je viens de dénoncer, quels seront les effets de quelques gouttes d'huile introduites dans le conduit auditif ?

Mais ce n'est pas tout encore : l'oreille est, comme l'œil, d'une impressionnabilité excessive, et cette impressionna-bilité est déterminée souvent par des vices généraux et constitutionnels. La gourme des enfants, les humeurs froides, un principe dartreux ou spécifique, se portent

souvent dans les oreilles avec une prédilection déplorable :
et alors les oreilles coulent, et alors la membrane du tympan se dénature, et alors la lymphe de Cotugno se solidifie ;
je vous laisse à penser si, en pareille circonstance, un traitement tout local est capable de triompher de la surdité !

XIII. — Moyens préservateurs.

Tout organe extérieur, exposé aux chocs étrangers, a
besoin de bouclier, ou, si vous l'aimez mieux, de quelque
moyen de préservation.

Les cheveux nous sont donnés pour préserver la tête ;
je vous ai fait remarquer que les coiffures n'étaient pas
toujours très-hygiéniques.

Les yeux ont quelquefois besoin de conserves ou de lunettes ; je vous ai dit quelle était mon opinion à ce sujet.

Les oreilles ont aussi des moyens préservateurs de différentes sortes : moyens naturels, c'est-à-dire fournis par
notre organisation, moyens conservateurs et moyens
adjuvants.

Moyens préservateurs naturels. — Ce n'est plus comme
pour les cheveux, comme pour les yeux ; l'organe principal de l'ouïe, la caisse du tympan, se trouve à l'abri, dans
un conduit profond, creusé dans un des os les plus durs
de toute la charpente humaine ; les nerfs acoustiques
rampent dans des souterrains également osseux, et dont
les parois sont d'une résistance remarquable ; enfin, le
pavillon, la conque, l'oreille externe, ont un bouclier, un
préservateur tout naturel : les cheveux. Je sais bien que
la mode, avec ses exigences, est venue relever nos cheveux
et faire passer précisément derrière l'oreille les cheveux
qui devraient passer par dessus ; mais c'est une coutume
antihygiénique à laquelle les gens dont les oreilles sont
surimpressionnables feront bien de résister. La coiffure

qui cache l'oreille extérieure est beaucoup plus logique et plus raisonnable que la coiffure qui met les deux conques en évidence ; c'est là ce que nous enseigne l'hygiène, c'est là par conséquent ce que je dois vous enseigner.

Moyens préservateurs artificiels. — Aux chasseurs, obligés d'entendre sans cesse près de l'oreille non-seulement la détonation de leur fusil, mais surtout la détonation de leurs capsules — (il n'y a guère de fusils à pierre aujourd'hui), — je conseille les petites casquettes garnies d'oreillettes, lesquelles mettent l'organe de l'audition non-seulement à l'abri de l'intempérie de l'atmosphère, mais étouffent, diminuent et remédient fort logiquement à la détonation de l'arme à feu.

Aux soldats que les règlements militaires coiffent forcément à la malcontent, je conseille l'usage des bourdonnets de coton insérés dans le conduit auditif externe ; car il faut aux soldats novices, à ceux que l'on appelle si pittoresquement des *conscrits*, une habitude d'un certain temps pour n'être pas blessés par les décharges des fusils ou carabines, et c'est chose si facile que d'enfoncer un peu de coton dans ses oreilles !

Aux artilleurs, je conseille un moyen plus énergique et plus sûr : — l'introduction dans le conduit auditif d'un peu de cire molle, qui, se moulant sur le conduit, puisse le boucher hermétiquement. Mais les soldats faits à ce terrible exercice ne prennent aucune de ces précautions.

On me prendra pour un trembleur ; on se moquera de moi, en m'appelant conscrit !

Voulez-vous conserver vos oreilles, et les préserver d'une catastrophe déplorable, oui ou non ? Si vous le voulez, suivez mon conseil ; ne vous embarrassez ni des plaisanteries de vos camarades ni des sourires de vos officiers : ils peuvent être très-forts en fait de tir ; ils chargent, j'en suis sûr, et pointent admirablement bien ; ils ne prennent ni cire, ni coton, c'est possible; mais ils ont pour eux l'habitude, ou peut-être n'ont-ils plus besoin de précautions : quand un œil est crevé, il est inutile de le munir de conserves ou de lunettes. Quand la membrane du tympan est cassée, à quoi bon chercher à la garantir?

Enfin, à messieurs les nageurs, je conseille, suivant la susceptibilité de leurs oreilles, l'emploi de la cire ou du coton. Quand un homme plonge, l'eau se lance dans les oreilles avec une force en rapport à la précipitation du nageur qui fend le liquide, élément nécessaire des poissons; or il arrive que cette force est telle, qu'elle perce le bouclier de cérumen qui garnit ordinairement le tympan; une fois passée, la petite quantité d'eau se trouve là prisonnière : le cérumen s'est refermé; le conduit auditif, exaspéré par la présence d'un liquide anormal, entre en contraction; en se contractant, il se resserre, et le peu d'eau entré reste forcément enfermé. Alors, sur la membrane du tympan, cette eau détermine toute l'irritation qu'y produiraient la présence et l'attouchement d'un corps étranger; en conséquence, le tympan et le conduit auditif s'irritent et s'enflamment, et l'eau, entourée d'une aréole inflammatoire, est plus prisonnière que jamais.

Que faire donc en pareille occasion?

Tout d'abord, avant que l'inflammation soit flagrante, il faut avec un cure-oreille enlever le cérumen qui forme barrière, et empêche le liquide étranger de s'écouler, autrement dit, de se retirer. Si l'inflammation a déjà déterminé de la douleur, le cure-oreille ne pourrait arriver jusqu'au cérumen sans causer une véritable torture : en ce cas, il faut prendre une de ces petites seringues de verre dites spécialement seringues à oreilles; seulement on la prend vide, et, le piston baissé, on introduit dans le conduit auditif le bec du susdit instrument; une fois l'instrument bien en place, on tire d'un seul coup le piston : l'aspiration produite appelle immanquablement le liquide, cause occasionnelle de si méchantes douleurs.

Moyens adjuvants. — Nos pères n'étaient pas si pauvres d'intelligence que voudraient nous le faire croire certains jeunes hommes de la génération actuelle; ils employaient, pour nos organes extérieurs, des moyens adjuvants et préservateurs qui ne sont point à dédaigner : ainsi, je vous l'ai déjà dit, pour les vues faibles, ils avaient inventé ce grotesque abat-jour vert que nous ne voyons plus guère qu'au front de certains vieillards ou dans de burlesques caricatures; pour les oreilles dures, ils employaient le classique cornet acoustique.

Non, cela n'était pas joli; mais enfin l'instrument faisait parfaitement son service; il aidait, on ne peut mieux, à la sensation délicate de l'audition. Nos inventeurs modernes ont trouvé ces cornets déplorables de forme et pleins d'inconvénients. En conséquence, ils les ont remplacés par des conques d'argent à peu près imperceptibles. On chausse de cet instrument l'oreille externe; l'instrument ne se voit presque pas; mais, en revanche, son efficacité est fort problématique. J'aime cent fois mieux les cornets anciens, qui avaient du moins une véritable efficacité, que ces prétendues oreilles artificielles qui ne servent à peu près à rien.

Au reste, ce que j'ai dit pour les lunettes, je dois le répéter pour les cornets : tout organe artificiel, aidant au service d'un organe, le rend forcément paresseux, et de même que j'ai recommandé de n'avoir recours aux lunettes qu'en cas d'extrême nécessité, je conseille de ne recourir aux conques et cornets acoustiques que si véritablement on ne peut s'en passer.

XIV. — Soins nécessaires aux oreilles, en cas de maladie.

Lorsqu'un homme est gravement malade, tout son système nerveux se trouve en quelque sorte tendu et par conséquent surimpressionnable. C'est pour cette raison que, dans ma dernière leçon, je vous recommandais de ne jamais approcher des malades une lumière trop vive ou trop directe.

Eh bien! les oreilles, comme les yeux, réclament en pareille circonstance les plus grands ménagements.

Auprès d'un malade grièvement atteint, on ne doit parler qu'à demi-voix, quelquefois même à voix basse; et je ne saurais trop vous dénoncer comme imprudente toute bruyante conversation tenue avec ou près d'un malade très-souffrant.

— C'est pour le distraire, disent les gens du monde; nous cherchons à l'égayer un peu.

— Avec tous vos bruyants bavardages et vos rires intempestifs, vous augmentez toutes les souffrances du malade. Vous pouvez l'égayer en apparence; mais, soyez-en bien sûrs, vous augmentez sa maladie.

N'est-il pas vrai qu'il suffit à un homme en bonne santé de se trouver un peu fatigué, pour juger désagréables et singulièrement fatigantes toutes les banales conversations des gens oisifs qui viennent le visiter? Or la fatigue est la représentation en miniature de toute maladie; la fatigue tend et exaspère le système nerveux; mais les longues maladies le tendent et l'exaspèrent bien davantage! Jugez du désagrément et des inconvénients véritables supportés par ce malheureux souffreteux, qui, entouré de gens bien portants dont il est jaloux dans son for intérieur, entend tout ce monde babiller, rire et causer d'une façon vraiment outrageante.

Il est une autre raison qui nous commande le silence auprès des malades.

Règle générale : Dès que nous sommes pris et terrassés par une maladie qui a la moindre apparence de gravité, nous singeons les forts, nous faisons les braves ; mais intérieurement nous cachons une inquiétude considérable : nos yeux, qui font semblant de sourire, interrogent sournoisement la figure de tous nos visiteurs, et nos deux oreilles, comme deux espions aux aguets, se tendent sans cesse, pour connaître, pour recueillir le jugement porté sur notre maladie.

Vous, excellents amis, charitables serviteurs, vous êtes entrés sur la pointe du pied dans la chambre du malade, vous avez vu ses yeux fermés, et vous avez cru qu'il dormait : alors, vous approchant des personnes présentes, vous avez demandé des nouvelles à voix basse ; puis, vous confiant au sommeil apparent du malade, vous laissez échapper des *hélas !* des *mon Dieu !* en un mot, des paroles pleines de commisération, mais empreintes de la plus légitime inquiétude. Le malade tressaille et se réveille ; soyez-en sûrs, il a tout entendu. Or, à côté d'un malade, rappelez-le-vous bien, il y a des craintes qui aggravent sa maladie ; il est certaines paroles imprudemment prononcées qui le désespèrent et qui le tuent.

Donc, silence, silence pour l'état physique, silence pour l'état moral.

XV. — Soins à donner pendant la convalescence.

Il faut aux convalescents toute espèce de ménagements et de sollicitude. Une trop vive lumière éblouit l'homme sorti d'une longue maladie ; une voix trop dure, un bruit exagéré tourmentent toujours un convalescent. J'ai vu des malades retomber, par un bruit inattendu fait dans leur maison, par une conversation prolongée et faite à trop haute voix.

En vous parlant des appétits, des répugnances de l'oreille, je vous ai dit qu'elle aimait les transitions. Un grand bruit imprévu assourdit l'homme en convalescence; ce n'est que peu à peu que l'on peut rendre un homme resté longtemps malade aux épouvantables sensations des bruits d'une grande ville, et c'est une des raisons, soyez-en sûrs, qui obligent de transporter de la ville à la campagne les convalescents qui ne se relèvent point assez vite.

Qui de vous ne se souvient de la sinistre épidémie cholérique qui, décimant notre population, marqua d'un signe noir la triste année 1849?

M. le vicomte de R... fut atteint l'un des premiers: c'était un de ces sabreurs industriels qui remuent les affaires à la pelle, qui trempent dans toutes entreprises, qui travaillent et travaillent toujours. Le choléra l'avait pris dans une assemblée d'actionnaires, au moment précisément où venait de se terminer pour lui une fort lucrative opération.

Récamier fut appelé en toute hâte pour porter secours à cet homme, que le choléra menaçait d'enlever à une aussi splendide position. L'illustre praticien m'emmena avec lui pour me faire assister à cette bataille, et, comme il le disait si pittoresquement, pour lui servir d'aide de camp.

La lutte fut longue et difficile : l'ennemi résistait à toutes nos attaques; la nature ne répondait à aucun des médicaments employés! Après quarante-huit heures d'un combat acharné, tout semblait annoncer une défaite; mais, comme l'a écrit Récamier, en cas de choléra on ne doit désespérer jamais.

Effectivement, au moment où l'on croyait la vie éteinte, quand le râle de l'agonie semblait commencer, le pouls, qui ne se faisait plus sentir depuis près d'un quart d'heure, se réveilla, essaya quelques oscillations, puis reprit peu à

peu une constante régularité; une heure après, la fièvre
s'allumait, le corps se réchauffait, le froid de l'asphyxie
disparaissait, la réaction était faite, le malade était sauvé.

Pendant tout un jour encore, il fallut combattre pour
assurer une victoire définitive, et puis, comme d'autres
malades nous réclamaient, nous livrâmes le convalescent
à sa famille, en recommandant les plus grands ménagements.

Hélas! personne ne tint compte des prescriptions médicales! M. de R... était guéri; M. de R..., que l'on avait
cru déjà mort, était vivant, et tout son entourage, s'aban-
donnant à la joie, l'accabla de félicitations.

Après la famille vinrent les gens d'affaires, les coasso-
ciés, les industriels, de ces hommes à voix métallique et
qui ne connaissent de discrétion que lorsqu'il s'agit des
pièces de cinq francs.—On parla beaucoup, on discuta, on
expliqua; bref, on fit un tel tapage, que, le soir de cette
rude journée, le convalescent n'en pouvait plus.

Qu'en arriva-t-il? c'est que la nuit suivante, il fut re-
pris des accidents cholériques, et cette fois il y succomba.

XVI. — Conclusion.

Je me souviens d'une histoire d'enfants dans laquelle il
s'agissait d'un personnage fantastique, bavard, médisant
et calomniateur. — Un bon génie, pour le punir de tant
de vices, l'avait doué d'une sinistre faculté. Chaque fois
que cet homme parlait, s'il trouvait quelqu'un assez imprudent pour l'écouter, l'auditeur perdait à l'instant les
deux oreilles; il en résulta que tout le monde fuyait son
approche, et que, ne trouvant plus personne à qui parler,
le méchant exaspéré mourut dans des transports de fureur.

En vérité, Messieurs, ce conte est un apologue. — Si
nos oreilles tombaient dès que nous les prêtons à la mé-

disance, dès que nous les ouvrons à la calomnie, il y aurait dans ce monde bien des gens sans oreilles !

Et franchement ce serait justice, car les auditeurs complaisants deviennent, en quelque sorte, les complices d'un calomniateur !

CINQUIÈME LEÇON.

HYGIÈNE DE LA PEAU.

I. — La guerre et les fortifications.

J'étais en visite un jour chez un colonel retraité, qui avait spécialement servi dans le génie; c'était au moment où Paris, cette grande capitale française, réveillée tout à coup par je ne sais quels airs guerriers, se cambrait dans son habit de garde national et parlait attaque, défense et bataille, puis demandait à grands cris un ensemble de forteresses et de murailles continues.

Nous étions au temps de notre régime parlementaire, c'est-à-dire à l'époque des conversations politiques et des divagations gouvernementales. Chaque Français se croyait obligé d'avaler chaque matin, en guise de déjeuner, une tartine plus ou moins littéraire, beurrée de sophismes, découpée en alinéas, et présentée sur l'assiette quotidienne de son journal.

On se disait : — C'est quelque chose d'assommant que les discussions politiques, mais elles sont indispensables à l'existence de tous Français, petits et grands. Parlons, discutons, ennuyons-nous, ce sacrifice est nécessaire à la patrie; chacun ne doit-il pas faire quelque chose pour son pays?

En conséquence, chaque réunion était transformée en assemblée législative! Dans les salons, dans les boutiques, dans les cercles, dans les cabarets, dans les cabinets les plus somptueux et dans les échoppes les plus misérables, on trouvait des orateurs qui soutenaient le pour, et d'autres orateurs qui soutenaient le contre; on commentait les moindres actions de nos ministres, et chacun se croyait obligé de discuter le budget.

Lors de ma visite chez le colonel de ***, la question des fortifications de Paris était à l'ordre du jour, et comme il est assez d'usage d'accepter les us et coutumes de son temps, après avoir salué le colonel, je m'empressai d'appeler la conversation sur le terrain à la mode.

— Eh bien, colonel, que pensez-vous de cette idée ministérielle qui veut cercler Paris d'une enceinte redoutable et l'entourer d'un gracieux bouquet de forts détachés?

— Peuh! répondit le militaire.

— Est-ce que vous croyez sincèrement que notre Paris est fortifiable?

— Possible, possible.

— Mais enfin, colonel, à quoi servent les fortifications, quand une ville se trouve placée comme Paris?

— Eh! eh! mon très-cher, à quoi servent votre chemise, votre pantalon, votre gilet et votre habit? à quoi servent vos vêtements? à quoi vous servent votre chevelure, votre œil, votre oreille et jusqu'à votre peau? A vous garantir, n'est-il pas vrai? A vous défendre contre le chaud ou le froid; à vous avertir des périls qui s'approchent, et à vous fortifier contre les attaques journalières de tous les corps qui vous environnent. Je ne veux point me prononcer sur les fortifications demandées à la Chambre; mais mon avis à moi est que toute ville devrait être fortifiée, c'est-à-dire mise en état d'être défendue! Vous êtes trop jeune, mon cher, pour avoir été témoin des invasions étrangères; mais j'étais soldat déjà, moi! Et quand il nous fallait abandonner une ville française à des Autrichiens, à des Cosaques, à des ennemis, par la simple raison que cette ville n'avait ni murailles, ni portes, ni fossés, oh! croyez-moi, c'était un dur sacrifice, et rien que d'y penser, je sens encore bondir mon cœur d'indignation.

— Mais, colonel, supposez la France encore une fois livrée aux puissances étrangères; supposez les ennemis tout autour de Paris, croyez-vous possible de les arrêter avec vos vingt-huit kilomètres de fortifications?

— Rien n'est impossible, Monsieur, à une armée aussi expérimentée que la nôtre. J'en ai la conviction profonde: si la France encore tombait au pouvoir de l'étranger; si notre pauvre pays, envahi par les puissances voisines, était contraint de se débattre une seconde fois contre la trahison et la cruauté, vous verriez arriver dans Paris tout ce que la France renferme d'hommes énergiques; votre garde nationale, qui m'a fait rire plus d'une fois par ses manœuvres mal exécutées, deviendrait une pépinière de héros; et, couverts par les fortifications que l'on demande, défendus par les forteresses qu'il s'agit d'élever, nous pourrions du moins chercher à combattre, nous pourrions peut-être parvenir à nous sauver.

Messieurs, si je vous ai rapporté cette conversation guerrière, c'est que j'ai à vous entretenir aujourd'hui, non pas seulement des fortifications d'une cité, mais de toutes les forteresses du corps humain. C'est qu'après vous avoir montré des sentinelles et des guérites, comme l'œil dans son orbite, l'organe de l'ouïe dans son rocher, nous allons considérer l'édifice dans son ensemble, nous allons en examiner l'extérieur et les fortifications. Bref, pour continuer l'étude de ces organes spéciaux que nous avons appelés des *sens*, nous allons nous occuper de la merveilleuse enveloppe du corps humain ; nous allons examiner la peau, organe du tact et du toucher. .

II. — La peau n'est pas seulement utile.

Jusqu'ici nous avons étudié trois organes de la grande machine humaine, trois organes que nous avons montrés comme spécialement préservateurs ; et de ces organes, deux surtout nous ont paru chargés de la surveillance qu'exigent notre faiblesse et notre sensibilité, l'œil et l'oreille. Mais, enfin, aucun des organes étudiés jusqu'ici n'est absolument indispensable à notre existence : on peut vivre aveugle, ou peut vivre entièrement sourd.

L'organe qui va nous occuper aujourd'hui est tellement nécessaire à notre conservation, que détruit, attaqué dans une grande partie de son étendue, il détermine les plus graves accidents, et sa mort, causant un désordre général, devient mortelle pour l'individu tout entier.

La *peau* représente, en quelque sorte, les murailles extérieures de l'édifice humain. Nous y voyons des poils chargés d'amortir les frottements, des nerfs chargés de percevoir toutes les sensations, de petites ouvertures appelées *absorbantes*, toute une usine confectionnant un liquide des plus importants, que l'on appelle *transpiration*.

Il est donc nécessaire d'entrer, à ce sujet, dans de minutieux détails.

De même que nous avons considéré séparément et la peau qui recouvre la tête, c'est-à-dire le cuir chevelu, et la peau qui recouvre les yeux, c'est-à-dire les paupières, nous étudierons séparément la peau qui recouvre nos extré-mités supérieures et inférieures, c'est-à-dire les pieds et les mains. Le rôle de la main et l'importance du pied né-cessitent une assez longue leçon, et par conséquent une séance particulière.

Nous n'étudierons donc aujourd'hui que cette longue et immense surface cutanée qui enveloppe le corps et les membres, qui nous enlace et nous préserve depuis les pieds jusqu'à la tête.

Nous suivrons nos quatre divisions ordinaires : seule-ment, comme la question est vaste, considérable ; comme à la peau se rattachent une foule de prescriptions hygié-niques, nous serons obligé de scinder nos renseignements et de vous les donner en plusieurs leçons.

III. — Anatomie. — Derme.

La peau se compose de deux feuillets : un feuillet spécial plus ou moins épais, et que l'on nomme *derme ;* et un feuillet excessivement mince, que certains anatomistes prétendent n'être pas vivant, et auquel on a donné le nom d'*épiderme.*

Le derme, dont il est urgent que je vous explique la structure, est placé sur une petite couche graisseuse qui constitue le tissu cellulaire, réseau protecteur et nourri-cier dont les inégales cellules renferment cette huile par-ticulière que l'on appelle *graisse.*

Bien que nous n'ayons point à faire ici une anatomie mi-croscopique, il est nécessaire cependant que nous entrions dans quelques détails sur la structure du derme, afin d'en bien comprendre les fonctions d'abord, et pour mieux ap-précier les soins hygiéniques qu'il réclame.

Malpighi est, de tous nos anatomistes, celui qui a donné

les renseignements les plus clairs sur la structure du feuillet sous-cutané qui nous occupe. Il a trouvé que le derme était constitué par trois couches superposées les unes sur les autres : le *chorion*, le *corps papillaire* et le *corps muqueux*. Bien que tous ces détails aient été combattus par des anatomistes plus récents; bien que Gaultier, Bichat, Chaussier et autres aient donné des descriptions différentes, nous adopterons celle de Malpighi, car nous n'avons point de scrupules à apporter dans nos études anatomiques; et comme, en résumé, les trois divisions de Malpighi se retrouvent dans les descriptions de ses successeurs, nous nous contenterons de ces trois-là.

IV. — Chorion.

Le chorion est la couche la plus profonde du derme; il est formé par un assemblage de fibres lamelleuses, denses, croisées à la manière d'un feutre, et laissant entre elles des trous par où passent les vaisseaux et les nerfs.

V. — Corps papillaire.

Le corps papillaire est la seconde lame : il résulte d'un assemblage de petites papilles formées spécialement par les extrémités des nerfs. Messieurs, je vous ai montré dans l'œil un nerf que nous avons appelé *rétine*, et qui s'y épanouit comme la corolle d'une fleur évasée; je vous ai montré, dans l'oreille interne, le *nerf auditif* se séparant en plusieurs branches et multipliant ses rameaux au moment où il arrive près de la membrane du tympan. Eh bien ! chacun des filets nerveux chargés de nous faire percevoir les sensations du toucher, après bien des divisions et des subdivisions, arrive jusqu'à la limite cutanée; une fois parvenu dans le derme, il s'épanouit comme un pin-

ceau, comme cette petite fleur des champs que l'on nomme
marguerite, et forme ainsi ce que les anatomistes appellent

LA PEAU VUE AU MICROSCOPE.

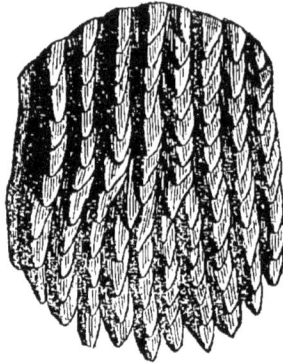

Papilles nerveuses.

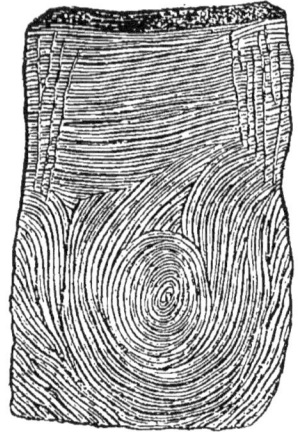

Épiderme.

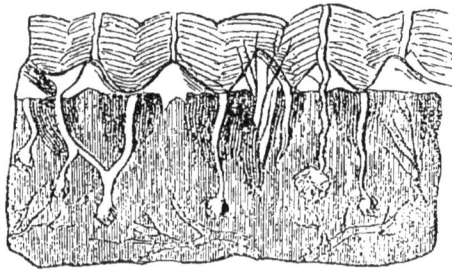

Morceau de peau avec ses glandes sudorifères.

papilles. Or ces papilles sont si multipliées, si rapprochées
les unes des autres, qu'elles s'enlacent, s'enchevêtrent, et
forment ainsi un réseau tellement dense, que toute la sur-

face du corps humain devient sensible. Cela est si vrai,
que la pointe d'une épingle ne trouve pas un seul en-
droit du derme où elle puisse entrer sans causer de la
douleur.

VI. — Corps muqueux.

Enfin, le corps muqueux est formé par un mucus particulier étendu sur toute la surface du corps papillaire, pour
le conserver dans l'état d'humidité nécessaire à l'exercice
de ses fonctions. C'est, comme vous le voyez, quelque
chose d'analogue à l'humeur vitrée que nous avons
trouvée sur la rétine, et à la lymphe de Cotugno baignant
l'extrémité des nerfs auditifs.

VII. — Vésicules où se forme la transpiration.

Voilà bien la structure complète du derme proprement
dit. Mais les fonctions de la peau sont multiples : à travers
cette muraille extensible, élastique et préservatrice, il est
des jours nécessaires, de petits réservoirs indispensables,
car la surface cutanée est chargée d'une absorption continuelle, et elle est le siége d'une exhalation que vous connaissez tous, la transpiration. C'est pourquoi le derme est
percé d'une foule de petits trous imperceptibles que l'on
appelle communément *pores* de la peau ; c'est pourquoi le
derme renferme une foule de petites vésicules chargées de
sécréter le liquide onctueux de la sueur. Représentez-vous
chacune de ces vésicules microscopiques, nourrie par des
vaisseaux qui lui sont propres, stimulée par les nerfs qui
l'entourent, et vous comprendrez comment s'opère la sécrétion de la transpiration. Effectivement, stimulée par la
chaleur, qui est son excitant fonctionnel, la vésicule se

met en travail : sa petite poche forme une portion de ces gouttelettes que vous voyez quelquefois venir perler sur la surface de la peau.

Grande précaution, Messieurs! important épisode sur lequel je me réserve de revenir plusieurs fois!

VIII. — Épiderme.

J'ai dit que la peau était composée de deux feuillets, et que sur le derme se trouvait une autre membrane que l'on appelait *épiderme*. C'est là un de ces assemblages qui montrent toutes les précautions du grand Artiste qui nous a construits. Autant le derme est sensible, autant l'épiderme est insensible; de telle sorte que le dernier amortit toutes les sensations que peut éprouver le premier. Et cela était bien nécessaire, croyez-moi. Vous pouvez vous en rendre compte : si jamais vous avez eu une portion de peau écorchée (je me sers du nom vulgaire, bien qu'il ne soit pas parfaitement juste), que d'exaspération dans toutes les sensations éprouvées par le derme dépourvu de son épiderme! que de douleur au moindre contact! La simple impression de l'air, de ce bon air qui, ordinairement, vivifie et rafraîchit la peau, la seule impression de l'air devient une petite torture.

Le derme est élastique, extensible; l'épiderme, au contraire, est une sorte de vernis, une membrane sèche, complètement inextensible; mais, répandu sur toute la surface du derme avec une prodigalité prévoyante, l'épiderme entre dans tous les plis et replis, de façon à pouvoir se prêter à tous les mouvements du foyer élastique et mobile qui se trouve au dessous de lui.

Je vous montrerai, Messieurs, en vous parlant des mains et des pieds, que, dans les régions du corps exposées à plus de contact, l'épiderme s'épaissit pour devenir plus préservateur.

IX. — Rôle des poils follets.

La peau donne naissance à certains organes qui lui servent d'adjuvants, ou, si vous l'aimez mieux, de serviteurs. Ainsi, en vous parlant de la peau qui recouvre le crâne, je vous ai montré qu'elle donnait naissance aux cheveux; quand je vous parlerai de nos mains et de nos pieds, nous étudierons la substance cornée qui garnit l'extrémité de chaque doigt, et nous aurons à remarquer l'importance des ongles. Mais sur le reste de la surface cutanée s'élèvent des poils follets, dont la présence est plus ou moins apparente, et dont le rôle est évidemment préservateur. Nous avons vu des cils en sentinelle au bord de nos paupières; je vous ai dit qu'à l'intérieur du conduit auditif se trouvaient aussi des poils qui faisaient la fonction de soldats. Les poils follets parsemés sur tout le corps ne sont pas suffisants pour le préserver des chocs, pour le mettre à l'abri de l'intempérie des saisons; mais ils émoussent un peu la trop grande sensibilité de la peau; ils servent, comme le cheveu, j'en ai la conviction, de petits conducteurs chargés de disséminer dans l'atmosphère le trop-plein d'électricité vitale dont je vous parlais dans ma première leçon. Ces poils follets, Messieurs, analogues, dans leur structure, aux poils des cheveux et de la barbe, représentent, dans l'espèce humaine, la toison des animaux et le plumage de tous les volatiles ; seulement, le Créateur, qui nous a doués d'une intelligence, qui nous a condamnés au travail pendant notre séjour ici-bas, nous a laissé le soin de préserver la peau d'une manière plus complète, et de là est arrivée la nécessité de nous vêtir :

importante question sur laquelle je m'étendrai autant que je le croirai nécessaire.

X. — Hygiène.

Abordons maintenant la partie purement hygiénique, et, pour ne pas nous perdre dans le labyrinthe des prescriptions, prenons notre fil, c'est-à-dire nos quatre divisions ordinaires : nourriture, culture, santé générale, moyens préservateurs.

XI. — Nourriture de la peau.

Tout d'abord, le tissu cellulaire, la graisse sous-cutanée, est pour la peau un moyen de nourriture spéciale ; cela est si vrai que, si la peau est coupée, enlevée, c'est le tissu cellulaire qui se charge de la réparer. Mais ce n'est pas tout : le sang artériel, le liquide qui coule dans de petits vaisseaux blancs, et que l'on appelle *lymphe,* servent à la nourriture interne de la peau ; enfin, pour que la peau soit bien portante, en position de remplir toutes ses fonctions, elle est animée d'une chaleur spéciale, chaleur propre, chaleur vitale, qui va jusqu'à 32 degrés, et que les physiologistes nous ont merveilleusement expliquée. La chaleur interne est si nécessaire à la peau, que l'un des premiers symptômes du trépas est la diminution et l'extinction de cette chaleur.

Parmi toutes les personnes qui m'écoutent, il en est, sans doute, qui ont eu la douleur d'assister à la mort d'un parent ou d'un ami. C'est un bien triste spectacle, Messieurs ! En dehors des idées religieuses, qui nous apprennent que ce terrible moment est le passage du temps à l'éternité, il y a quelque chose de bien pénible dans le tableau d'un homme qui s'éteint : l'édifice du corps humain tombant pièce à pièce, l'existence s'effeuillant comme une rose fanée, et puis le débat d'un organisme prêt à s'arrêter, la révolte de la vitalité en péril : tout cela impressionne vivement ceux qui peuvent le contempler. Le devoir médical nous oblige bien souvent à considérer ces derniers moments. Eh bien ! nous comptons pour rien les contractions musculaires de la figure, nous ne sommes que médiocrement impressionnés par la perte de la connais-sance, par les contorsions des membres crispés et par les yeux déjà éteints. Le râle de l'agonie même ne nous per-met point encore de complètement désespérer ; mais quand la peau devient presque toute froide ; quand le sang, ne circulant plus, n'apporte plus à la peau, et spécialement à la peau de nos extrémités, la chaleur qui lui est indispen-sable, oh ! alors, c'est le commencement de la fin. Bientôt le cœur s'arrête ; la poitrine, haletante et embarrassée, ne se soulève plus ; le froid de la mort est devenu général, — le froid, Messieurs, remarquez-le bien ! — et des lèvres entr'ouvertes s'échappe le dernier soupir.

Donc, la chaleur est nécessaire à toute notre organisa-tion ; mais elle est spécialement nécessaire à l'immense organe du tissu cutané.

J'aime à comparer nos organes, nos organes extérieurs surtout, à des plantes, à des végétaux. Il faut que le vé-gétal trouve dans la terre les sucs nourriciers qui compo-sent sa sève ; mais aussi, élancé hors de son terrain, il faut qu'il y trouve de l'air, de la lumière, une chaleur raisonnable. Notre surface cutanée, nourrie à l'intérieur, comme je viens de le dire, a besoin de trouver aussi à l'extérieur les éléments que je viens d'énumérer.

XII. — Nécessité de la lumière.

Je vous ai montré la lumière comme le stimulant propre de l'œil; mais elle exerce aussi sur la peau une action qui mérite toute notre attention. Et d'abord, c'est la lumière qui est la principale cause de la coloration de la peau. Les personnes qui passent leur vie dans des lieux obscurs sont pâles, blafardes, décolorées; celles, au contraire, qui habitent dans les lieux où la lumière se trouve en abondance, ont la peau robuste et beaucoup moins délicate. Si la lumière n'agissait que sur la couleur, je n'aurais pas à vous en entretenir dans des leçons d'hygiène populaire. Qu'importe à la classe laborieuse une peau blanche ou basanée? Mais la lumière, agissant par l'intermédiaire de la peau, ne borne pas son action à cette membrane, et son absence a, sur le reste de l'organisme, une influence qu'il est important de noter. Les habitants des demeures privées de lumière, les prisonniers renfermés dans de lugubres cachots, les mineurs et les ouvriers qui travaillent au dessous du sol, sont frappés d'une langueur, suite inévitable de la décoloration de la peau. Le sang de ces individus s'appauvrit, et, en revanche, les glandes lymphatiques superficielles se développent outre mesure; à la moindre circonstance, elles se tuméfient, elles s'enflamment, elles suppurent; et alors surviennent ces constitutions scrofuleuses, si malheureusement fréquentes chez certains ouvriers.

Il est une expérience d'Edwards qui me semble prouver péremptoirement combien la privation de lumière peut retarder les phénomènes vitaux.

Vous n'ignorez pas que les grenouilles commencent par être des têtards; eh bien, Edwards a placé dans la Seine deux boîtes percées de trous pour permettre le renouvel-

lement de l'eau; il a rempli ces boîtes de têtards. La première de ces boîtes était à parois transparentes; la seconde
était en ferblanc. La métamorphose des têtards en grenouilles eut lieu parfaitement dans la première; elle fut
empêchée dans la seconde.

Oui vraiment, notre corps a besoin de lumière. Voyez
comme se réjouissent les enfants qui vont s'ébattre au
soleil; n'avez-vous pas senti vous-mêmes la bonne impression produite sur tous vos organes par un temps clair
et radieux? Au contraire, il est des temps sombres, des
temps gris qui rendent tout mélancolique, et qui semblent
affaiblir toute notre organisation.

J'ai dit que non-seulement il fallait de la lumière à
notre surface cutanée, mais qu'il lui fallait encore de la
chaleur et de l'électricité. En approfondissant bien la
question physique de la lumière, nous pourrions démontrer que toute lumière renferme de la chaleur et de l'électricité : de la chaleur, les rayons solaires vous le prouvent
tous les jours; de l'électricité, je vous ai dit que la lumière, décomposée par le prisme, fournissait sept rayons
de couleur différente. Or, parmi ces rayons, il en est qui
ont le pouvoir d'aimanter, c'est-à-dire d'électriser un
morceau de fer. Ainsi, vous le voyez, la lumière est bien
loin d'être un corps simple; mais nous ne pouvons faire
une longue digression là-dessus. Adoptons les usages, et
distinguons la chaleur et l'électricité de la lumière ordinaire.

XIII. — Nécessité de la chaleur.

En parlant de la nourriture fournie à notre surface cutanée, je vous ai dit que le sang y apportait et les moyens
de réparation et la chaleur que l'on nomme *vitale*.

Or, le calorique ou chaleur est doué d'une propriété

assez bizarre : il tend sans cesse à se mettre en équilibre dans tous les corps qui l'entourent. Il en résulte que notre chaleur naturelle se dépense vite dans un milieu qui n'a point une certaine température. Je ne veux pas dire que le corps humain se refroidit toutes les fois qu'il est plongé dans un milieu donnant au thermomètre un chiffre inférieur à 32 degrés, bien que 32 degrés soient le taux de notre chaleur naturelle. Le corps s'habitue à produire, en quelque sorte, plus de chaleur qu'il n'en a besoin ; il s'accoutume à une déperdition de chaleur qui lui devient nécessaire. C'est pour cela qu'une température atmosphérique de 32 degrés nous paraît, à nous, habitants des régions tempérées, une température étouffante.

Il y a la chaleur produite par les rayons solaires ; mais il y a encore la chaleur artificielle qui rayonne des foyers embrasés. C'est pour cela que pendant les frimas d'hiver, on allume du feu dans les appartements ; et j'aurai l'occasion, à l'article *Habitations,* de m'arrêter quelques instants sur les différents modes de chauffage.

Ici, je n'ai qu'une chose à constater : c'est que la chaleur est nécessaire à notre surface cutanée et au jeu de tous nos organes. Je vous rappelais le bien-être qu'on éprouve aux rayons d'un soleil printanier ; je ne puis oublier le plaisir que l'on éprouve quand, au milieu des froids de l'hiver, on s'assied au coin d'un bon feu.

Il nous faut de la chaleur, mais il n'en faut pas trop : l'excès de lumière éblouit l'œil ; un son exagéré va quelquefois jusqu'à briser le tympan ; une chaleur excessive produit sur la peau ce que l'on appelle une *éruption,* ce que l'on appelle encore un *coup de soleil.* Nos foyers artificiels, approchés trop près de la surface cutanée, vont quelquefois jusqu'à la cautériser, et vous savez tous les inconvénients des brûlures.

J'aime à vous faire remarquer, Messieurs, toutes les

précautions que la Providence a prises pour nous faire résister le mieux possible aux chocs extérieurs et à toutes les causes d'accidents. Le réseau muqueux de Malpighi donne à la peau sa couleur; or vous savez que cette couleur, blanche et rosée chez les peuples du Nord, devient cuivrée et toute noire chez l'habitant des tropiques. La couleur noire du nègre semble un préservatif contre la grande ardeur du soleil qui le frappe.

Pour appuyer cette assertion, M. Horn a dirigé sur son bras nu et sur celui d'un nègre les rayons du soleil concentrés par une lentille. La peau de l'expérimentateur fut brûlée, brûlée au point de se couvrir de cloches; le nègre, au contraire, n'éprouva aucun de ces effets.

Cette expérience est d'autant plus remarquable, que la couleur noire, généralement, absorbe les rayons caloriques. Et tout le monde connaît la curieuse démonstration de Franklin, entourant d'un morceau de drap noir et d'un morceau de drap blanc deux boules de neige différentes : la neige fondait beaucoup plus vite sous le drap noir. Mais le réseau de Malpighi n'est point un morceau de drap, et j'ai tout lieu de penser qu'il agit tout autrement que par sa couleur.

XIV. — Rôle de la transpiration.

Ce n'est pas tout, Messieurs. La peau du corps humain est le siége d'une transpiration incessante, tantôt invisible, tantôt parfaitement appréciable. Or la sueur est un des moyens les plus efficaces pour combattre les foyers de calorique qui pourraient blesser le tissu cutané. La sueur, en effet, non-seulement assouplit et fortifie notre peau; mais, en se vaporisant, elle lui enlève le trop-plein de chaleur qui pourrait lui être contraire. Vous savez qu'un corps liquide, pour passer à l'état gazeux, emploie, exige, dépense une grande quantité de calorique. Mettez dans le creux de votre main un liquide très-volatil, de l'éther, par exemple : l'éther se vaporisera, et vous sentirez dans le fond de la main une sensation de froidure qui vous démontrera combien cette transformation a pris de chaleur à la surface sur laquelle elle s'est produite. Il en est ainsi de la transpiration qui couvre la surface du corps au milieu des chaleurs de l'été.

C'est pour accélérer cette vaporisation de la transpiration et pour obtenir plus promptement le rafraîchissement qui en résulte, que les femmes s'éventent, et qu'un grand nombre d'hommes, dans les pays chauds, voire même dans le midi de notre belle France, font usage de l'éventail.

Quand la sueur perle à chacun des pores de la peau, elle annonce dans cette peau un travail considérable ; — ce travail, nécessite parce qu'il la dépense, une dose notable des forces vitales. Si, tout à coup, cette transpiration se trouve arrêtée, la force qui travaillait à cette transpiration, étonnée, effrayée, semblable à un corps d'armée pris à l'improviste, se résigne à la retraite. Or cette retraite n'est autre chose que ce que les médecins appellent *répercussion*, *métastase*. Les forces vitales, en se repliant sur les centres, c'est-à-dire sur les organes intérieurs, s'y accumulent forcément plus que d'habitude : alors elles encombrent ces organes, et, comme toute force vitale apporte avec elle de la chaleur et de la nutrition, elles déterminent, dans les organes encombrés, de l'irritation et souvent une explosion inflammatoire, c'est-à-dire une maladie. Tel est le mécanisme des désordres causés par une transpiration abondante arrêtée sans précaution.

XV. — Comment rétablir une transpiration arrêtée.

On dit vulgairement : Il est malade d'une sueur suppri-
mée, nous allons le guérir en rétablissant la transpiration.
Oui, si la répercussion dont nous parlions tout à l'heure
n'a point déterminé, dans les centres, quelques désordres
inflammatoires. Dans tous les cas, la transpiration rap-
pelée à la surface retirera forcément du point malade une
concentration qui lui est pernicieuse; en un mot, fera
l'office de ce qu'en médecine on appelle des *dérivatifs*.

Comment donc rétablir une sueur brusquement sup-
primée? Par des moyens gymnastiques et par les moyens
hygiéniques que je vais dire.

Quand je vous parlerai de l'exercice, de la marche, de
la course, je vous montrerai qu'activant la circulation
sanguine, ils activent aussi notre chaleur naturelle. En
conséquence, quand vous sentez une flagrante transpiration se refroidir outre mesure et menacer de se supprimer
tout à fait, activez le pas, courez si la chose est nécessaire,
et réchauffez-vous ainsi naturellement, s'il en est temps
encore. Mais je suppose que la transpiration se soit sup-
primée tout à fait, et que vous n'en ayez la nouvelle que
par cette espèce de frisson, symptôme précurseur d'une
maladie intérieure; rentrez chez vous alors, et rappelez,
par tous les moyens possibles, la sueur à la surface cutanée : un bon feu d'abord, des boissons chaudes et par conséquent sudorifiques, quelquefois une boisson alcoolisée,
et puis un bain de pieds bien chaud qui ne dépassera pas
les chevilles; prenez-le sur le bord de votre lit, et tout prêt à
vous coucher; restez-y un quart d'heure, vingt minutes;
puis essuyez les pieds, enveloppez-les dans de la laine;
mettez-vous dans un lit chaud et suffisamment calfeutré,
c'est-à-dire pourvu des couvertures nécessaires. Une fois

couché, buvez, buvez hardiment quelque boisson presque brûlante. La cérémonie faite, couvrez-vous bien, ne remuez pas trop dans votre lit, attendez avec patience et résignation; et, s'il en est temps encore, je vous le garantis, vous sentirez toute votre surface cutanée devenir humide, votre transpiration rentrée ressortira, et vous aurez évité une maladie.

XVI. — Impression du froid sur la peau.

Le froid, vous le savez tous, est le contraire de la chaleur. Les modifications qu'éprouve la peau par un froid notable sont très-probablement connues de tous ceux qui m'écoutent : il y a resserrement, ridement, décoloration, et la manifestation de cette rugosité passagère que l'on appelle communément *chair de poule.* Le froid est donc un ennemi de tout notre système cutané.

Et cependant, Messieurs, il est bien des gens qui se portent mieux par les beaux froids secs que nous donnent certains jours d'hiver. C'est qu'il y a froid et froid. Permettez-moi de distinguer un froid hygiénique, un froid humide et malsain, un froid exagéré, et par conséquent mortel.

Oui, quand le froid est modéré, comme il exige de tout le corps vivant une activité toute particulière destinée à le combattre, ce froid, en quelque sorte, devient tonique. Grâce à la température qui l'a causé, nos membres nous semblent plus légers, notre tête est libre et nos mouvements sont plus prompts. On travaille bien mieux en hiver, et physiquement et intellectuellement, que l'on ne travaille au milieu des chaleurs alanguissantes de l'été.

Mais si le froid est humide, oh! alors, il devient délétère. Il y a certaines pluies fines et froides qui vous pénètrent d'un sentiment de danger, et qui, comme on le dit vulgairement, semblent aller jusqu'à la moelle des os. Vous savez combien l'humidité détériore tous les corps. Laissez un fruit ou un simple morceau de bois dans un milieu humide, et vous les verrez pourrir bien vite l'un et l'autre. Il semble que l'humidité cherche à dissoudre notre surface cutanée; ce qu'il y a certain, c'est qu'elle détraque, qu'elle alanguit toute notre organisation. Contre le froid humide, Messieurs, il faut se garantir de toutes les manières. Le froid humide engendre les rhumatismes, les scrofules et bien d'autres maladies. L'épiderme, feuillet éminemment préservateur, se gonfle et se boursoufle à l'humidité, cherchant ainsi à donner l'alarme, et, sentinelle vigilante, nous avertit du péril.

Je sais bien qu'il est des exceptions; je sais bien que certaines personnes ne sont jamais mieux portantes que dans des temps de brouillard. Mais, je vous l'ai dit en commençant ces leçons, les exceptions n'ont jamais infirmé les règles; le meilleur conseil hygiénique que j'ai à vous donner, est de chercher à éviter ou à combattre les froids humides auxquels nous sommes si souvent exposés. Dans l'automne, par exemple, saison des brumes et des averses, méfiez-vous de l'air du soir et du matin; dans l'été, où chacun a la manie de rechercher la fraîcheur, méfiez-vous du froid de la nuit, et surtout n'allez pas, au milieu des ténèbres, vous étendre sur le sol, qui est le plus souvent imprégné de rosée. Craignez la pluie, changez de vêtements quand vous les avez mouillés. Si tout le monde suivait ces petites prescriptions, nous aurions bien moins de malades dans nos familles, bien moins d'imprudences à déplorer.

J'ai dit que le froid pouvait devenir mortel; je suis le fils d'un soldat de l'Empire, et qui m'a souvent répété la funeste campagne de Russie. Nos pères, Messieurs, nos pères n'étaient pas faits aux terribles frimas de cette immense contrée, et pris par la neige, obligés à une retraite magnifique, mais malheureuse, tout d'un coup ils se sentaient attaqués par un sommeil invincible. Tous ces braves militaires, faits à toutes les émotions des combats, ne pouvant résister à l'attrait d'un sommeil qu'ils savaient périlleux, pleuraient comme des femmes quand on voulait les empêcher de se coucher sur la neige, et s'endormaient, hélas! pour ne se réveiller jamais.

Inutile, du reste, de nous appuyer sur ces détails; chacun sait que le froid trop intense peut tuer. C'est l'histoire continuelle des excès : par un excès de chaleur, la peau se brûle et se cautérise; par un excès de froid, la peau se racornit et cesse toutes ses fonctions.

XVII. — Influence de l'électricité physique combinée avec l'électricité vitale.

C'est une question fort à la mode aujourd'hui que celle de l'électricité. On a fait des télégraphes électriques, télégraphes véritablement merveilleux. On parle d'un éclairage électrique, qui ne s'établira, je l'espère, que comme sujet d'étude et de curiosité; les lumières électriques, je vous l'ai dit en parlant des yeux, seraient trop éblouissantes pour la susceptibilité des organes chargés de la vision. Mais il est un autre genre d'électricité que vous ne connaissez guère, j'en suis sûr, et dont j'ai déjà eu l'occasion de vous dire quelques mots : c'est l'électricité vitale.

L'électricité, quelle que soit la source qui l'ait fournie, est toujours identique : qu'elle provienne de barreaux aimantés qui ont le don de la fixer et de la retenir en quelque sorte, qu'elle provienne des corps terrestres et qu'elle soit dégagée par leur transformation, qu'elle provienne enfin d'un corps vivant, elle est toujours composée de deux fluides différents et identiques : fluide positif et fluide négatif. Par conséquent, l'électricité vitale, de même que l'électricité terrestre, peut se réunir et se confondre avec l'électricité produite par la barre aimantée. Or, l'électricité jetée dans ce monde (probablement pour un grand motif), semblable à la chaleur dont je vous parlais il y a quelques instants, tend toujours à se mettre en équilibre, dès qu'elle rencontre pour cette manœuvre des corps, des milieux qui peuvent en quelque sorte lui servir de conduits. Ainsi, telle substance est connue mauvais conducteur de l'électricité; telle autre en est reconnue comme bon conducteur. L'eau, l'air humide, les poils ou cheveux, sont autant d'excellents conducteurs de l'électricité, et servent à l'échange de l'électricité vitale et terrestre. Mais l'air sec, au contraire, les tissus de résine ou de soie, s'opposent à cet échange, et causent souvent des accumulations d'électricité, qui ont les inconvénients de toutes les accumulations en général, accumulations sanguines, accumulations digestives, accumulations de chaleur.

J'aimerais, Messieurs, j'aimerais à m'étendre longuement sur ce petit chapitre: je vous démontrerais que c'est à l'accumulation anormale d'une électricité intempestive que nous devons tous les malaises éprouvés par les temps d'orage; je vous expliquerais que c'est à la soustraction incessante de l'électricité vitale que l'on doit attribuer un grand nombre des inconvénients du froid humide dont je vous parlais tout à l'heure. Enfin, guidé par l'illustre Récamier, dans cette route toute nouvelle de thérapeutique, je vous apprendrais comment certaines maladies nerveuses, comment certaines paralysies et certaines faiblesses cèdent à l'emploi logique d'une dose d'électricité dirigée comme stimulant sur notre système nerveux; mais il faut savoir se borner : je suis ici pour vous ap-

prendre l'hygiène, et non pour vous enseigner la médecine. Il nous faut d'autant plus nous hâter, qu'il nous
reste encore bien des choses essentielles à dire sur le sujet
qui nous occupe aujourd'hui.

XVIII. — Soins de propreté.

De tous nos organes extérieurs, le plus vaste en étendue,
le plus important peut-être pour la vie de relation, est
cette curieuse enveloppe que nous avons appelée la *peau*.
— En conséquence, si je vous ai dit que tout organe placé
à la superficie du corps réclamait des frottements, des lavages, une sorte de balayage quotidien, vous comprendrez
que je demande spécialement tous ces soins de propreté
pour notre surface cutanée.

Je vous ai parlé de ces avalanches de poussière invisible
enveloppant tout être exposé à la surface du sol; à ces
poussières imperceptibles se joignent les poussières irritantes et visibles que nous apportent la brise et le vent. Or
je vous ai montré que sur toute la surface de la peau apparaissait une sécrétion liquide, incessante, que nous avons
appelée : *transpiration, sueur*. Cette sécrétion graisseuse,
huileuse, forme avec toutes les poussières qui s'y mêlent
un gâchis bien connu que l'on appelle *crasse :* le mot est
dur, mais il faut bien le prononcer; or ce genre de malpropreté s'étale sur l'épiderme de la peau, et forme une
sorte de vernis passager, qui bouche les vaisseaux sudorifères, les pores, c'est-à-dire l'ouverture des vaisseaux absorbants : de telle sorte que non-seulement la malpropreté
apporte mille obstacles aux fonctions exhalantes et absorbantes de la peau, mais, formant corps étranger sur son
feuillet extérieur, sur l'épiderme, elle y détermine de
l'irritation, de l'agacement, de la gêne; et de là ces hideuses
maladies qui encombrent la clientelle médicale et rem-

plissent les hôpitaux spécialement ouverts pour les recevoir et les traiter.

Je sais bien que la plus grande partie de notre surface cutanée est couverte et garantie en quelque sorte par des vêtements, défendue le plus souvent par des toits et des murailles, en un mot par les habitations. Nous parlerons longuement des uns et des autres. Les soins de propreté que je réclame en ce moment, je ne les demande que pour les parties habituellement découvertes, le visage et le cou, par exemple.

J'ai dit que je consacrerais toute une leçon à l'hygiène des mains et des pieds ; passons donc.

Il est une faute bien commune dans les classes ouvrières et travailleuses : on regarde les lavages du visage et du cou comme une cérémonie de luxe, comme un soin de toilette exagéré ; on ne se lave la figure que dans les grandes occasions, le jour où l'on va chercher de l'ouvrage, ou le dimanche, au moment où l'on endosse l'habit des fêtes, signal ordinaire du repos. Et encore ! encore !... — Tant pis pour les gens susceptibles, un hygiéniste ne doit reculer devant aucun détail utile. — On se lave le milieu du visage, on se frotte un peu les pommettes, le haut du front et la protubérance du nez ; mais les coins, les anfractuosités, les régions trop lointaines, le cou, le dessous de l'oreille externe, les angles des cheveux sont impitoyablement oubliés. C'est un tort, c'est une faute assez considérable. Tous ces soins de propreté incomplets rappellent l'habitude de ces ménagères paresseuses qui s'imaginent avoir bien nettoyé tout leur appartement quand elles n'ont balayé que le milieu des chambres. En pareille circonstance, la poussière se retire du centre, mais va s'accumuler sous les meubles, et puis les meubles s'abîment, le logement se détériore ; au moindre coup de vent, une méchante malpropreté se répand partout, s'y installe ;

l'air devient malsain, et tout cela par l'incurie, par la
paresse de la nettoyeuse. Même inconvénient chez les gens
malpropres, qui s'imaginent avoir suffisamment lavé leur
visage quand ils ont passé sur le devant de leur figure le
coin d'une serviette mouillée. Au cou, où la peau est si
mince d'ordinaire; à la racine des cheveux, où elle est si
susceptible; dans les plis, où la transpiration s'accumule,
il faut des nettoyages quotidiens. Autrement, et à la
longue, surviennent des dartres locales, des irritations
fort compréhensibles. Lavez, lavez complètement et frottez
ferme; si vous vous écorchez à pareille manœuvre, votre
blessure n'aura rien de dangereux, je vous le certifie.

Il ne faut pas seulement laver le visage, le cou; il ne
faut pas seulement nettoyer les mains, qui, dans la classe
ouvrière surtout, manient si souvent des substances nui-
sibles; bien que notre corps soit revêtu de vêtements, à
travers les vêtements se glisse la poussière, et malgré les
vêtements mêmes s'accumulent tous les matériaux de la
malpropreté. Cette considération nous amène à la grande
question des bains, que je n'aborderai point aujourd'hui,
puisque j'ai l'intention d'y consacrer toute une leçon.

XIX. — Éducation de la peau.

La peau du petit enfant est si sensible, qu'un simple
courant d'air, un milieu malsain exercent sur elle une
impression vive, et déterminent souvent ces désordres
fonctionnels que l'on appelle *maladie*.

De là, Messieurs, ces discussions philanthropiques qui
établissent tous les inconvénients du transport forcé des
enfants nouveau-nés aux bureaux où se tiennent les re-
gistres de l'état civil; de là ces reproches d'inhumanité,
ces probantes statistiques, et toutes ces hardies conclu-
sions qui prononcent énergiquement le cri de réforme. La

réforme viendra tôt ou tard, j'en ai la conviction ; déjà, dans différents départements, des préfets ont consenti à faire vérifier les naissances à domicile ; seulement, il y a là des obstacles : la nécessité d'inspecter les secrets de certaines familles, la crainte de constater la honte ou l'abandon, là où on ne devrait trouver que les joies paternelles et maternelles ! — On discute, on objecte, on tergiverse, on recule, et, pendant ce temps-là, des milliers d'enfants meurent par l'obligation qu'on nous impose de les transporter, au milieu de l'hiver, jusque dans une mairie fort éloignée. Certes, il ne m'appartient pas de trancher ici dans une question encore pendante ; j'ai dit qu'obligé de me restreindre, je laisserai l'hygiène publique, pour m'occuper de l'hygiène privée ; mais il m'est bien permis de demander, en passant, si les bons doivent pâtir pour les coupables. Les gens à secrets, les gens qui pourraient avoir peur, sont dans leur tort, et, sans leur refuser toute pitié, il me semble qu'on devrait y avoir moins d'attention qu'aux nombreuses familles, qui ont toujours et grandement raison. — Poursuivons.

Chez le jeune homme ou chez l'homme fait, la surface cutanée paraît moins sensible, parce qu'il y a distraction, préoccupation, oubli. Un soldat, au milieu de l'effervescence d'une bataille, reçoit un coup de sabre, et il ne s'en aperçoit que quand le combat est fini. Emporté par l'ardeur de l'âge, entraîné dans cet étourdissant tourbillon que cause le désir d'arriver, d'amasser, de percer, de faire fortune, l'homme oublie la membrane protectrice qui recouvre toutes les parties de son corps. Qu'importe si la transpiration s'exécute mal ? qu'importe si la sensibilité s'émousse ? Alors les organes de la transpiration s'endorment, s'appauvrissent, et, faute de la stimulation nécessaire, suspendent leur bienfaisante sécrétion ; la peau devient sèche, ou bien elle se trouve heurtée par des pas-

sages continuels de froid au chaud, de chaud au froid ;
finalement, la peau blessée devient sèche et paresseuse, et
toute l'activé qu'elle nécessite, se repliant sur quelques
organes intérieurs, y détermine des désordres ; on devient
goutteux, rhumatisant, dartreux, que sais-je! on arrive à
mille inconvénients.

Pour qu'une machine marche bien, il faut que ses rouages fonctionnent tous, comme ils le doivent : quand l'une
des roues, mal soignée, mal graissée, frotte et tiraille, la
machine crie, ses mouvements se retardent ; parfois même
le désordre est si complet, qu'à moins d'une inspection intelligente et de quelques moyens appropriés, la mécanique
s'arrête tout à fait. Il en est de même de la machine humaine, il faut que tous les rouages fonctionnent librement
et fonctionnent bien. Un rouage en mauvais état détermine des retards, et souvent des temps d'arrêt auxquels
les gens les plus expérimentés ne savent comment remé-
dier.

XX. — Importance des transitions.

J'ai déjà eu l'occasion de vous le faire remarquer, toute
brusquerie déplaît à la nature humaine. L'œil est ébloui
par une lumière vive, qui vient le frapper tout à coup ;
l'oreille épouvantée défend tout sommeil et toute réflexion
profonde, quand on la jette tout à coup au milieu du tohu-
bohu d'une grande cité. Mais de même que par l'habitude, c'est-à-dire par des transitions habilement ménagées, nous avons vu qu'on pouvait acclimater les oreilles
au cliquetis des villes bruyantes ; de même, avec quelques
ménagements, avec un peu de diplomatie, on peut habi-
tuer la surface cutanée à subir les vicissitudes atmosphériques qui nous assaillent chaque jour.

Les transitions trop brusques sont toujours funestes,

mais funestes au point d'amener les désordres les plus épouvantables. Tout dernièrement encore, nos journaux de médecine contenaient la relation de deux faits qui vous démontreront ce que j'avance :

« Un contrebandier pris en fraude, mais voulant échapper à des douaniers qui le poursuivaient, traverse, au milieu de l'hiver, une rivière qu'il connaissait guéable ; il en sort les deux pieds tellement refroidis, qu'il se traîne bien vite vers une cabane voisine pour demander de quoi les réchauffer.

« Un pêcheur à la ligne, un de ces pêcheurs passionnés qui, pendant deux heures, trois heures, restent les yeux fixés sur le fameux bouchon, et oublient pendant ce temps-là toute sensation extérieure ; un pêcheur, dis-je, alléché et enthousiasmé par une merveilleuse récolte, reste toute une demi-journée les deux pieds plongés dans un torrent. Au sortir de la pêche, il emportait beaucoup de poissons, mais il ne sentait plus ses deux pieds. En conséquence, il rentra bien vite chez lui pour tâcher de se réchauffer. »

Eh bien ! contrebandier et pêcheur prirent tous deux le même moyen ; tous les deux demandèrent de l'eau chaude et y plongèrent les extrémités refroidies. Chez tous les deux, le même accident s'ensuivit ; et savez-vous quel accident ? la mort des organes si niaisement traités ; la gangrène et toutes les douleurs qu'elle attire.

Certes, les brusques transitions du froid au chaud ne déterminent pas toujours pareille catastrophe ; mais trop souvent ils sont la cause des fluxions de poitrine, des fièvres cérébrales, ou tout au moins de ce petit catarrhe passager que l'on appelle *rhume*.

Chose bizarre, nous voyons des gens qui s'enrhument à chaque instant, et nous en voyons d'autres qui supportent toutes les vicissitudes atmosphériques. Messieurs, cela tient aux habitudes. Avec un peu d'adresse, comme je vous le disais tout à l'heure, avec d'habiles transitions, on parvient à faire supporter non-seulement à la peau, mais à tous les autres organes du corps humain, et les températures les plus chaudes et les milieux les plus froids. C'est dès le jeune âge qu'il faut commencer à prendre ces précieuses habitudes; je ne m'appesantis pas sur ce chapitre, parce que je m'y arrêterai longuement dans la grande question des bains.

XXI. — Exercice et repos.

C'est une affaire bien convenue entre nous tous : chaque organe a besoin d'exercice, mais aussi chaque organe a besoin de repos. Comme organe du toucher, la peau, soumise à des frottements trop prolongés, à des contacts incessants, finit par s'endolorir et s'irriter; souvent même l'épiderme s'use, et, en disparaissant dans certains points, il constitue ce qu'on appelle vulgairement des *écorchures*.

Mais, comme organe de sécrétion, la peau encore a besoin de se reposer de temps en temps. Les transpirations interminables deviennent une source de faiblesse, une véritable maladie.

En pareille circonstance, il faut éviter tout ce qui peut prolonger la transpiration : pas d'appartements trop chauds, pas de vêtements exagérés, pas de couvertures trop lourdes.

On sait, dans la classe populaire, que la transpiration, chez un individu souffrant, est un signal d'amélioration, une solution, une véritable détente; et quand on voit un malade qui transpire, quand même il transpirerait depuis fort longtemps, on lui crie : « C'est bon, c'est bon, transpirez encore, et vous allez être guéri ! »

Mais il y a longtemps qu'on l'a dit avant moi : La vertu finit là où l'excès commence. Les sueurs exagérées minent et affaiblissent ; j'aurai occasion de vous le redire à notre petit article *Convalescence.*

XXII. — La bonne santé de la peau exige une bonne santé générale.

Après le tube digestif, dont j'aurai à vous décrire toute la longueur, l'organe cutané est le plus vaste de tous les organes du corps humain. De plus, comme organe extérieur, il est doué d'une excessive sensibilité ; c'est pour cela que viennent aboutir à la peau les secousses, ou plutôt les contre-coups de toute maladie générale. Qu'il tombe sur l'organisation un de ces vices qu'on appelle *constitutionnels,* non content des désordres qu'il commet sur les organes intérieurs, il vient se dénoncer, et en quelque sorte s'effleurir à la peau. Les taches, les boutons parsemés sur la surface cutanée, peuvent tenir à des causes multipliées : tantôt c'est le signal d'un trop grande ardeur dans la circulation sanguine ; d'autres fois, ils sont le résultat d'une nutrition laborieuse produite par un tube digestif exagérément irrité ; tantôt ils tiennent à un vice strumeux, dartreux, scorbutique, que sais-je ! Je vous donne toutes ces explications pour vous faire comprendre, Messieurs, que les cosmétiques tant vantés pour rendre la peau blanche et lisse, en un mot pour guérir tous les boutons, étant toujours les mêmes et s'adressant à des affections différentes, ne sauraient tenir toutes les promesses que l'on fait pour eux. C'est toujours l'histoire de ces uniques pommades qui doivent arrêter la chute de tous les cheveux, de ces eaux merveilleuses qui doivent rendre la vue aux aveugles, et de ces huiles ridicules qui doivent faire entendre tous les sourds.

XXIII. — Moyens préservateurs.

Si l'homme a été doué d'intelligence, il a payé cette intelligence de servitudes considérables et d'imperfections physiques qu'il est chargé de réparer. Sous le rapport matériel, en effet, un bon nombre d'animaux lui semblent supérieurs. L'animal arrive au monde tout vêtu et garanti d'une façon ou d'une autre; poussé par ce merveilleux instinct vital qui ne change jamais, qui n'est susceptible d'aucune perfection ni d'aucun oubli, il mange, il boit, il sommeille, il naît complet et meurt de même. L'homme, au contraire, arrive ici-bas dans un tel état de prostration et de faiblesse, dans un tel état de délicatesse et d'impuissance, qu'il a besoin de secours étrangers; il faut qu'on le fasse boire, qu'on le nettoie; il faut surtout qu'on l'habille, et c'est du premier jour de sa naissance que date l'obligation des vêtements. — Nous en parlerons dans une leçon spéciale.

XXIV. — Soins de la peau pendant les longues maladies.

Dès que l'un des vôtres est malade, vous le mettez au lit; vous avez raison; mais trop souvent, par ignorance, vous organisez ce lit en dépit de la raison.

Si vous avez un matelas de plume, c'est bien vite celui-là que vous mettez par dessus, et puis des oreillers de plume en veux-tu, en voilà. — Vous couvrez le malade de tout ce que vous possédez de couvertures. Ce n'est point assez, toutes les hardes du ménage sont mises en réquisition : jupons, culottes, blouses, vieilles redingotes, — plus il y en a, plus on en amoncelle. — Alors ce malade, qui s'était couché avec le frisson, se réchauffe, et ses joues rougissent. Oh! le voilà qui va transpirer!

On ajoute encore à la montagne qui l'écrase. — On prendrait la fièvre vingt fois pour une, dans des lits construits de telle façon ! La fièvre, ce n'est rien, surtout quand la transpiration vient en annoncer la détente ; mais les congestions cérébrales, mais les tortures nerveuses occasionnées par un tel fardeau sont des inconvénients beaucoup plus graves.

Sans doute, il faut au malade un lit, et le meilleur possible ; mais pas d'exagération de couvertures. Grâce pour lui, grâce pour ses membres affaiblis déjà par la souffrance ! grâce pour l'enveloppe cutanée qui ne sera bientôt que trop meurtrie !

Effectivement, quand un homme est longtemps malade, son pauvre corps, c'est-à-dire sa surface cutanée, est contraint de passer par de bien rudes épreuves.

Et d'abord, Messieurs, la surface extérieure du corps est toujours un des points principaux choisis par cette espèce de général en chef qu'on appelle *médecin*, et qui se trouve chargé de diriger tout le combat thérapeutique. Il applique des cataplasmes, des sinapismes, des ventouses, des vésicatoires ; il appelle tout cela des moyens *dérivatifs*, et comme médecin, je ne veux point vous en dire de mal : je suis le partisan fervent de tout ce qu'on désigne sous le nom de *dérivation*. Ce genre de stratégie me paraît si logique ; commandé par l'illustre Récamier, mon maître, je l'ai vu produire de si consolants résultats, que toutes les fois qu'un confrère, dans une de ces fréquentes discussions médicales intitulées *consultations*, me propose un moyen dérivatif, je l'admets et j'y souscris de grand cœur. Napoléon, qui a gagné tant de batailles, n'aurait pas remporté tant de victoires s'il n'avait pas été si habile dans la manière dont il coordonnait ses attaques dites *de diversion*. Donc, je n'ai pas le droit de récriminer contre les emplâtres, les vésicatoires, en un mot contre les moyens extérieurs; je les emploie autant et peut-être plus que personne.

Mais en dehors de toutes ces douleurs nécessaires, la peau du patient, atteint et terrassé par une longue maladie, est exposée à bien des petites tortures : son lit, que l'on n'ose remuer trop souvent, est mal fait et malpropre; le linge qui le couvre se plisse, se corde et le meurtrit; il le meurtrit d'autant plus vite que la peau, participant à la maladie générale, devient plus impressionnable et plus sensible; et puis, elle est souvent attendrie par des humidités de toute nature, humidités de transpiration et autres.

Alors voici ce qui arrive : la peau, macérée par l'humidité trop ordinaire à la couche d'un homme bien malade, meurtrie par un lit mal fait et par des linges en désordre, se coupe, s'écorche, devient malade elle aussi, et, dans les longues épreuves, Messieurs, au moment même où l'affection principale se trouvait jugulée, vaincue, j'ai vu des écorchures de la surface cutanée engendrer des gangrènes ou tout au moins des suppurations désolantes, ajouter une maladie nouvelle à la maladie éteinte et retarder ainsi les jours si désirés de la convalescence.

Que faire donc pour empêcher de pareils accidents ?

— Tenir le lit du malade aussi propre, aussi sec que possible;

— Relever ou même couper la chemise destinée à revêtir la partie du corps qui pose sur le lit;

— Passer sous le malade un drap plié en plusieurs doubles, mais perpendiculairement au lit même, de telle façon que, le drap venant à être mouillé, on puisse sans grandes secousses, en le tirant un peu, changer la surface sur laquelle pose le corps du patient, et remplacer ainsi un linge humide et souvent fétide par une surface sèche et bien propre.

— En cas de flagrante transpiration, il faut changer de

linge le malade, mais le changer avec toutes les précautions requises. Et d'abord on passe dans le dos et sur la poitrine deux serviettes chargées d'essuyer, de boire, d'absorber la surabondance de transpiration; ensuite, il faut une chemise chaude à la minute, comme disent les restaurateurs, et cela peut se faire avec un simple morceau de papier enflammé.

— Je veux que les lits trop humides, et dont on ne peut changer les draps, soient saupoudrés d'amidon broyé, pilé et rendu parfaitement impalpable.

— Enfin, en cas d'humidité redoutable, je conseille de passer sous le linge du malade une peau de chamois, que l'on aura la précaution de bien étendre, et de retenir étendue en l'arrêtant de chaque côté du lit avec de fortes épingles.

XXV. — Soins pendant la convalescence.

La peau d'un convalescent est aussi sensible, aussi susceptible que la peau d'un enfant qui n'est point encore fait aux brusques variations atmosphériques, aux chocs de tous les corps étrangers. C'est toute une éducation à refaire, et avec les ménagements et les transitions que je vous ai déclarées nécessaires pour cette éducation.

Un coup d'épingle sur la peau d'un convalescent cause une douleur aussi vive qu'un coup de sabre sur le corps d'un homme bien portant.

Nous sommes tous pourvus d'un instinct de conservation personnelle qui, du reste, à travers tous les écueils de ce bas monde, nous fait éviter bien des dangers. Pendant la bonne santé, cet instinct s'aguerrit jusqu'à l'imprudence, et, souvent pallié par un prétendu courage que je réprouve comme hygiéniste, il nous laisse, sans grandes réclamations, nous exposer à de véritables périls. Mais dans une longue maladie, cet instinct s'émeut, s'effraie, s'exaspère, et quand vient la convalescence, il est tout bourré des précautions qu'il n'a pas dépensées; il nous rend craintifs jusqu'à l'enfantillage, peureux et soigneux jusqu'au scrupule. Un convalescent qui sent un courant d'air se croit perdu, blessé, ou pour le moins retombé dans la vilaine ornière de ses souffrances passées. — Il est urgent de vaincre ou de modifier du moins toutes ces préoccupations exagérées, et cette impressionnabilité ridiculement excessive. Comment? Par des transitions, par des habitudes habilement graduées.

Vous craignez le grand air aujourd'hui, parce que c'est le premier jour que vous le subissez; vous le trouvez froid, irritant; rentrez bien vite; recommencez demain, mais calfeutrez-vous dans d'excellents vêtements. Peu à peu vous arriverez à avoir trop chaud en plein air, vous ôterez un paletot, vous rejetterez la couverture qu'on vous mettait sur les genoux, vous prendrez des habits moins chauds peut-être; mais rappelez-vous bien une chose : c'est qu'il vous faut du bon air, c'est qu'il vous faut non-seulement pour vous, mais pour votre peau décolorée par la souffrance, de la lumière, de l'électricité, de bons bains de soleil. Rien ne remet plus promptement un convalescent qu'une dose journalière d'air vif, suffisamment chaud, mais surtout bien pur.

SIXIÈME LEÇON.

———•◆•———

DES BAINS.

———

I. — L'usage des bains chez les différents peuples.

Je vous ai expliqué le rôle de la peau et son admirable structure ; je vous ai dit que ses fonctions étaient multiples : qu'elle nous servait de défense et de préservation contre les contacts trop violents de tous les corps qui nous entourent, qu'elle était le siége d'une activité importante, et que, par ses absorptions d'une part, par la sécrétion transpiratoire surtout, elle nous défendait contre les lumières trop vives, elle savait nous débarrasser des trop-pleins, fort possibles, de chaleur et d'électricité.

Au chapitre spécialement destiné à l'hygiène, à la subdivision *Propreté*, après vous avoir dit quelques mots des lavages nécessaires pour les régions habituellement découvertes, par exemple, celles du visage et du cou, j'ai ajouté que le reste de notre surface cutanée avait besoin d'un nettoyage constant, et que mon intention bien formelle était de consacrer toute une séance à la question des bains. Je viens aujourd'hui remplir ma promesse, et je vais faire tous mes efforts pour la remplir dignement.

Si je voulais soulever un des coins du rideau qui cache l'histoire si curieuse de la civilisation ; si, m'arrêtant à la grande philosophie du monde, à l'histoire pittoresque de toutes nos coutumes, je quittais un moment le chemin rocailleux des prescriptions, des renseignements et des conseils, pour le sentier fleuri de la littérature, pour le gazon charmant, mais souvent inutile, des régions historiques, je serais bien sûr de vous intéresser quelques instants. Nous étudierions l'usage des bains chez les différents peuples, leurs effets dans les divers climats ; nous verrions les législateurs en comprendre si bien la nécessité, qu'ils en ordonnaient non-seulement au nom des nécessités sanitaires, mais au nom de la morale et de la religion ! Nous verrions cette simple précaution hygiénique, grandissant au beau soleil de la richesse et de la prospérité publiques, se dénaturer peu à peu par les exigences du luxe, se heurter à l'écueil des excès, et y faire naufrage comme aux récifs de l'ignorance et de la barbarie.

Mais il faut se hâter. L'obligation de parcourir tout le domaine hygiénique en vingt-cinq leçons nous force non pas seulement de toujours marcher, mais de courir.

Déjà, dans cette leçon, nous sommes contraint de suivre une méthode différente de celle que nous avons adoptée jusqu'ici : plus d'anatomie, plus de nos divisions ordinaires ; car une simple subdivision fournira à toute cette séance, parce que cette subdivision est majeure, parce que son intérêt hygiénique est capital.

II. — Action de l'eau sur la surface cutanée.

L'homme n'est point, comme les poissons, destiné à vivre dans cet élément liquide que l'on appelle *eau de rivière, eau de mer, eau de source,* et qui couvre une si grande partie du globe que nous habitons.

Je vous ai dit, en vous parlant du froid humide, combien un milieu chargé seulement de vapeur d'eau était contraire à l'organisation de la peau, contraire au bon état de tous les autres organes. Comment donc se fait-il que je vienne aujourd'hui vous recommander de mettre de temps en temps votre surface cutanée en contact avec l'eau ?

Je vous l'ai fait comprendre, j'imagine, en vous parlant des soins de propreté, des inconvénients du gâchis accumulé sur toute la surface du corps par les poussières invisibles qui nous entourent. Mais ce n'était là qu'un point de vue de notre question.

Non, la peau n'est pas destinée à subir le contact prolongé d'un liquide capable de la macérer, c'est-à-dire de la désorganiser et d'en entraver les fonctions ; mais le contact passager de ce liquide devient un si bon agent hygiénique, que j'éprouve le besoin de vous faire comprendre ses avantages et son action.

Et d'abord l'eau repose la peau du contact atmosphérique. L'œil s'éblouirait s'il était obligé de subir une lumière perpétuelle ; l'oreille s'assourdirait si elle était soumise à une série interminable de sons. La peau a besoin de changer de temps en temps ses contacts ; et c'est pour elle un soulagement fort compréhensible que le changement de milieu qu'elle subit pendant un bain :

1° L'eau, corps plus pesant que l'air, agit d'une façon toute particulière par sa lourdeur. Si elle est versée sur le corps, elle produit une secousse que vous connaissez probablement tous. Si le corps, au contraire, s'y émerge peu à peu ou d'un seul coup, l'eau produit une commotion qui varie suivant le degré de sa température. Nous examinerons tout cela en détail.

2° L'eau, qui a une affinité particulière pour la chaleur, qui en est, comme on le dit en physique, un des meilleurs *conducteurs*, tend à se mettre en équilibre de température avec le corps qu'elle environne. Versée en petite quantité, tendant elle-même à s'évaporer, elle refroidit de deux manières : en prenant de la chaleur d'abord, pour se mettre en équilibre avec la surface cutanée, et en prenant une bien plus grande quantité de chaleur pour se gazéifier. Je vous ai déjà fait remarquer ce grand principe de physique. Accumulée, au contraire, autour de notre surface, l'eau la préserve de tout autre contact, lui fournit de la chaleur si elle est chaude, lui en soustrait si elle est froide, retient pour un moment prisonnière cette transpiration incessante, visible ou invisible, que sécrètent des myriades de petites glandes dont je vous ai détaillé la structure et les fonctions. Enfin, grâce aux petits vaisseaux absorbants, l'eau s'infiltre à travers la peau, et s'infiltre si bien que, portée dans le reste du corps, elle augmente les sécrétions, qu'augmentent bien plus notablement les liquides versés dans le tube digestif.

3° L'eau, étant, de tous les conducteurs électriques, le meilleur et le plus prompt, quelle que soit sa température, quelle que soit sa quantité, soutire à notre surface cutanée une grande partie de l'électricité vitale dont je vous ai déjà entretenus plusieurs fois.

Quand je vous parlerai de notre système nerveux, je vous dirai toute son affinité pour le fluide électrique. C'est bien souvent une sorte d'électricité qui le tend, le tiraille et le rend éminemment impressionnable. Or en soutirant aux corps papillaires de la peau le trop-plein d'électricité qui s'y accumule, le contact de l'eau nous délasse et fait évanouir presque instantanément les inconvénients de ce qu'on appelle *fatigue :* fatigue physique, fatigue intellectuelle surtout.

III. — Action et réaction. — Explication physiologique. — Mécanisme. — Résultat.

Avant d'entrer dans les détails, il me semble nécessaire de vous expliquer succinctement, de vous faire comprendre autant que possible la grande question physiologique de l'action et de la réaction cutanée. Tous nos organes tendent à l'activité, la chose est évidente. Cette activité, stimulée par ce que nous avons appelé les *excitants* organiques, est entretenue par l'activité circulatoire et nerveuse émanée de deux centres : le cœur et le cerveau. Or la peau, qui a des fonctions si multiples, une surface si considérable, se trouvant sur la limite du corps humain, est, de tous nos organes, le plus éloigné du centre chargé de fournir à tous l'activité nécessaire. De plus, elle subit le joug ou les attaques d'une foule de contacts extérieurs qui enchaînent ou alourdissent son activité.

C'est la grande raison qui la rend si souvent paresseuse : la circulation ne s'y fait pas bien, la chaleur vitale ne s'y trouve qu'à trop faible dose. Alors toute la sensibilité de cette surface s'émousse, ses fonctions absorbantes seralentissent, son travail de sécrétion se trouve quelquefois complètement suspendu : il faut la stimuler, la réveiller, opérer sur elle un choc inattendu, une secousse efficace; et cette action est suivie plus ou moins promptement d'une réaction salutaire.

Voici pourquoi :

Chacun de nous, vous le savez, est pourvu d'un instinct

de conservation personnelle : or chacun de nos organes a sa part de cet instinct. Notre nature cherche sans cesse à se défendre contre tout ce qui lui semble péril : vous frappez un coup vigoureux sur l'un des points de la surface cutanée, ce coup produit de la douleur ; la douleur est le cri d'alarme de l'organisme inquiet. Aussitôt ce cri entendu, les forces vitales accourent et s'assemblent pour défendre l'organe attaqué. Et voilà comment le coup qui a produit de la douleur produit bientôt une chaleur inaccoutumée, résultat de l'affluence des forces vitales accourues au secours de la peau frappée.

Il en est de même de l'action et de la réaction des bains. L'eau que je vous ai montrée agissant par sa pesanteur et par ses chocs dans le phénomène de l'action et de la réaction, agit surtout par sa température. Quand le corps, doué d'une température de 32 degrés, rappelez-le-vous bien, — accoutumé, il est vrai, à la soustraction journalière d'une certaine dose de cette chaleur, mais accoutumé aussi à en conserver une bonne partie, — se trouve plongé instantanément dans une eau tiède ou froide, évidemment il y a secousse ; une sensation de tressaillement général remplace la sensation de douleur que nous avons notée il y a peu d'instants ; quelquefois même c'est un frisson, ou tout au moins une horripilation, une véritable inquiétude. Aussitôt la nature, en mère prévenante, arrive de tous les côtés à l'aide de son enfant ; en d'autres termes, la vitalité afflue vers la surface cutanée. Il survient à la peau un surcroît de circulation, un surcroît d'influx nerveux ; et il en résulte que son activité se trouve considérablement augmentée, car avec la circulation arrive la chaleur, arrive une dilatation des vaisseaux absorbants, arrive la stimulation des glandes sudorifères. Ceci vous explique par quel mécanisme la peau, d'abord crispée et refroidie, se trouve si vite réchauffée, dilatée, et tellement activée, qu'elle en devient souvent rouge. C'est l'histoire d'une main froide que l'on plonge dans un milieu plus froid, par exemple, et qui, peu d'instants après, se trouve chaude et brûlante.

C'est sur l'action et la réaction de l'eau froide qu'est basé tout un système de médecine, que l'on appelle *hydrothérapie.*

Certes, je suis bien loin de m'en faire le détracteur. Entre les mains d'un homme du peuple, d'un simple berger de l'Allemagne, mais d'un homme réfléchi, entier dans ses volontés, tyrannique dans ses conseils, le traitement à l'eau froide est apparu comme une merveille. Priestnitz, effectivement, mis en lumière par l'étrangeté même de sa situation, vit accourir à lui la foule des impotents, des valétudinaires et de certaines gens réputées incurables. Grafenberg fut bientôt trop petit pour accueillir les malades qui s'y rendaient de toutes les parties du monde. Remarquez-le bien, Messieurs, ces malades étaient surtout atteints d'affections chroniques. Chez la plupart, les forces vitales, minées par une longue souffrance, avaient besoin d'être surexcitées ; la peau, devenue paresseuse, avait surtout besoin de stimulation. Et de fait, l'eau froide, dont les effets étaient corroborés par un régime alimentaire et une gymnastique bien entendue, l'eau froide, administrée par les ordres de Priestnitz, a produit un grand nombre de guérisons. Les personnes guéries ont été, soyez-en sûrs, les malades doués encore d'un tempérament et d'une constitution assez forts pour opposer aux chocs successifs une suite de réactions suffisantes et immanquablement salutaires. De l'Allemagne, cette manière de traiter les maladies chroniques s'est répandue dans le monde entier.

En résumé, que ce traitement soit efficace dans un grand nombre de cas, je suis bien loin de le nier : j'aime, au contraire, à le proclamer et à vous l'apprendre ; mais vouloir en faire une panacée universelle, c'est tomber dans l'excès et dans la plus fâcheuse exagération, c'est arriver à la médecine systématique. Or le devoir de tous les hygiénistes, ce me semble, c'est de prémunir les populations contre les préjugés, contre les erreurs et contre les systèmes; car le système, en hygiène comme en médecine, est une espèce de Procuste : il n'a qu'un lit de petite dimension, et, par aveuglement plutôt que par cruauté, non-seulement il y fait coucher tout le monde, mais il y accommode brutalement toutes les tailles.

IV. — Lotions. — Douches. — Arrosements.

Ces prémisses posées, nous abordons nos autres chapitres. Si l'eau mise en contact avec la surface cutanée est en petite quantité, ne l'entoure pas, mais se trouve versée de manière à couler sur elle, elle constitue des lotions. Ces lotions sont accompagnées de frictions faites avec les mains ou avec des éponges, et s'appellent *lotions* proprement dites; ou bien elles sont ménagées de façon à pleuvoir en quelque sorte, et prennent le nom d'*arrosements*. Enfin si, versée d'une certaine hauteur, l'eau tombant sur une surface cutanée y produit un choc vif, une commotion plus ou moins douloureuse, la lotion prend le nom de *douches*.

Examinons succinctement :

Vous le comprenez, Messieurs, chacune de ces lotions, quelle que soit sa catégorie, peut être faite avec de l'eau chaude, de l'eau tiède, ou avec de l'eau froide.

Avec de l'eau froide, elles produisent une action très-vive et sont suivies d'une réaction considérable.

Avec de l'eau tiède, elles amènent encore un certain refroidissement, un réchauffement salutaire, et, dissolvant la malpropreté qui encombre la surface cutanée, elles ont des résultats fort avantageux.

Avec de l'eau très-chaude, elles ont une action spéciale, médicamenteuse; elles sortent du domaine hygiénique : nous ne nous en occuperons donc pas.

Les douches et arrosements, quelle qu'en soit la température, ne sont également employés qu'en thérapeutique : nous n'avons pas à nous en occuper; par conséquent, il ne nous reste à examiner que les lotions fraîches ou tièdes.

Je vous ai dit et promis de vous répéter souvent que notre nature ne voulait rien de brusqué, rien de brutal. Au sujet de la peau surtout, en vous faisant remarquer sa grande sensibilité, je vous ai recommandé d'adroites transitions; d'un autre côté, je vous ai dit qu'il fallait l'accoutumer aux variations de température, aux vicissitudes atmosphériques. Je vous rappelle toutes ces choses, parce qu'en fait de lotions générales, mon opinion bien formelle est qu'elles doivent être faites avec de l'eau, non pas glacée, mais froide ou très-légèrement tiède. Les lotions froides, rendues supportables par l'habitude, ont le double avantage non-seulement de nettoyer la peau, mais d'appeler à la surface cutanée une activité considérable, produit inévitable de la réaction. Or cette activité, je vous l'ai démontré, est un puissant moyen de prévenir les maladies intérieures. Pourquoi? parce qu'elle empêche la concentration des forces vitales, c'est-à-dire qu'elle fait l'office des sergents de ville qui dissipent les attroupements pour empêcher cette grande maladie sociale que l'on appelle *révolution*.

L'agglomération des forces vitales sur un point est un attroupement déplorable, précurseur souvent d'une révolution vitale qu'on appelle *maladie*.

Mais, d'accord avec tous les hygiénistes, si je recommande les lotions froides ou tièdes, je veux qu'on n'y babitue le corps que peu à peu. Sous prétexte d'y astreindre vos enfants dès le bas âge, vous les faites crier, pleurer, trépigner comme de petits malheureux. Il y a bien un peu de méchanceté de leur part, mais vous êtes *innocemment* coupables aussi de votre côté. La première fois que vous les avez lavés à l'eau froide, vous les avez surpris, brutalisés; la peau endolorie s'est plainte instinctivement; l'enfant a souffert, et il a gardé souvenir de cette souffrance. Aussi, dès la seconde fois, dès qu'il a vu arriver l'eau, la serviette ou les éponges, il s'est mis à crier avant d'avoir rien senti, et la crainte grossissant ses sensations, il a trouvé très-froide l'eau d'une température fort supportable. Si, au contraire, dès l'âge le plus tendre, à un an, à un an et demi, vous savez accoutumer ces enfants à ces lotions générales, mais les y accoutumer doucement, avec de l'eau chaude d'abord, puis un peu moins chaude, puis à peine tiède, croyez-moi, vous arriverez jusqu'à l'eau froide, sans souffrance, et par conséquent sans grimaces; et vous aurez doté vos enfants d'une habitude merveilleuse, qui leur épargnera les rhumes, les fluxions de poitrine, les rhumatismes, les maladies intestinales et tous les désordres causés d'ordinaire par les refroidissements. Vous l'aurez cuirassé contre les vicissitudes atmosphériques par l'activité particulière de la surface cutanée, par la facilité d'une réaction nécessaire. Tous les matins, en effet, cet enfant a froid un instant, au moment où la lotion commence; mais immédiatement après il a chaud, parce que la réaction s'est opérée bien vite. La peau suivra le même mécanisme dans toutes les circonstances de refroidissement. Ne croyez pas, Messieurs, l'opération bien difficile : une chambre mise à l'abri des courants d'air, une éponge mouillée ou une serviette très-humide, un tissu de coton pour boire toute cette humidité passagère et pour essuyer la peau convenablement, il n'en faut pas davantage; et l'opération que je réclame n'est que l'affaire d'une demi-minute : je parle des lotions faites aux petits enfants; quant aux lotions que je recommande aux grandes personnes, elles doivent être un peu plus longues et plus complètes.

C'est le matin, au lever et avant de s'habiller, que l'on doit pratiquer la petite opération dont je veux vous entretenir.

Et d'abord, il faut :

Un petit baquet vide ;

Une terrine à moitié pleine d'eau froide ;

Une simple bouillotte d'eau chaude ;

Deux éponges un peu grosses : ce que les épiciers appellent des éponges d'appartement, parce qu'elles servent à laver les parquets ;

Un gros morceau de flanelle ;

Deux serviettes ou deux torchons.

On prend le torchon de laine, et l'on se frictionne le corps entier avec ce torchon. On frotte surtout sur la poitrine, sous les aisselles, partout où la chaleur du lit aurait pu déterminer de la transpiration.

Cette friction doit se faire hardiment, promptement, de façon à ne durer que quelques secondes.

La friction terminée, on jette dans le baquet vide le morceau de laine dont on vient de se servir : en entrant dans le baquet, où l'on se place tout debout, on se trouve avoir les pieds sur la laine, et, comme le baquet est froid, souvent humide, on évite par cette précaution un contact réfrigérant désagréable.

Il va sans dire qu'avant d'entrer dans le baquet, on verse dans la terrine, contenant déjà de l'eau froide, assez d'eau chaude pour mettre tout le liquide à une température d'environ 20 degrés.

Il va sans dire aussi que l'on place cette terrine pleine

sur un coin de table, de manière qu'elle soit à la portée de l'opérateur.

C'est alors que, saisissant les deux éponges, une de chaque main, et les plongeant dans la terrine, on commence résolûment l'opération du lavage.

Courage, activité surtout. Il faut, commençant par la tête, et vous lavant du haut en bas, que vous parveniez à mouiller tout le corps en un clin d'œil, pour ainsi dire.

Allez, mouillez bien, frottez partout, ne vous effrayez pas des frissons qui vous secouent, ni des soubresauts qui vous font crier malgré vous. Ne vous arrêtez pas un instant, ménagez bien votre eau pour en avoir de quoi opérer au moins pendant une minute ; et dès que vous aurez fini, sortez du baquet et prenez bien vite une serviette pour vous essuyer.

Il ne s'agit point d'y aller de main morte. J'ai recommandé de préparer de grosses serviettes, ou même des torchons un peu rudes, et, sans craindre de s'écorcher la peau, on doit frotter, mais frotter de manière à faire rougir un peu toute la surface du corps.

A la poitrine, aux quatre membres, la friction est facile à faire ; mais dans le dos, c'est moins commode. Pour cela faire, on prend la serviette par les deux bouts, et, la faisant passer en biais par derrière les épaules et les reins, on tire en haut, on tire en bas, et, par ce mouvement de va-et-vient, on frictionne et on sèche le dos le plus commodément du monde.

V. — Des bains généraux.

On appelle *bains*, l'immersion et le séjour plus ou moins prolongé d'un corps dans l'eau ; par une extension de langage à laquelle nous devons nous soumettre, on a donné encore le nom de *bains* au séjour du corps entier dans des milieux gazeux, et de là, distinction des bains *liquides* et des bains *de vapeur*. Nous nous étendrons plus spécialement sur les premiers.

A quoi servent les bains et par quelle raison l'hygiène les ordonne-t-elle? Pour deux motifs : 1° pour nettoyer notre surface cutanée et en faciliter les fonctions; 2° pour ôter à la peau le trop-plein de chaleur qui s'y accumule dans certaines circonstances, ou, si vous aimez mieux le terme vulgaire et consacré par l'usage, pour la *rafraîchir*.

Je dis d'abord pour nettoyer la peau, mais ne parlions-nous pas tout à l'heure des lotions et de leurs bénéfices? Les lotions quotidiennes, suffisantes pour nettoyer le visage, ne le sont-elles plus pour nettoyer le reste du corps? Oui et non : oui, si ces lotions sont quotidiennes et aidées par les manœuvres que nous avons intitulées : *moyens adjuvants des bains*, et dont nous nous entretiendrons dans cette même leçon; non, si les lavages généraux ne sont exécutés que de loin en loin, et avec la célérité que nous avons réclamée pour les lotions vraiment hygiéniques.

En effet, la malpropreté, qui s'accumule toujours sur la surface du corps, est plus ou moins imbibée par cette sécrétion cutanée que nous avons appelée *transpiration, sueur*. La sueur, vous le savez, est grasse, gluante, au point que certains physiologistes ont prétendu qu'elle était chargée de préserver la peau contre les contacts dissolvants des corps liquides et des milieux imprégnés de vapeur d'eau.

Sur un corps en transpiration, sur une surface cutanée enduite de ce mélange de sueur et de poussière que je vous dénonçais l'autre jour, l'eau froide ou tiède glisse comme sur une toile cirée; ce n'est que par un séjour plus ou moins prolongé dans l'eau que le nettoyage véritable devient possible, et encore faut-il que cette eau ne soit plus froide et puisse décomposer, ou tout au moins détacher, par sa chaleur, l'enduit malpropre étendu sur la peau.

D'un autre côté, l'eau tempérée, l'eau, par exemple, que l'on trouve dans nos rivières pendant la chaleur de l'été, enveloppant le corps d'une façon certaine et lui soutirant en peu d'instants et également de tous les côtés le trop-plein de chaleur organique, est le moyen le plus sûr de nous rafraîchir sans secousse et sans danger.

Il n'y a donc de véritablement hygiénique que le bain frais et le bain tiède. Le bain très-froid ou le bain très-chaud sortent l'un et l'autre du domaine hygiénique.

J'espère vous avoir fait comprendre l'action de leur mise en contact pendant un certain laps de temps avec notre surface cutanée. Vous avez dû remarquer que les effets variaient avec les variations de température du liquide mis en action. Toute nouvelle explication sur ce sujet serait oiseuse; il ne s'agit plus que de réglementer.

VI. — Précautions relatives aux bains froids.

Les bains froids, pour être hygiéniques, ne doivent être pris que pendant les chaleurs de l'été.

On trouve les bains froids tout préparés dans les rivières, dans les torrents, dans l'eau de source, dans les étangs et dans les ondes salées de la mer.

Les bains froids pris dans les étangs sont les moins refroidissants. L'eau courante, en effet, refroidit, ou plutôt rafraîchit plus vite, par un mécanisme que vous devez entrevoir : dans une eau courante, le liquide coule autour du corps et se renouvelle sans cesse; chaque molécule du liquide qui nous touche s'échauffe dans ce contact, mais se sauve en quelque sorte en emportant sa molécule de chaleur; après elle une autre, après l'autre une troisième : c'est un véritable pillage qui devient plus promptement rafraîchissant. Au contraire, l'eau des lacs et des grands étangs, ne coulant pas, paraît moins froide que celle de nos rivières.

L'eau courante cependant est, pour les bains froids, le liquide toujours préférable. Cette eau d'abord est plus légère : car, roulant, c'est-à-dire renouvelant sans cesse sa surface sous une grande étendue d'air atmosphérique, elle est plus aérée, plus saine ; et puis, tournant comme une viande à la broche devant les rayons solaires qui s'étalent sur la surface du monde, s'y échauffant un peu, elle est moins crue, moins dure ; son contact est plus délicat que celui d'une eau dormante. On doit craindre l'eau des torrents et l'eau communément appelée *eau de source*. Le torrent part, en général, des montagnes où se fondent les neiges et les glaçons ; la source quitte les entrailles d'un terrain de glaise ou de roche, terrain donc toujours imperméable et froid. La fraîcheur des torrents et des sources est trop connue pour que j'aie besoin d'en défendre l'usage à ceux qui veulent prendre des bains simplement rafraîchissants.

Enfin, les bains pris dans la mer ne sauraient être réputés comme seulement hygiéniques : l'eau de mer contient des sels, des principes médicamenteux et toute une phosphorescence qui donnent à son action quelque chose de thérapeutique ; si vous laviez vos linges dans la mer, vous les brûleriez, de même si vous preniez des bains de mer sans en avoir besoin, vous pourriez vous rendre malades.

Un bain frais devient échauffant, et par conséquent débilitant, quand il est de trop longue durée. Si ces baigneurs intrépides qui, dans un jour de loisir, consacrent plusieurs heures de suite au plaisir de la natation, ne sortent pas de l'eau fatigués, éreintés, malades, c'est qu'ils ont joint au bain l'action réparatrice des mouvements et cette source de chaleur naturelle qu'on appelle *gymnastique ;* à mesure qu'ils perdaient de la chaleur à l'extérieur, ils en récupéraient à l'intérieur. Une maison de commerce n'a point à craindre de faillites et de mauvaises affaires quand ses rentrées d'argent lui permettent de faire face à tous ses paiements.

Elle ne fait pas de mauvaises affaires, mais aussi elle n'en fait pas de bien brillantes, puisqu'il y a strict équilibre entre les recettes et les dépenses; or on travaille pour gagner, pour amasser, pour s'enrichir, comme aussi on va au bain froid pendant l'été pour y gagner de la fraîcheur et le bien-être si désiré d'une parfaite santé : en conséquence, il faut que les bains froids profitent, c'est-à-dire ne durent pas longtemps. Combien de minutes? La réponse est difficile, une règle générale est impossible; le temps doit varier suivant l'âge, le climat, la constitution, le tempérament; mais voici le point essentiel : un homme qui prend un bain froid, pour se rafraîchir et pour se tonifier un peu au milieu des chaleurs énervantes de l'été, doit sortir de l'eau avant d'y éprouver le second frisson.

Je m'explique :

J'ai dit que la chaleur humaine était de 32 degrés, que la surface du corps, accoutumée à des soustractions incessantes de ce calorique, supportait, sans en éprouver le sentiment de refroidissement, un milieu beaucoup moins élevé; mais quelle que soit la température de nos rivières, elle ne dépasse guère 16, 17, ou tout au plus 18 degrés; or, en entrant dans ce milieu, la peau éprouve au premier saisissement une sorte d'horripilation qui ne va pas toujours jusqu'au frisson, mais qui le représente; à partir de ce premier frisson, le refroidissement ou plutôt le rafraîchissement commençant, il augmente insensiblement jusqu'à ce que l'organisme, mis en inquiétude, lui oppose le réchauffement naturel que nous avons appelé *réaction*. Pendant cette première réaction, qui serait une nouvelle cause de chaleur, restez dans l'eau froide, non pas pour

conjurer cette réaction, mais pour l'amoindrir; la précaution est hygiénique, et je la conseille. Mais tout semble
aller par oscillations dans le mécanisme vital. Quand la
réaction est finie, commence un nouveau refroidissement,
une nouvelle action. Ce second refroidissement n'arrive
qu'avec lenteur; mais il va, il va toujours, tant et si bien
que vous êtes forcé de sortir de l'eau, parce que vous y
êtes mal à votre aise; alors commence une seconde réaction, mais en rapport avec le second refroidissement : c'est
une chaleur lente, mais exagérée, fébrile. Vous êtes allé
prendre un bain froid pour vous rafraîchir, et vous avez
beaucoup plus chaud après.

C'est ce qui a fait dire à certain auteur que le bain froid
abattait, énervait, alourdissait, et que les bains chauds
détendaient le système nerveux, soustrayaient le trop-
plein d'électricité, activaient la transpiration ; en résumé,
rafraîchissaient beaucoup plus.

VII. — Précautions relatives aux bains chauds.

Oui, les bains chauds, ou pour parler strictement, les
bains *tièdes*, ont tous les avantages que nous venons d'é-
noncer ; mais comme ils surajoutent à la peau une chaleur
artificielle, comme toute chaleur amollit notre surface,
comme la chaleur artificielle rend notre chaleur naturelle
paresseuse, je ne puis partager l'opinion que je citais
tout à l'heure. L'activité communiquée par le bain tiède
n'est qu'une activité passagère et qui s'éteint une fois que
le corps est replongé dans le milieu atmosphérique qui
l'endort en quelque sorte, ou plutôt le fatigue outre mesure par sa lourde température.

Ce qu'il y a de plus logique, à mon avis, c'est de prendre
des bains frais en été, et des bains chauds en hiver.

Le bain chaud peut être pris chez soi, ou dans un de ces

établissements publics que l'on trouve dans toutes les villes; il peut être préparé à domicile, ou il peut simplement y être apporté.

Dans nos établissements publics, l'eau, chauffée dans une chaudière, arrive dans la baignoire, vous le savez tous, à l'aide d'un robinet spécial; un autre robinet apporte dans la même baignoire de l'eau complètement froide. En mélangeant habilement l'eau chaude et l'eau froide, le personnage chargé de préparer un bain vous le donne à la température que vous désirez. Vous entrez dans ce bain; vous le trouvez trop frais, vous ouvrez le robinet d'eau chaude, et vous l'amenez à la température qui convient à la susceptibilité de la peau. Vous le trouvez trop chaud, au contraire, vous ouvrez le robinet d'eau froide; et puis la baignoire est placée dans une chambre bien fermée et de fort petite dimension, et puis vous avez dans ces établissements du linge chauffé dans des étuves, circonstance qui n'est point à dédaigner quand on craint de se refroidir au sortir du bain.

Le bain porté à domicile n'a pas tous les avantages du bain pris sur place; le tonneau qui le charrie est bien pourvu, lui aussi, de deux robinets : robinet d'eau chaude, robinet d'eau froide; mais c'est au porteur qu'appartient la tâche d'en faire le mélange dans la baignoire qu'il est chargé de remplir. Trop souvent on s'en rapporte à son habitude.

— Voilà, Monsieur! dit ce brave homme quand sa besogne est terminée.

— Il n'est ni trop chaud, ni trop froid, n'est-ce pas?

— Il est excellent, Monsieur!

Ce qu'il y a de plus clair, c'est que le porteur est content d'avoir fini : s'il n'a pas trouvé dans son tonneau assez d'eau froide, tant pis; s'il n'a pas trouvé assez d'eau chaude, le bain frais est excellent tout de même. Les bains frais ne sont-ils pas réputés très-efficaces pour la santé ! Or la température du bain ainsi confectionné, à moins de manœuvres fort longues, d'eau chauffée dans la cuisine ou d'eau froide prise en grande quantité à la fontaine, est irrémédiable; on l'accepte généralement et presque forcément ce qu'elle est. De là, des bains trop chauds ou trop frais, qui ne sont par conséquent plus aussi efficaces pour la santé; mais, que voulez-vous! on a pris un bain à domicile. C'est plus cher, par conséquent c'est plus estimé. Ajoutez que les linges du ménage ne sont jamais chauffés aussi bien et aussi également que le sont les linges des établissements; ajoutez que les appartements où se prennent les bains transportés, n'étant pas confectionnés pour cet usage, sont trop vastes et par conséquent plus refroidissants; et vous comprendrez pourquoi tout homme sage, en bonne santé, doit préférer le bain sur place au bain de luxe pris à domicile.

Quant aux bains que l'on prépare chez soi, il est deux moyens mis en usage pour les chauffer et les amener à la température nécessaire.

On fait gazouiller et bouillir sur le feu deux ou trois grands chaudrons qui finissent par être remplis d'eau à 100 degrés; on mélange à cette eau très-chaude un certain nombre de seaux d'eau toute froide. C'est sans contredit la manière de faire la plus raisonnable, mais elle est fort incommode. Faire chauffer jusqu'à l'ébullition deux ou trois grands chaudrons remplis d'eau n'est pas une chose facile dans tous les logements, pour tous les ménages; et l'on emploie presque généralement aujourd'hui le chauffage au cylindre.

Voici comment il se pratique :

On remplit d'eau froide la baignoire; on remplit de charbon un grand cylindre de fonte dont la confection permet le passage de l'air suffisant pour alimenter une ardente combustion; tout le charbon s'enflamme, le cylindre rougit; c'est alors qu'on le plonge dans l'eau froide préalablement préparée dans la baignoire. Les préparatifs de ce bain exigent de tous ceux qui y travaillent une véritable prudence : c'est du charbon qui brûle dans le cylindre; de ce charbon embrasé s'élève, en grande quantité, le gaz acide carbonique, le terrible gaz de l'asphyxie! Il ne faut donc pas préparer des bains semblables dans une pièce fermée, ni même dans une pièce où ne s'établit point un courant d'air. Avant de prendre le bain ainsi préparé, il est de la plus grande importance d'aérer la chambre où il se trouve et d'en faire sortir toutes les vapeurs du charbon; sans ces précautions, le bain, qui doit être bienfaisant, vous forçant de respirer dans un milieu peu respirable, amènerait des malaises, des étourdissements, de l'oppression, en un mot des désordres tels, qu'on les a vus souvent aller jusqu'à causer une catastrophe.

J'ai dit que c'était en hiver spécialement qu'il fallait prendre des bains chauds; j'ai dit que la température de ces bains devait varier selon la force, le tempérament, la constitution, la susceptibilité de ceux qui les prennent. Telle personne a besoin d'un bain de 30 à 31 degrés; telle autre trouve déjà très-chaud un bain pris à 28. La température nécessaire du bain chaud varie entre 26 et 30 degrés Réaumur. Au reste, le meilleur des thermomètres est la peau même de celui qui veut se baigner : il ne doit pas tâter, c'est-à-dire interroger la température de son bain avec la main, région endurcie au froid, et fort peu sensible aux températures extérieures; il faut relever sa manche, plier le coude et tâter le bain avec le coude mis à nu.

Puisque les bains chauds se prennent en hiver, il faut user de toutes les précautions nécessaires pour n'y point éprouver de refroidissement. Il est des gens qui s'enfoncent dans l'eau jusqu'au menton; il en est d'autres qui se sentiraient trop oppressés par une pareille manœuvre, et qui ne se mettent dans l'eau que jusqu'au milieu de la poitrine. A ces derniers je conseille de couvrir les épaules avec une petite pèlerine de flanelle. Aux premiers je recommande de rester bien tranquilles dans leur liquide. Si, après être restés dans l'eau jusqu'au menton pendant quelques minutes, ils se replaçaient de manière à n'avoir de l'eau que jusqu'aux épaules, le cou, resté humide, se refroidirait presque instantanément par l'évaporation du liquide dont il est encore mouillé, et de là des rhumes, des maux de gorge, des fluxions dentaires, etc.

Le temps que doit durer un bain chaud est d'une demi-heure à trois quarts d'heure.

On ne doit pas oublier, quand on sort du bain, que la peau, dépouillée de sa malpropreté, dilatée et préparée par l'opération qu'elle vient de subir, est plus impressionnable et plus sensible qu'en toute autre circonstance.

En conséquence, au sortir d'un bain chaud, il faut éviter de s'exposer aux courants d'air; il faut se garantir par des vêtements suffisants contre le froid atmosphérique, et par une marche accélérée il faut activer la chaleur vitale et naturelle, qui, dans cette circonstance, devient éminemment préservatrice.

Je ne puis quitter ce chapitre sans vous dénoncer le danger des bains pris trop chauds. Les gens frileux y sont fort disposés. En y entrant, ils éprouvent une sensation qui leur est agréable; mais bientôt la circulation du sang s'accélère, la figure rougit, les artères et les veines sous-cutanées se gonflent outre mesure, la tête se congestionne, et maintes fois on a vu des bains chauds déterminer des hémorrhagies mortelles et des apoplexies foudroyantes.

Au reste, quelque modérée que soit la température d'un bain chaud, il est bon de prévenir que, pendant l'immersion du corps dans l'eau chaude, il se passe un travail tout particulier du côté de la tête. Effectivement, vous ne pouvez pas mettre votre tête dans l'eau, il faut que vous respiriez; il ne s'agit pas de s'asphyxier comme ces animaux imbéciles qui se noient dans un abreuvoir, comme ce bœuf que j'ai vu qui s'était noyé dans un baquet. L'eau, c'est chose convenue, est chargée de soutirer au corps le trop-plein d'électricité vitale qui s'y accumule par la fatigue; mais vous vous rappelez que c'est du côté du cerveau que cette électricité s'accumule davantage; elle s'y accumule d'autant plus pendant le bain, que l'électricité, voulant rester dans le corps, ressemble à ces braves gens qui, dans une inondation, se sauvent sur une montagne. Et de là cette espèce de coup de piston que l'homme ressent à l'intérieur de la tête quand il stationne dans l'eau chaude. C'est pourquoi le grand Récamier conseillait toujours, pendant les bains chauds, ce qu'il appelait des *affusions;* l'affusion en question se pratique de différentes manières. Le problème est celui-ci : Laver la tête et le visage de haut en bas, et de temps en temps, pendant la durée du bain chaud. Pour cela il faut employer de l'eau moins chaude que celle du bain; on la met dans une cuvette, et alors on puise cette eau avec une éponge que l'on passe ruisselante sur le visage; ou bien, soulevant cette cuvette avec les deux mains, on se verse de loin en loin une dose notable de l'eau contenue dans la cuvette sur le haut du front, à la racine des cheveux. Cette eau se dissémine, d'une part, dans tout le cuir chevelu; de l'autre, sur le visage, et elle détermine ainsi ce que le grand maître dont je prononçais le nom tout à l'heure appelait si pittoresquement une *saignée électrique.*

VIII. — Bains composés.

Je ne les mentionne ici que pour en indiquer la place. Encore une fois, nous avons trop à faire pour nous occuper de médecine. Vous savez tous que l'on peut faire infuser dans l'eau des plantes aromatiques, que l'on peut y faire dissoudre différents sels, que l'on peut étendre dans l'eau du lait, des alcools, etc. De là les bains toniques, les bains épurateurs, les bains aromatisés; mais, vous le comprenez, tous ces bains sont médicamenteux. Il en est de même des bains fournis par les sources d'eau minérale ; nous n'avons donc pas à nous en entretenir.

IX. — Bains de vapeur.

Jusqu'à un certain point, les bains de vapeur sont employés comme moyen thérapeutique ; mais comme ils servent bien souvent à activer les fonctions de la peau et à entretenir l'équilibre de la santé, il est indispensable que je vous en dise quelques mots.

Le bain de vapeur n'est autre chose que l'immersion du corps tout entier dans une étuve, espace plus ou moins circonscrit, plus ou moins chauffé, et renfermant une certaine dose de ces corps gazéiformes que l'on appelle *vapeur*.

Les étuves sont sèches, ou elles sont humides. De là, la classification des bains de vapeur secs et des bains de vapeur humides.

Les étuves sèches, fort en usage chez les anciens, étaient des appartements en pierres de taille, pavés de marbre et chauffés considérablement au moyen de nombreux tuyaux qui en parcouraient toutes les parois.

Certains établissements renferment, chez nous encore,

une disposition analogue, et sans aller chercher bien loin, le dessus des fours de certains boulangers, ramené à une chaleur supportable, bien entendu, a été bien souvent choisi pour étuves.

J'avoue que je ne suis pas grand partisan des étuves sèches et très-chaudes : on éprouve là dedans tous les inconvénients des plus grandes chaleurs de l'été; on y sue, on y éprouve une oppression pénible, et il faut une très-grande habitude pour n'en pas sortir fatigué. Je préfère de beaucoup les étuves humides; et les Romains, dont nous parlions tout à l'heure, l'avaient si bien compris, que dans les étuves sèches se trouvaient de grandes chaudières remplies d'eau, dont on levait de temps en temps le couvercle.

En Russie, où les bains de vapeur sont fort à la mode, mais où ils sont entremêlés de manœuvres dont j'aurai à vous parler tout à l'heure; en Russie, la vapeur humide est produite par la projection de l'eau sur des cailloux chauffés au rouge; chez nous, la vapeur d'eau arrive aux étuves par des tuyaux qui se rendent dans la partie supérieure d'un réservoir rempli d'eau chaude.

Eh quoi ! pourrait-on m'objecter, vous avez, dans votre dernière leçon, représenté l'humidité, c'est-à-dire la vapeur d'eau, comme un des grands ennemis de notre surface cutanée, comme une sorte de dissolvant entravant le jeu de tous nos organes; et maintenant, à propos de vapeur, vous nous vantez les bains de vapeurs humides !

Vapeurs *humides,* oui; mais humides et chaudes, entendons-nous bien. Vous savez que dans l'atmosphère que nous respirons tous, même au milieu des plus grandes chaleurs de juillet, il y a une dose de vapeur d'eau nécessaire et bienfaisante; c'est cette vapeur d'eau qui, se condensant dans les régions élevées, forme les nuages et finalement engendre la pluie; c'est grâce à cette vapeur d'eau que les rayons solaires sont plus supportables et que l'air atmosphérique n'est point pénible pour les poumons chargés de le respirer. Je réprouve l'humidité, qui est l'exagération des vapeurs humides; mais dès qu'il y a chaleur considérable, la vapeur d'eau nous vient en aide et nous aide merveilleusement à les supporter.

Au reste, les bains de vapeur ne sont pas trop du ressort de l'hygiène. J'ai tenu à vous en parler, parce que certaines personnes en usent comme on use des bains ordinaires; parce que, dans certains pays, dans les pays très-chauds comme dans les pays très-froids, la classe laborieuse prend des bains de vapeur aussi fréquemment que nos ouvriers prennent des bains ordinaires; mais, en vérité, ces sortes de bains sont beaucoup plus médicamenteux qu'hygiéniques; ils peuvent rendre de grands services aux gens entachés de rhumatismes, perclus de goutte, malades par des transpirations rentrées; mais pour le commun des martyrs, dans le milieu atmosphérique que nous habitons tous, les bains de vapeur sont un objet de luxe ou de véritables médicaments: c'est pourquoi nous n'avons pas besoin de nous en occuper davantage.

X. — Moyens adjuvants employés concurremment avec les bains.

Pourquoi donne-t-on des bains? Pourquoi en prend-on de temps en temps? Par quel mécanisme les bains deviennent-ils véritablement hygiéniques? D'abord, c'est parce qu'ils nettoient; en second lieu, c'est qu'ils activent les doubles fonctions de la peau, fonctions absorbantes et fonctions sécrétoires; en troisième lieu enfin, c'est qu'ils accélèrent la circulation sanguine de toute la surface cutanée.

Il est des pratiques adjuvantes et des moyens accessoires qui assurent le bénéfice des bains et complètent forcément tous les résultats que l'on se propose d'en obtenir.

Prenons un exemple :

Vous avez les mains froides et, permettez-moi cette supposition, quelque bizarre qu'elle soit, vous n'avez pas les mains excessivement propres; donc vous avez deux choses à obtenir, deux buts qu'il vous faut atteindre : réchauffer vos mains et les nettoyer autant qu'il est nécessaire. Je sais très-bien que, pour réchauffer vos doigts, il vous suffira souvent de les approcher d'un bon feu; mais, vous avez dû l'éprouver dans maintes circonstances, ce réchauffement artificiel sera brutal et passager: brutal, parce qu'arrivant sans transition, il sera capable de déterminer la désagréable sensation de l'onglée; passager, parce que toute chaleur artificielle éclate, mais s'évanouit et tombe comme un feu d'artifice; il n'en reste pas moins acquis à notre petit procès que l'approche d'un membre refroidi devant un feu pétillant et réparateur remplit deux des conditions que recherche un homme qui se baigne : il active les fonctions cutanées, et il accélère la circulation extérieure. Ce premier moyen accessoire, nous l'appellerons *caléfaction*.

Mais vous n'avez ni poêle, ni cheminée, ni feu, et cependant vos mains sont bien froides; que faites-vous instinctivement? ce que fait l'écolier lorsqu'il sent ses doigts refroidis et lorsque sa main ne peut plus tenir sa plume : vous frottez les deux mains l'une contre l'autre; non-seulement vous les frottez, mais, enlaçant vos mains et vos doigts, vous pressez l'une contre l'autre les surfaces cutanées et les petites masses musculaires; vous exécutez, sans vous en rendre compte, deux moyens accessoires des bains, deux des moyens les plus efficaces : d'une part la *friction,* de l'autre le *massage.*

Il en reste deux à mentionner : c'est la *percussion* et *l'onction*.

N'avez-vous pas cherché, lorsque vous étiez enfants, à ramener la chaleur dans vos deux mains refroidies en battant les deux mains l'une contre l'autre, ou bien en frappant dans les mains de vos amis en jouant à la main chaude? Vous exécutiez la manœuvre appelée *percussion*.

Quant à *l'onction*, vous la connaissez tous par expérience. On a les mains sales, on les a noircies par le travail ou par les mille petites manœuvres du ménage; on ne peut cependant pas rester avec des doigts noirs et des mains véritablement déshonorantes. Il faut, par un moyen ou par un autre, les rendre blanches et présentables : alors on prend un morceau de savon, on le trempe dans l'eau de façon à le dissoudre suffisamment, de manière à rendre cette dissolution grasse et onctueuse. On presse les mains l'une contre l'autre, on enlace et on remue les doigts de la façon la plus pittoresque, et ce n'est que quand l'action savonneuse est complète, lorsque toutes les régions digitales sont frottées, qu'on cesse ce manége et cette friction de nouvelle espèce. Je dois le dire, quand l'opération a été convenablement faite, il suffit de la compléter par un lavage simple et général des deux mains; les doigts, la surface palmaire et dorsale de l'extrémité supérieure, toute la main enfin se trouve nettoyée, réchauffée et pourvue d'une activité qu'elle ne possédait point avant tous les détails des petites opérations que je viens de décrire.

Résumons-nous donc; nous avons trouvé cinq moyens accessoires, cinq manœuvres considérées comme adjuvantes des bains :

La *caléfaction*, c'est-à-dire l'approche du feu ou d'un foyer de chaleur artificielle.

La *friction*, c'est-à-dire le frottement d'une surface vivante sur une surface également pourvue de la vie. Toutes les frictions ne sont point aussi simples; il y en a qui sont opérées par des intermédiaires, intermédiaires doux ou laineux, intermédiaires raboteux et désagréables, comme les brosses et les gants de crin.

Le *massage*, c'est-à-dire le pétrissement non-seulement de la surface cutanée, mais des mille parties qui la doublent.

La *percussion*. Oh! la percussion est un choc, une attaque, un commencement de douleur : tantôt elle est douce et modérée, elle s'exécute avec la main toute pleine, accolant ses cinq doigts en forme de battoir; tantôt elle est douloureuse avec intention : c'est la flagellation, c'est un petit supplice. Enfin, l'*onction* et le *savonnage*. Je crois avoir donné assez de détails là-dessus. Examinons une à une toutes ces pratiques accessoires.

Les *caléfactions* sont fort employées en médecine; et, entre les mains du professeur Récamier, je les ai vues faire de telles merveilles, qu'il faut vraiment me rappeler et mon programme et le temps qui nous pousse et nous presse, pour ne pas faire là-dessus une petite digression. Les caléfactions, mais vous les opérez vous-mêmes quand vous vous approchez d'un poêle ronflant ou d'un feu pétillant; seulement les caléfactions sont incomplètes : on se réchauffe toute la surface du corps mis en présence d'un foyer en ignition, et puis, de l'autre côté, on subit trop souvent des vents coulis ou des courants d'air; la caléfaction ne se fait bien également sur la surface du corps que dans les étuves sèches dont nous parlions un peu plus haut et à propos de caléfaction. En prévoyant hygiéniste, permettez-moi de vous faire une recommandation : Ne vous approchez jamais trop vite d'un bon feu, quand vous rentrez transis d'un milieu froid et glacial. De même que la main froide, approchée promptement d'un feu ardent, subit la petite pénitence de l'onglée, le reste de la peau, heurté par un trop brusque changement de milieu, peut se révolter et produire des inconvénients graves, des transitions ; je vous les recommanderai dans toutes nos séances.

Les *frictions*, considérées comme moyens adjuvants des bains, peuvent être pratiquées soit avec les mains, soit avec des linges de coton, soit avec de la laine, soit même avec des brosses. Les frictions pendant le bain sont fort amorties par la présence du liquide. Après le bain, elles appellent le sang dans les petits vaisseaux parsemés sur la membrane cutanée ; elles titillent le corps papillaire, autrement dit les houppes nerveuses qui forment un réseau si serré à la surface du corps ; elles excitent les suçoirs absorbants, débarrassent les conduits sécréteurs de tout ce qui pourrait s'opposer à leur action : c'est le seul moyen de nettoyage et de balayage complets.

Après le bain froid, les frictions sont fort efficaces pour hâter et augmenter la réaction, pour prévenir tout refroidissement contraire à la santé.

Le *massage* est pratiqué quotidiennement et fort énergiquement chez certains peuples, par exemple chez les Indiens, chez les Perses, chez les Russes : là, le masseur saisit tous les membres les uns après les autres, en presse avec adresse toutes les portions charnues, il fait jouer et claquer toutes les articulations, toutes les jointures ; mais tout cela sans grande secousse, sans brusquerie, sans douleur. Ce pétrissement du corps, ces tiraillements mesurés de la peau et des parties musculaires activent évidemment les fonctions de l'enveloppe humaine, rendent plus souples toutes les jointures et facilitent le glissement des muscles les uns sur les autres.

La *percussion* me semble une manœuvre un peu brutale : elle exige beaucoup d'intelligence et d'adresse de la part de l'exécuteur; son action est évidemment d'un degré au dessus du simple massage : elle doit être employée spécialement chez des sujets à peau très-peu sensible; comme moyen thérapeutique, c'est autre chose. J'ai vu la percussion, la percussion mesurée et cadencée surtout, réduire en quelques minutes les crampes les plus atroces.

Quant au *savonnage* et aux *onctions,* il est inutile de nous y arrêter longuement. Tout le monde connaît l'urgence du savon pour nettoyer des surfaces par trop malpropres; mais aussi, malgré le souvenir classique des athlètes qui se faisaient oindre d'huile pour se donner plus de souplesse, il n'y plus chez nous que les petits-maîtres qui se font oindre, graisser le corps: pourquoi le font-ils ? Messieurs, pour sentir bon, pour singer les bouquets, pour paraître agréables; ils emploient des huiles parfumées, des cosmétiques pleins d'odeurs. Coquetterie ! sottise ! Voilà mon opinion bien formelle sur cette ridicule pratique, et, dans un cours d'hygiène populaire, je ne dois la mentionner que pour la flétrir.

SEPTIÈME LEÇON.

————◆◇◆————

DES VÊTEMENTS.

———— ———

I. — Encore l'hygiène de la peau.

Je pense que vous avez vu plus d'une fois des tableaux, peintures ou gravures, qui avaient la prétention de représenter une grande ville.

Au bas de l'image, quand c'est une image, on lit : *Vue de Paris, Vue de Marseille, Vue de...* n'importe quoi. Or, ces images ne représentent jamais la ville en détail. Paris, par exemple, est un amas de maisons du sein desquelles on voit s'élever les monuments les plus connus : Notre-Dame, les Invalides, Sainte-Geneviève, et c'est là tout.

Pour Marseille, c'est invariablement la représentation

du port, flanqué de la tour Saint-Jean et précédé de cette grande rue appelée la Canebière, que les Marseillais sont si désolés de ne point trouver dans la capitale.

Pour toute autre ville, c'est toujours la même manière de représenter : un amas de maisons, deux ou trois monuments caractéristiques ; et chacun, en regardant le dessin, reconnaît parfaitement la ville où il a passé.

Nous adopterons la même méthode, Messieurs, dans les trois leçons qui vont suivre. Les points principaux, comme en d'autres circonstances les monuments remarquables, attireront seuls notre attention, notre description, ou, si vous l'aimez mieux, notre dessin.

Dans le parcours que nous allons faire, nous avons trois choses bien importantes à inspecter, trois moyens préservateurs de l'enveloppe humaine : les vêtements, la literie et les habitations.

II. — Cette fois encore, pas d'anatomie.

La dernière fois, j'ai consacré toute la séance à vous parler des bains, et quelques-uns de vous m'ont dit avec franchise que cette leçon, manquant d'anatomie, leur avait paru moins intéressante que toutes les autres. Hélas ! nous n'aurons pas toutes les fois notre chapitre anatomique. Je le sais curieux, je le crois nécessaire ; mais de ma part, il faut bien l'avouer, c'est un hors-d'œuvre, une sorte de digression préparatoire, et si j'avais grande envie du prix proposé, grand souci du jugement de notre Académie de médecine, je ne serais pas sans inquiétude sur la manière dont on jugera l'exposé de mes renseignements.

N'importe ! je réclame de votre bienveillance, même attention, même recueillement pour les leçons forcément dépourvues d'anatomie, comme pour les leçons assaisonnées de quelques curieux détails sur notre merveilleuse structure.

Il est une autre préoccupation dont j'éprouve le besoin de vous faire confidence : je veux, autant que possible, que les renseignements apportés dans chacune de nos réunions soient applicables à chacune des personnes qui m'écoutent.

En conséquence, je veux, dans chaque question n'examiner que toutes les applications possibles, ne vous donner que les renseignements personnels : comme ces artistes chargés de représenter une grande ville, je ne puis m'arrêter que sur les points les plus importants.

III. — Division.

J'ai annoncé trois questions, qui feront nécessairement la matière de trois chapitres.

Dans la première partie, dans celle-ci, nous parlerons des vêtements employés pour garantir l'enveloppe humaine contre les mille variations atmosphériques auxquelles nous sommes journellement exposés.

Dans la seconde, nous parlerons de la literie : le lit est le vêtement du sommeil, le vêtement de l'homme malade, et il réclame des conditions hygiéniques qu'il est important de signaler.

Enfin, dans la troisième partie, nous parlerons des habitations : la maison est, en quelque sorte, le vêtement de la famille ; elle nous recouvre nous et les nôtres ; elle n'est point seulement bâtie pour notre surface cutanée, mais, soyez-en bien sûrs, c'est le sentiment de chaud et de froid, c'est la crainte de l'humidité et d'une trop grande sécheresse qui a fait rechercher à l'homme le premier abri.

La question des habitations se rattache donc forcément aux grands chapitres des moyens préservateurs de la peau.

IV. — L'homme a besoin de vêtements.

Les vêtements de l'enfant au berceau ne sont pas les mêmes que ceux du gamin qui court dans la rue; de même que les vêtements de l'enfant qui marche tout seul ne sauraient être semblables aux vêtements des jeunes gens et des hommes faits; enfin, la peau du vieillard devient d'une si grande sensibilité, qu'elle réclame des vêtements particuliers. Nous étudierons l'hygiène des vêtements à tous les âges de la vie. Mais il est une question préjudicielle à traiter.

V. — Tyrannie de la mode et sottise de la coquetterie.

Je dois vous dénoncer, en passant, deux ennemis, deux tyrans ridicules et cruels : la mode et la coquetterie.

Un tailleur en réputation se met en tête de préparer des habits de telle ou telle manière; il l'exécute, il fait vanter son idée par des journaux spéciaux, il les fait adopter par des gens fort en vue, et voilà que Paris d'abord, les provinces ensuite, et les autres nations par dessus le marché, adoptent les élucubrations et les fantaisies du fantasque marchand.

— Votre habit est stupidement court, il ne vous couvre pas assez la poitrine, il vous pince la taille d'une manière absurde!

— Que voulez-vous! c'est ainsi qu'on les porte aujourd'hui.

— Il doit vous gêner considérablement?

— Il me gêne un peu, mais il faut bien s'y conformer : c'est la mode!

Une couturière à grande clientelle s'ingénie chaque année à changer la coupe de ses robes. On portait les manches
larges, elle les fait colantes ; les jupons étaient simples
et suffisants, elle y ajoute des plis, des étages, des falbalas.
Le tour du cou était tout droit, elle s'imagine de le couper
en cœur ; que sais-je, moi ! Quoi qu'elle fasse, quoi qu'elle
décide, tous ses caprices ont force de loi. Si vous voulez
faire quelques représentations, quelques remontrances, on
vous ferme la bouche par cette étrange réplique : — C'est
le dernier genre, c'est la mode ; on ne porte plus que
cela !

Si la mode était logique, si elle était seulement pru-
dente et un tant soit peu raisonnable, je n'en dirais rien ;
mais la mode est une folle qui recherche les excentricités
et qui impose mille servitudes. — C'est la mode qui jadis
nous imposait ces habits étroits, ouverts problématique-
ment, et que l'on appelait *habits habillés*, parce qu'ils
n'habillaient pas du tout. — C'est la mode qui imposait,
il y a près d'un siècle, ces étranges cravates adoptées par
nos *incroyables ;* cravates épouvantables qui mettaient sans
cesse au carcan les gens les plus innocents du monde. —
C'est la mode qui recouvrait tous les cheveux de poudre,
qui perchait les élégants sur des talons d'une hauteur
étrange et renfermait la taille des femmes dans d'épouvantables paniers ! — C'est la mode qui a fait les manches
à gigot, les manches à l'imbécile, les tailles sous les aisselles et les tailles au bas des reins. — Encore une fois, si
la mode n'était que bête, je n'aurais rien à vous en dire ;
mais elle est si souvent téméraire, nuisible, antihygiénique, que je suis obligé de vous la dénoncer comme telle.

La coquetterie est bien un peu de la même famille.
Tout le monde ne se croit pas beau ; mais chacun, regardant son mérite à travers le verre grossissant de son
amour-propre, se croit pourvu de certains avantages ; cha-

cun veut briller, être plus ou moins remarqué, et porte alors des habits élégants, prétentieux, distingués.

Hélas! c'est pour avoir de beaux habits que tant de jeunes ouvriers font des dettes et de mauvaises actions. C'est par coquetterie que tant de jeunes ouvrières se refusent la nourriture, puis travaillent, veillent et compromettent leur santé! Il leur faut des robes de soie comme en portent les grandes dames; il leur faut des chapeaux, des semblants de cachemires, des rubans et des bottines de satin! Et pourquoi, mon Dieu! pourquoi? Pour avoir l'air d'être riches, pour avoir l'air d'être bourgeoises et rentières. — Pauvres enfants!

Certainement, comme hygiéniste, je n'ai point à m'élever contre le luxe des toilettes; mais on me pardonnera bien de déplorer, en passant, la coquetterie d'une bonne partie de la classe ouvrière, puisque cette coquetterie oblige à mille privations, mille sacrifices; — bien heureux encore quand elle ne pousse point à l'inconduite!

VI. — Vêtements de l'enfant au berceau.

Je n'ai point à entrer ici dans les détails de ce petit bagage qu'on appelle *layette:* inutile de compter les couches, les brassières, les béguins; mais ce qu'il m'importe de dire, c'est comment on doit envelopper un petit enfant, pour le faire le plus hygiéniquement possible; de quelle manière il faut lui couvrir la tête, et comment on doit tenir son petit bonnet attaché.

Jean-Jacques Rousseau, vous le savez, se posa comme le grand pourfendeur des abus, et avec sa dialectique brillante comme une armure, avec sa phrase incisive et tranchante comme le fer d'un gladiateur, il se mit en tête un beau jour d'attaquer la sotte coutume du maillot.

De son temps surtout, le maillot était ridiculement construit; le petit enfant était serré jusque par dessus les épaules; les bras, les jambes, empaquetés dans des linges, se trouvaient serrés, attachés comme un véritable paquet.

Rousseau tonna, il défendit toute espèce de lien; il dépassa la vérité en prétendant que l'enfant devait, en quelque sorte, être abandonné à la nature; il ne renversa pas l'usage des maillots; mais je lui dois cette justice, c'est à lui, à ses représentations, que nous devons des maillots un peu plus hygiéniques, un peu plus raisonnables.

Quoi qu'on dise, quoi qu'on fasse, quelles que soient les démonstrations que l'on accumule, on n'obtiendra jamais que les femmes n'enveloppent pas leurs petits enfants.

Et de fait, le petit enfant mis entre deux couvertures, s'y trouverait fort mal à son aise, il gigotterait et se découvrirait infailliblement. De plus, les évacuations n'étant retenues par aucun lange, non-seulement deviendraient une source de constante malpropreté, mais une cause incessante de refroidissement.

Ainsi, à mon avis, l'enfant, pendant les sept à huit premiers mois de son existence, doit être emmailloté; mais ce maillot, qui ne doit remonter que jusqu'à la ceinture, doit être lâche et peu serré. Trop serré, il empêcherait la cavité abdominale de se dilater et de s'étendre; il entraverait, d'une part la respiration, et de l'autre, les importantes fonctions digestives.

La tête du petit enfant doit être recouverte avec sollicitude, aux premiers jours de la vie. Effectivement la tête ne semble pas tout à fait complète, il reste des portions osseuses qui ne sont point encore solidifiées : c'est ce que les anatomistes appellent *fontanelles.*

D'un autre côté, les cheveux sont à peine visibles, donc la tête n'est point assez garantie, et il est urgent de la mettre à l'abri des vicissitudes atmosphériques. L'usage est de placer d'abord sur le cuir chevelu une petite calotte de flanelle, un petit serre-tête et enfin le bonnet, le bonnet avec ses rubans, avec ses grandes ruches avec toutes les marques de la coquetterie maternelle.

A ce sujet, j'ai deux recommandations à faire : la première, c'est de ne jamais coiffer l'enfant d'une façon trop étroite; c'est de ne jamais resserrer sa tête dans des bonnets capables d'en arrêter le développement.

Encore une fois, cette tête est presque malléable : vous pouvez lui donner une forme pointue ou aplatie, écrasée ou obtuse; et plus tard, Mesdames, cette forme réagira sur l'intelligence : ce cerveau, logé dans une boîte de mauvaise dimension, se développe mal; mal développé, il remplit nécessairement mal ses fonctions. — Nous causerons longuement de tout cela un jour.

Ma seconde recommandation, c'est de ne pas trop serrer l'attache du bonnet sous le menton, et par prudence même, je conseillerais volontiers d'attacher ce bonnet de chaque côté de la brassière, plutôt que d'exposer l'enfant à des inconvénients que vous allez comprendre : Vous nouez le petit bonnet sous le menton, je suppose, et il ne vous paraît pas trop serré; mais l'enfant, qui ne peut pas encore porter la tête sur les épaules, l'appuie, la remue une fois appuyée; or, dans ses mouvements, il déplace le bonnet et tire forcément sur ses brides. Or, du menton au cou du petit être, il n'y a pas grande distance : aussi, voilà que tout à coup l'enfant devient rouge, ses yeux se cavent; la mère s'épouvante, elle croit à une maladie, elle rêve déjà à des convulsions; et c'est tout simplement l'enfant qui s'étrangle avec les brides de son bonnet.

Il faut couvrir les petits enfants, le froid pour eux deviendrait mortel; mais je ne saurais trop m'élever contre l'exagération de certaines mères, qui couvrent leurs enfants de la façon la plus ridicule : deux paires de bas, deux ou trois paires de chaussons, des brassières en flanelle, en laine, en calicot, et puis des plisses ouatées, de petits manteaux en couverture, etc. etc. !

Sous l'influence de pareils vêtements, la peau du petit enfant reste dans une continuelle moiteur, et par conséquent l'enfant reste exposé à prendre froid à la moindre imprudence.

Au nom de votre amour maternel, Mesdames, habituez, habituez peu à peu, doucement, avec sagesse, mais habituez vos enfants à supporter jusqu'à un certain point les vicissitudes atmosphériques de notre climat.

VII. — Vêtements des enfants.

Je ne viens pas examiner les coupes, les collerettes, les broderies, les ornements et les colifichets; que les parents habillent leurs enfants comme ils l'entendront, sous le rapport de l'élégance, cela ne me regarde pas; mais ce qui me regarde, ce sont les vêtements qui pèchent au point de vue hygiénique.

A cet âge, effectivement, l'enfant pousse, se développe un peu tous les jours; ne l'affublez point d'aucun habillement capable de gêner sa croissance. On rencontre des petites filles que l'on serre déjà de la façon la plus ridicule; des gamins, raides et mal à leur aise dans des habits trop étroits. De l'ampleur, de grâce ! que tous les mouvements soient faciles, que la poitrine puisse se développer, et que la cavité abdominale ne soit pas étranglée dans une ceinture.

Encore une fois, je m'embarrasse peu de l'élégance; seulement, je dois m'élever contre ces modes absurdes qui mettent au grand air non-seulement les bras, mais les jambes des petits enfants. De pareilles coutumes ne sont pas seulement grotesques, elles sont dangereuses.

Ce n'est pas parce que les jambes ou les bras sont plus ou moins dodus ou potelés, qu'ils se trouvent à l'abri des refroidissements.

Les enfants jouent, les enfants courent, ils se mettent facilement en transpiration; il faut des vêtements pour empêcher que cette transpiration ne se refroidisse. Et si vous voulez que je dise toute ma façon de penser à cet égard, les parents qui se ploient à ces modes déplorables sont coupables, — bien involontairement sans doute — mais très-évidemment, des rhumes, des coqueluches, des coliques de leurs enfants, ils semblent appeler à eux ce fléau de tant de mères, qui étrangle les enfants en quelques heures, et qu'on nomme le *croup*. — Habillez donc vos enfants à la mode, après de semblables réflexions!

On ne met pas toujours ses enfants à la grande mode; mais il est peu de parents qui ne cherchent à les habiller avec élégance et propreté. Leurs enfants, en effet, deviennent pour eux un sujet de parade, et chaque fois qu'ils sortent avec eux, on leur fait revêtir des habits bien propres, des habits plus ou moins neufs; et si l'enfant veut courir, s'il met un genou en terre, vite on le gronde, on le rudoie!« Malheureux! tu vas te salir! » Moi, je veux que les enfants ne portent rien de trop précieux, rien qui puisse leur défendre cette gymnastique perpétuelle qui leur est si nécessaire, qu'elle paraît toute naturelle; tant pis si les robes ont quelques accrocs... Riez, courez, sautez, charmants enfants : c'est une des conditions nécessaires à votre développement et à votre croissance, c'est un des meilleurs moyens pour entretenir chez vous une excellente santé.

VIII. — Vêtements des jeunes gens.

J'ai deux procès à faire dans ce chapitre : l'un aux jeunes gens, l'autre aux jeunes personnes.

Le sujet est délicat à traiter, car je vais brusquer bien des amours-propres. Quelque difficile que soit une pareille tâche, je ne puis cependant m'en dispenser : j'avais bien en tête de tourner la difficulté, en disant que, m'occupant d'un cours d'hygiène populaire, je n'avais point à m'élever contre les sottises du luxe et de l'élégance; mais les mêmes fautes se retrouvent dans toutes les classes; le fils de l'ouvrier est souvent plus dandy que les jeunes gens des familles opulentes.

La coquetterie de certaines ouvrières dépasse bien souvent aussi l'extravagance des demoiselles à grande fortune.

Aux jeunes gens, je n'ai que deux petites sottises à reprocher : la ceinture trop serrée du pantalon, les bretelles en antagonisme avec les sous-pieds, et toutes les cravates qui, malheureusement, ne changent jamais dans un but hygiénique et préservateur.

IX. — Les ceintures.

Les *ceintures*. C'est de la simple ceinture du pantalon que je veux vous parler en ce moment. On a tant dit, tant répété qu'une taille mince était une beauté, que, sans se rendre compte du mobile qui les fait agir, nos jeunes gens se serrent, se partagent le ventre en deux par une constriction qu'ils croient élégante, mais qui de leur part est fort ridicule et fort préjudiciable à leur santé.

Bien aux femmes de vouloir avoir taille fine ; quand

je dis *bien*, nous discuterons cela tout à l'heure ; mais des jeunes gens, des hommes, c'est quelque chose de déplorable, c'est une sotte coquetterie, une prétention ridicule et pernicieuse.

X. — Les bretelles.

Mais nous n'avons pas que la fine taille, l'habit ou la redingote boutonnés, étranglant toute la cavité de la poitrine ; nous avons les ridicules usages des *bretelles*, devenant les adversaires d'attaches moins bien placées, et que l'on nomme sous-pieds.

Vous avez entendu raconter sans doute quelques-unes de ces tortures admises au moyen âge, tortures qui tuaient l'homme peu à peu, tortures parmi lesquelles on distinguait, comme l'une des plus épouvantables, le tirage à quatre chevaux.

Eh bien ! les sous-pieds d'une part, les bretelles de l'autre, représentent en miniature le supplice qui jadis faisaient trembler tous les coupables. Le pantalon sert d'étau : deux bretelles, placées à droite et à gauche, appuyées sur les arceaux osseux qui constituent l'épaule, tirent en haut et du mieux qu'elles peuvent ; les souspieds, au contraire, enlaçant chacune des extrémités du pantalon, passent sous le creux du pied, ou plutôt dans le creux de la chaussure ; et là, inflexibles comme des douaniers, raides comme des sergents de ville, inintelligents comme le conscrit en faction, ils n'ont qu'une besogne et qu'un rôle, celui de retenir le bas du pantalon bien appliqué sur la botte ou sur le soulier.

— Mais les bretelles tirent par en haut. Nous avons besoin de nous asseoir et de fléchir les jambes ; nous voulons sauter, et par conséquent fléchir le genou ; laissez-nous choisir le vêtement le plus commode, ou tout au moins le plus préservateur.

— Choisissez, Messieurs ; mais du moins laissez là les sous-pieds. Si vous avez encore les hanches proéminentes, si vous jouissez, non pas d'une taille élégante, mais d'un sillon qui puisse la représenter, affranchissez-vous même des bretelles. Qu'importe si ces bretelles sont flexibles, extensibles, ou faites en caoutchouc !

La ceinture, soutenant le vêtement inférieur, pourra vous dispenser de bretelles ; et les bretelles, remarquez-le bien, les bretelles, de quelque nature qu'elles soient, compriment la poitrine, pèsent sur les deux épaules, et font l'office de barrière devant l'organisme disposé à d'importants développements.

XI. — Les cravates.

La cravate est une des parties de notre vêtement la plus changée, la plus variable, c'est-à-dire la plus soumise aux lois ridicules de ce tyran fantastique auquel on a donné le nom de mode. Tantôt la mode empèse les cravates, met autour du cou un carcan de crinoline, et fait mine de vouloir étrangler tous ses adeptes ; tantôt la mode, prenant une houlette pour drapeau, tombe dans la bergerie et impose des cols à la Colin, des cravates problématiques, des cravates qui n'en sont pas.

— Mais le cou n'est point garanti ; mais le cou, qui ressort des vêtements, est très-vilain et manque à toutes les règles de l'élégance.

— Tant pis vraiment, c'est la mode qui l'a voulu, c'est la mode qui le veut ; que vous dirai-je, moi ! c'est la mode, il n'y a pas à discuter là-dessus. Autant nos pères riaient de ces cravates à l'incroyable, qui non-seulement cachaient le cou, mais engloutissaient tout le menton, autant il nous est permis de rire de ces cravates en miniature, qui ne font qu'un seul tour de cou, et qui ne sont posées là que pour faire ressortir la blancheur d'un col de chemise.

Je demande des cravates hygiéniques, des cravates qui ne torturent pas, et qui mettent à l'abri des refroidissements les régions extérieures de la gorge et du cou.

J'ai lu, dans un livre d'hygiène, qu'au beau milieu d'une marche militaire, un colonel permit à ses soldats de retirer le col inflexible qui tient si raide et si majestueuse la tête du troupier.

Tant que l'on fut dans la plaine, la permission ne fut cause d'aucun inconvénient; mais le régiment vint à passer dans une gorge de montagnes : le lendemain, soixante soldats étaient entravés dans leur marche, et obligés de demander l'entrée à l'hôpital; le surlendemain, cent quarante des militaires dont nous venons de parler furent pris de maux de gorge, de maux de tête, en un mot d'accidents tels, que, depuis cette époque, le colonel ne consentit jamais au retrait du col ou de la cravate. Il avait commis une imprudence; ses soldats, gens inexpérimentés pour la plupart, avaient payé de souffrances et de journées passées à l'hôpital la faute de leur colonel.

Si nous avons l'habitude de porter de hautes et de grandes cravates, ne nous affranchissons de cette servitude que peu à peu, avec adresse, avec diplomatie; et malgré la condescendance que m'a apprise l'illustre Récamier, autant je suis disposé à blâmer les hautes cravates, autant je veux réprouver toutes ces cravates modernes qui, réduites en chiffon, en ruban, ne cachent pas la moitié du cou.

Il y a plus, je veux que les gens susceptibles, c'est-à-dire les gens à surface cutanée très-impressionnable, non-seulement portent de la flanelle sur la peau; j'en dirai quelques mots à l'article : *Vêtements des hommes faits;* mais je me dois de dénoncer comme imprudente la coutume des gens à flanelle, qui font échancrer ces gilets de laine, et qui exposent ainsi aux variations atmosphériques l'une des régions les plus impressionnables : la région qui comprend le haut des épaules et le cou.

Vous faites faire des gilets de flanelle, soyez complets dans vos précautions : faites adapter à chacun de vos gilets un véritable col, lequel sera caché par le col de chemise d'abord, mais surtout disparaîtra tout à fait sous les plis et replis de votre cravate habituelle.

XII. — Le corset.

Ah! pour les jeunes personnes, je ne veux pas être aussi caustique, aussi méchant que Rousseau. J'admets le corset!

Assemblez en congrès tels et tels savants, appelez à l'ordre du jour l'usage si général des corsets, et vous aurez, soyez-en sûrs, de longs discours, de longs traités, d'incommensurables discussions qui, moitié en français, moitié en latin ou en toute autre langue, tendront à prouver que les corsets sont antihygiéniques, antilogiques, antiartistiques, antianatomiques, antiphysiologiques, antimoraux même : il y a des gens pleins d'esprit, capables de vous prouver que tous les abus sociaux proviennent de ce vêtement si connu, composé de baleine, de busc et de coutil.

Il est si facile d'enfourcher un cheval parfaitement dressé, et, sous prétexte de discussion, de rabâcher, de reproduire sur un autre ton et par d'autres formules tout ce que nos littérateurs en renom, nos philosophes en réputation, nos utopistes plus ou moins modernes, ont tâché de démontrer, qu'il n'est pas permis de s'étonner devant le cri de guerre et de réprobation journellement formulé contre les corsets.

Moi, je prétends que les corsets bien compris, bien confectionnés, bien mis surtout, sont des vêtements indispensables à la plus belle partie du genre humain. Cette prétention n'est motivée, croyez-le bien, par aucun désir d'opposition, ni par le moindre sentiment de galanterie ; j'ai pour l'appuyer deux arguments qui me paraissent considérables : d'une part, la coutume et l'usage ; de l'autre, les notions anatomiques.

Vous voyez qu'il s'agit d'un petit plaidoyer en deux points.

C'est peu que tous les peuples les aient employés. C'est peu que leur usage soit resté, malgré les récriminations de tous genres, qui, tout en les frappant de réprobation, les ont taxés de sottise. C'est peu que les habitudes de notre société les imposent à toutes les femmes, au point qu'une femme sans corset semble un chevalier sans armure, un boiteux sans béquilles, un aveugle sans bâton. Il existe des raisons anatomiques qui militent tellement en faveur du corset, que je me crois obligé de les analyser.

Je le sais parfaitement bien, aux usages de tous les peuples on peut opposer la tyrannie de la mode ; contre l'insuccès des proscripteurs, on peut faire valoir l'esprit d'opposition, si naturel à tout le genre humain ; ou du moins des motifs de coquetterie et des obligations sociales.

Aussi, je le dis en toute franchise, en hygiène comme en médecine, je ne fais pas autant de cas que certains auteurs, des usages, des coutumes et des opinions des philosophes ou savants qui nous ont précédés ; mais les causes anatomiques ne varient jamais, les déductions logiques sont inflexibles, et je prétends que la logique et l'anatomie obligent toutes les femmes à revêtir la petite prison de baleine, jadis si réprouvée par J.-J. Rousseau.

L'homme, tout le monde sait cela, est composé de membres, d'une tête et d'un tronc. Le tronc est protégé dans sa partie supérieure par des arceaux mobiles qu'on appelle côtes; mais il n'a de protection dans sa partie inférieure que les grandes écailles osseuses appelées *os du bassin* : c'est la base de l'axe résistant, appelé colonne vertébrale.

Or toute la paroi extérieure de la cavité abdominale, ou, si vous l'aimez mieux, la muraille musculaire et mobile qui forme la partie antérieure du ventre, est constituée par une cloison élastique, extensible, assez mince et très-facile à érailler.

Or maintes causes travaillent journellement à distendre, et par conséquent à érailler cette paroi; donc, il faut que l'art des hommes vienne à son secours, et lui applique une espèce de doublure et de renfort extérieur. Ce renfort, cette doublure, ce bouclier, c'est le corset ou plutôt la moitié inférieure du corset.

La moitié inférieure du corset préserve la paroi abdominale contre les chocs extérieurs, et la défend contre les pressions intérieures, pressions sans cesse exercées par les viscères qui ballottent suspendus dans la cavité du ventre.

En second lieu, en avant de la poitrine, en dehors même des côtes qui forment la cavité destinée au cœur et aux poumons, se trouvent deux glandes nourricières, qui ont besoin d'être préservées, contenues et soutenues; la glande mammaire, emblème de l'abondance et de la charité, mérite bien que les hygiénistes s'occupent un peu de sa conservation, de son bien-être et de ses moyens de défense. Eh bien! le corset, avec ses goussets protecteurs, est seul capable de remplir cet office.

Reste la ceinture. Je ne puis admettre qu'on la comprime outre mesure, qu'on l'étrangle et qu'on la déforme. Les tailles de guêpe, sont à mon avis, aussi laides qu'elles sont antihygiéniques, d'autant que la taille modelée et circonscrite par certains corsets est fort souvent placée de la plus piteuse manière.

Jadis on portait la ceinture immédiatement au dessous des seins; tout récemment, des merveilleuses ont voulu la porter tout au bas du tronc; et vraiment la place de la ceinture ne peut être que sa place anatomique.

Encore une fois, j'admets l'usage du corset, mais je réprouve de toute mon âme les exagérations trop souvent occasionnées par l'usage d'un pareil vêtement; je les réprouve surtout pour les jeunes personnes, enfants encore, qui se développent, qui se forment et dont on entrave la croissance.

XIII. — Vêtements des hommes faits.

Je n'ai point à détailler ici les différentes pièces de cet appareil compliqué.

Qu'importe à ceux qui m'écoutent de savoir que le vêtement français se compose d'une chemise, d'une paire de bas, d'un pantalon, d'un gilet, d'un paletot? Mais comme hygiéniste, j'ai à apprécier, à discuter les couleurs de nos vêtements ordinaires. Un mot seulement, bien entendu; car ayant la prétention de faire un cours d'*hygiène populaire*, je n'ai point à vous parler des habits à 120 fr. et des paletots à 150 ou à 160 fr. Tout le monde sait que la couleur noire absorbe toute chaleur, chaleur artificielle ou chaleur solaire, comme aussi la chaleur vitale. De là vient que les vêtements de couleur foncée, aidant à la déperdition de notre chaleur naturelle, absorbant, mais absorbant pour eux la chaleur extérieure, sont de tous les vêtements les moins hygiéniques.

Et cependant la couleur noire est à la mode, la couleur noire est de cérémonie ; et les petits inconvénients qui peuvent résulter d'un vêtement de pareille couleur ne sont pas suffisants pour vous prêcher les paletots blancs et les redingotes *idem ;* c'est beau en théorie. Nos hygiénistes modernes ont prouvé par A plus B que nous devions nous vêtir comme les Bédouins ; l'obtiendront-ils ? j'en doute fort ; mais ils auront démontré, par leurs demandes et leurs théories, que la couleur blanche, quelque salissante qu'elle soit, est de toutes les couleurs la plus hygiénique, fraîche en été, chaude en hiver.

Au reste, pour les vêtements des hommes, j'ai plusieurs recommandations à faire. Je suppose que chacun de ceux qui me liront se vêtent convenablement ; mais comme je m'adresse spécialement à la classe des travailleurs, je veux des précautions spécialement destinées au travail.

XIV. — Usage de la flanelle.

L'ouvrier transpire bien souvent, au milieu de sa rude besogne, et contre les refroidissements il lui faut un préservatif. En conséquence, je lui conseille l'usage de la flanelle sur la peau.

Je ne crains pas d'exagérer en assurant que la moitié de la population française porte le gilet de flanelle : flanelle si efficace, qu'on l'appelle communément flanelle de santé.

Tous ceux qui font usage de la flanelle en connaissent immanquablement les bons résultats ; mais ceux qui ne la portent pas ont besoin, pour en apprécier le mérite, d'une petite explication.

La laine isole en quelque sorte les corps qu'elle enveloppe ; cela est si vrai, que le meilleur moyen de conserver un morceau de glace au milieu des grandes chaleurs de l'été, c'est de l'entourer d'un morceau de laine ; de même que la précaution la plus sûre pour garder une douce chaleur à des linges que l'on a fait chauffer, c'est de les entourer de flanelle ou d'un morceau de couverture. Comme chaque corps vivant produit de la chaleur, le meilleur moyen de garder cette chaleur est d'entourer le corps de laine, c'est-à-dire de flanelle.

Oh ! je sais bien l'objection commune : c'est une habitude fort coûteuse, c'est une servitude déplorable : une fois que l'on a revêtu le gilet de flanelle, on ne peut plus s'en passer !

Messieurs, supposez que, pour n'avoir pas suivi mon conseil, quelques-uns des ouvriers qui m'écoutent soient pris de refroidissement, qui cause une fluxion de poitrine, par exemple ; ils seront forcément obligés de s'arrêter : plus de travail, un chômage malheureux ; plus de fatigue, mais plus d'argent ; et puis, des médicaments qu'il faut payer : et tout en supposant le rétablissement, une convalescence qui nécessitera bien des dépenses et bien des soins.

Calculez ce que peut coûter une maladie, et comparez-en le prix à la dépense d'un ou deux gilets de flanelle.

Vous m'objecterez la servitude ; il est un moyen de l'atténuer et de la rendre moins tyrannique. Il est des gens qui prennent la flanelle, et qui ne la quittent plus ni jour ni nuit. Eh bien ! ceux-là perdent la moitié de leurs avantages : le corps s'identifie tellement à cette seconde peau artificielle, qu'il devient aussi impressionable aux diverses variations de température avec sa flanelle que lorsqu'il en était dépourvu.

Je recommande la laine sur la peau, pour la mettre à l'abri de ces variations. Or, quand vous êtes au lit, vous n'y changez pas de température; au contraire, quand vous êtes levés, vous êtes exposés à mille occasions de refroidissement : des portes ouvertes, des courants d'air, le séjour dans un appartement et puis le séjour dans la rue, le passage du soleil à l'ombre.

C'est alors que la laine vous sert véritablement de préservatif. Ne la portez donc que le jour, et vous aurez l'avantage de n'en pas prendre une si grande habitude et d'en économiser les bénéfices pour le temps juste où vous en aurez besoin.

Toutefois, nous ne devons pas rompre sans précaution avec certaines habitudes; par conséquent, je ne veux pas que les personnes qui comprendront la valeur de mon conseil s'y conforment sans adresse, et quittent sans cérémonie, dès ce soir, la flanelle qu'elles portent *continuellement* depuis plusieurs années; mais il est une manœuvre bien simple, bien logique : elles peuvent, pendant quelque temps, changer la place de leur gilet de flanelle, le mettre, en se couchant, par dessus leur chemise, de façon que pendant la nuit la laine ne soit plus sur la peau; et plus tard, après quinze jours ou trois semaines environ, elles s'affranchiront du vêtement de flanelle.

Par cette précaution, elles en doubleront les avantages.

XV. — Ceinture abdominale.

En second lieu, pour la plupart des artisans, je veux une ceinture abdominale : une toile, une sangle, un bon morceau de laine, mais enfin un soutien quelconque.

Analysez ce qui se passe, quand vous faites un effort pour pousser ou soulever un fardeau. Quand vous allez user de toute votre vigueur, la paroi du ventre est poussée en avant; pourquoi? parce que, entre la poitrine et le ventre, il existe une séparation musculaire, formée par une toile charnue, disposée horizontalement, et que l'on appelle diaphragme. Or, quand vous voulez appuyer sur quelque chose, quand vous portez un certain poids, quand de tout votre corps vous faites une espèce de levier musculaire, votre respiration se suspend, et le levier prend son point d'appui précisément sur le muscle diaphragme, qui se trouve refoulé dans le ventre.

Alors la capacité du ventre se rétrécit, tous les viscères qu'il renferme vont presser contre la paroi, et la tendent; une ceinture aidera la paroi du ventre à résister à cette pression.

Pour ne point vouloir de ceinture, vous trouvez un grand nombre de manœuvres qui sont atteints de hernies, ce que vous appelez des descentes; ou si la paroi abdominale reste intacte, elle se distend outre mesure, et les organes qui sont dans le ventre, ballottant dans une boîte devenue trop grande, s'irritent, s'enflamment et s'altèrent.

La ceinture doit tout simplement soutenir le ventre, mais ne pas l'écraser. Il ne faut point arracher le nez d'un enfant pour l'empêcher d'être morveux.

XVI. — Jarretières.

A propos des jeunes gens, j'ai crié contre les bretelles et les sous-pieds, j'ai crié contre les corsets trop serrés et contre les habits *idem*. Je crois devoir vous dénoncer encore la mauvaise habitude des jarretières, mises sous les genoux : la jarretière, empêchant la libre circulation du sang, produit bien souvent cette vilaine maladie qu'on appelle *varices*.

La jarretière, empêchant la libre circulation du sang,

prive la jambe et les pieds de la nourriture qui leur est nécessaire; et c'est à l'usage des jarretières qu'il faut attribuer, en grande partie, les jambes à fuseau et les pieds si souvent refroidis. Je ne veux pas dire qu'il faut laisser traîner ses bas sur ses talons; mais, au lieu d'appliquer au dessous du genou les liens chargés de tenir en place cette partie de notre vêtement, appliquez-les au dessus de la jointure. Là, le membre est compact, résistant, charnu, les vaisseaux sanguins et lymphatiques ne se trouvent pas à la surface; on peut exercer sur cette région une certaine constriction sans de bien graves inconvénients; faites mieux encore : au lieu de porter des bas, portez des chaussettes, ou si vous portez des bas, retenez-les en place par de petits cordons latéraux.

XVII. — Les vêtements selon les saisons.

Je ne puis quitter ce chapitre sans parler de l'imprudence de certaines personnes, qui changent de vêtement à chaque saison. Qu'elles changent, la chose est parfaitement admissible; mais il est dangereux de changer de costume brusquement, méthodiquement, avec l'inflexibilité d'une horloge ou d'un calendrier.

Dès l'époque du printemps, dès que le soleil sourit et que les arbres se couvrent de fleurs, nos méthodistes laissent le vêtement d'hiver; il fait froid, le printemps est en retard, tant pis!

Combien j'en ai vu grelotter dans leurs pantalons blancs et leurs pantalons de nankin!

Au contraire, l'automne et l'hiver n'ont absolument rien de rigoureux; mais on est en automne et en hiver : alors on prend les habits ouatés, les pantalons en cuir de laine, les robes calfeutrées; on habitue la surface cutanée à cette surcharge de vêtements, tant et si bien que, lorsque surviennent les froids véritables, la neige et la glace, on grelotte dans les vêtements confectionnés cependant pour préserver du froid.

De grâce, de l'intelligence! Ne prenez d'habits bien chauds que quand il fait véritablement froid; et puis, des précautions, des transitions raisonnables. Ne vous dévêtez que peu à peu; craignez, au printemps et à l'automne, l'air du soir et du matin; il est frais encore, quelquefois il est tout à fait froid; et il est une chose remarquable, dans nos statistiques médicales, c'est que l'automne et le printemps sont les deux saisons les plus encombrées de maladies.

XVIII. — Vêtements des vieillards.

J'ai toujours eu grand respect pour la vieillesse; quand je vois devant moi un homme à cheveux blancs, je me trouve remué par une émotion involontaire. J'approuve, oh! j'approuve de tout mon cœur certains vêtements que la jeunesse trouve surannés; il est déplacé de se moquer des habits antiques, des houppelandes ou des douillettes. C'est un vieillard qui passe, Messieurs : respect, et chapeau bas!

Chez le vieillard, les habits chauds et préservateurs sont plus nécessaires que dans l'âge mûr. Tout s'use dans ce monde, non-seulement nos habillements, mais aussi nos organes, notre vitalité. La chaleur naturelle est bien moindre chez le vieillard que chez le jeune homme, que chez l'homme fait; mais la peau est restée d'une sensibilité considérable; il faut la défendre, la garantir, en un mot la vêtir convenablement.

XIX. — Pourquoi je n'en dis pas davantage.

J'ai annoncé, en commençant, que je ne traiterais que les points principaux dans la grande question de l'habillement. J'en ai dit la raison, le motif : mon cours est fait pour la classe bourgeoise et ouvrière; il n'est point intitulé : *Cours populaire*, pour rien.

En parlant des effets de la lumière et de la chaleur sur notre surface cutanée, j'ai fait comprendre l'importance de la couleur pour les vêtements.

En recommandant la flanelle, j'ai dénoncé toutes mes préférences pour les vêtements de laine.

Maintenant, il me paraît inutile de classer minutieusement chaque espèce, chaque genre d'habits, d'examiner la valeur du coton ou du lin, de la soie ou des fourrures ; car alors, on pourrait me demander pourquoi je ne discute pas l'importance des vêtements de velours et la grâce des habits brodés d'or ou d'argent...

XX. — L'habit ne fait pas l'homme.

Hélas! c'est une misère de notre intelligence, un malheur de notre époque, une sottise de la civilisation : on n'estime, on ne vénère, on ne respecte dans ce monde que les gens plus ou moins richement vêtus, que les hommes suffisamment bien mis.

Qu'un étranger se présente, qu'un passant vous aborde, qu'un inconnu vous parle, vous ne demandez pas tout de suite à cet inconnu, à ce passant, à cet étranger : Qui êtes-vous, Monsieur? quelle est votre conduite, vos principes, vos sentiments? Non, vous regardez ses habits : si les vêtements sont usés, s'ils portent un cachet de vétusté et de bon marché, s'ils sont troués surtout, l'affaire est jugée, la porte du cœur est vite close, la confiance paraît impossible. Si, au contraire, vous apercevez sur le visiteur les symptômes du luxe, le cachet de la mode et de l'élégance, oh! alors, pas de saluts qui vous semblent trop respectueux, pas de cérémonies qui vous paraissent déplacées. — Asseyez-vous donc, Monsieur. — Approchez du feu, je vous en prie. — Pardon mille fois, mais prenez ce tabouret, je m'aperçois que vous n'avez rien sous vos pieds.

Messieurs, au nom du bon sens et de l'hygiène, permettez-moi de condamner une pareille conduite. Au nom du bon sens, parce que sous un vêtement troué peut se cacher un homme de mérite et de vertu, digne par conséquent de déférence et de bon accueil; tandis que sous les plus merveilleux costumes se cachent quelquefois le vice et l'ineptie. Au nom de l'hygiène, parce qu'un homme brutalisé par des impolitesses imméritées est aussi exposé à une maladie qu'un homme obligé de subir la secousse des refroidissements, les ardeurs d'un soleil caniculaire, en un mot toutes les intempéries des saisons.

XXI. — Conclusion.

J'ai souvent terminé par une pensée religieuse. Aujourd'hui, je veux finir par une pensée morale et politique.

Il n'y a pas longtemps encore que nous avons tous assisté à un antagonisme déplorable et vraiment injuste. De prétendus philanthropes, sous le puissant prétexte de la fraternité universelle, nous ont soufflé l'envie, la haine, la guerre civile; ils ont exalté la blouse, en même temps qu'ils déclaraient méchante et odieuse toute la grande classe des habits. Mon Dieu! ces grands phraseurs, nous les avons vus à l'œuvre; ces magnanimes citoyens, nous avons assisté à leur curée! Méchants, ambitieux, ils

ne rêvaient que leur succès propre; ils voulaient tout
abattre, afin de se faire un piédestal. Ils ont réussi : mais
sur ce théâtre navrant et stupide, nous n'avons plus
aperçu que des grotesques stupides.

Messieurs, pas de phrases, pas de redondance, nous
sommes tous frères, puisque tous nous sommes les fils
d'un Père immortel qui est dans les cieux; et à ce titre,
nous nous devons mutuellement aide, secours, dévouement même; qu'importent la blouse ou l'habit, le paletot
ou la redingote? puisque nous sommes tous frères, nous
devons être toujours amis; mais quant à l'égalité, souve-
nez-vous-en bien, ce n'est qu'une utopie ridicule, un rêve
creux et chimérique. Dans toutes les familles, il y a des
grands et des petits, des aînés et des cadets, et vous aurez
beau promener la baguette de Tarquin sur toutes les
classes, vous n'obtiendrez jamais un même niveau.

HUITIÈME LEÇON.

———◆◇◆———

DE LA LITERIE.

———

I. — Le philosophe de douze ans.

Il était jovial et joufflu, l'œil vif et l'air malin. Il montrait gaiement à qui les voulait voir, son teint brûlé par le soleil et ses dents blanches comme des perles : il avait douze ans.

C'était un de ces enfants de la Savoie que les parents envoient tout jeunes dans notre riche pays de France. Au jour du départ, toute la chaumière est en deuil, en larmes; le père est triste, la mère pleure; et quand vient le moment des adieux, c'est un tableau bien digne des artistes, c'est une scène jadis chantée par un poëte :

« Pars, mon enfant; c'est pour la France !
« Que te sert mon amour? hélas ! je ne puis rien !
« On vit heureux là-bas, ici dans la souffrance;
« Va, mon enfant, c'est pour ton bien ! »

Le petit Savoyard était parti avec sa veste de bure, avec

deux ou trois écus gagnés par le papa, avec une boîte de bois blanc qui renfermait une marmotte.

Je le rencontrai par hasard dans une des allées du bois de Boulogne, où j'étais allé mettre mes préceptes en pratique, prendre un bon bain d'air pur et me retremper dans quelques instants de distraction.

Je m'étais villageoisement étendu sur l'herbe, quand je vis s'établir à quelques pas de moi, sur le gracieux tapis de verdure dont j'avais pris possession, l'étrange petit garçon que je viens de décrire.

Rien ne m'est plus odieux et plus désagréable que ces petits fainéants en herbe, que de misérables paresseux mettent parfois en avant et qu'ils dressent tout jeunes à la mendicité.

Rien ne m'ennuie comme ces ramoneurs qui vont tendre la main sans scrupule, et qui, par des phrases bien connues, cherchent à soutirer quelques petits *chous;* mais le jeune Savoyard dont je parle ne ressemblait en aucune façon à tous ces précoces bohémiens.

Il s'étendit nonchalamment sur l'herbe, prit la boîte qu'il portait sur le dos, l'ouvrit doucement, et il dépensa des phrases si reconnaissantes, si caressantes et si drôles, que, tout ému de cette petite scène, je pris le parti de m'en approcher.

Comme l'enfant ne m'avait rien demandé, je pensais qu'il était sage d'être généreux et encourageant; je lui présentai une pièce de 10 centimes toute neuve, qu'il accepta sans cérémonie; puis j'entamai la conversation :

— Que fais-tu là, enfant?

— Je me repose, Monsieur.

— Que tiens-tu renfermé dans cette longue boîte?

— Un animal bien gentil et bien heureux.

— Heureux, parce qu'il est avec un bon maître, sans doute?

— Non vraiment; parce qu'il a une existence que j'envie.

— Qu'est-ce que c'est donc, une souris blanche?

— Non, Monsieur; c'est une marmotte.

— Et pourquoi envies-tu l'existence de la marmotte?

— Parce que c'est une bête qui dort plus que tout le monde.

Cette raison me fut donnée d'un ton si majestueux, elle fut formulée d'un air si magistral, que je ne pus m'empêcher de rire, tant et si bien, que mon interlocuteur se mit à rire aussi.

— Tu es donc paresseux? m'écriai-je.

— Si je suis paresseux, répondit l'enfant, je serais bel et bien resté dans la Savoie, mon pays; mais on m'a dit comme ça : Veux-tu gagner ta vie? j'ai répondu : Je le veux bien. — Tiens, voilà une marmotte, qu'on m'a fait; va à Paris. J'ai pris, je me suis mis en route, je suis arrivé, et j'ai déjà ramassé quarante-trois francs dix sous. C'est-il l'histoire d'un paresseux, ça?

— Alors, comment trouves-tu les marmottes heureuses de dormir si longtemps?

— Pourquoi? Voici mon raisonnement, à moi : quand j'ai du chagrin, quand je suis triste, quand mon petit commerce ne va pas, ça me taquine et me décourage. J'arrive au garni, je me couche et j'oublie tout, pendant ce temps-là! Quand les passants me rebutent, quand les gamins m'agonisent, quand ma marmotte, mon gagne-pain, n'a pas l'air d'une bonne santé, ça me tracasse et me décourage; je vais me coucher, je m'endors, et toutes les tracasseries disparaissent immédiatement. Quand je ne trouve pas des boulangers ou des marchands de vin raisonnables; quand, ne voulant rien prendre des économies que j'envoie chaque mois au pays, je retourne à la chambre sans avoir beaucoup mangé, eh bien! Monsieur, je mets la tête sur l'oreiller, je dors avec l'estomac un peu vide. Et c'est autant de gagné ! Enfin, quand j'aperçois des jolis petits Messieurs qui me regardent avec dédain, quand je compare ma veste à certains habits, mais surtout quand je vois des enfants se promener contents avec leurs parents, cela me vexe, j'éprouve un moment d'envie ; je pense à la commune, à la petite chaumière du papa, je suis prêt à pleurer quand je me couche ; mais, si j'ai le bonheur de m'endormir tout de suite, alors plus d'envie, plus de tristesse ; je rêve que je suis au pays, que j'y ai rapporté un gros sac plein d'écus, que le papa et la maman sont contents, et je suis aussi satisfait, ma foi ! que si vraiment j'avais été au village.

Vous voyez donc bien que l'un des plus grands bonheurs de ce monde, c'est de dormir, et je suis bien sûr que toutes les richesses de ces gens qui passent en équipage, que les plaisirs de ces Messieurs qui se dandinent dans leurs beaux habits ne valent pas les six mois de sommeil de Catherine, ma marmotte.

II. — Bienfaits du sommeil.

Le petit Savoyard, Messieurs, avait réellement raison ; non-seulement le sommeil nous est utile, vous savez, par expérience, que notre existence ne peut se supporter, se maintenir, se prolonger que par des alternatives d'exercice et de repos : mais il est pour nous un bienfait incontestable.

L'homme, ici-bas, la religion nous l'apprend, est sur une terre d'exil ; il exécute un voyage plein de soucis, traverse un temps plein d'épreuves. La Providence, pour nous, est comme ces mères compatissantes qui châtient leurs enfants parce qu'elles comprennent leurs obligations, leur mission, leur devoir ; mais qui s'ingénient à prouver, au milieu même de leur sévérité, leur bonté, leur dévouement, leur tendresse; qui grondent, mais qui sourient, qui frappent et qui caressent tout ensemble.

Le Seigneur a dit à notre premier père : « Tu mangeras ton pain à la sueur de ton front. »

Mais, en même temps qu'il le condamnait au travail, et qu'il nous y condamnait tous, il nous donnait par compensation le repos, le bienfait et toutes les douceurs du sommeil !...

Quand nous parlerons de la gymnastique, c'est-à-dire des mouvements de tout notre système musculaire, des exercices nécessaires à notre organisation, nous vous démontrerons la nécessité de l'immobilité passagère, de la station hygiénique; en un mot, l'obligation du repos. Ce repos ne peut être pris complètement sur une chaise ou dans un fauteuil. Ce repos exige un appareil, un vêtement tout particulier que l'on appelle un lit.

Par quelle raison physiologique? Nous vous l'expliquerons plus tard; mais, quand nous n'aurions d'autres motifs de nous occuper de la literie que nos habitudes, nos usages, ce serait une raison bien suffisante pour y consacrer une leçon tout entière.

L'homme, en effet, Messieurs, passe forcément les deux tiers de son existence dans son lit, et quand je dis les deux tiers de l'existence humaine, je suppose une vie toujours prospère, exempte d'entraves et de toute espèce de maladie; car aussitôt que vient le malaise, aussitôt qu'apparaît une souffrance, notre chétive organisation, terrassée par le mal, ne peut supporter convenablement cette attaque qu'à l'aide d'un bouclier, d'une armure spéciale. Ce bouclier, cette armure se résument dans une estrade suspendue, supportant de grands coussins de paille ou de laine que l'on appelle paillasses ou matelas, dans de grands morceaux de toile faite de lin ou de coton, que l'on nomme communément les draps ; enfin, dans ces tissus préservateurs que l'on intitule couvertures, et qui, avec des coussins de plume ou de crin, c'est-à-dire des oreillers ou des traversins, complètent l'ustensile de ménage que l'on appelle un lit.

III. — Le lit est nécessaire aux gens de bonne santé, et indispensable aux malades.

En commençant ce cours d'hygiène, je vous ai annoncé que, ne suivant pas la route ordinaire, nous trouverions sur notre chemin des sentiers peu fréquentés, des parages curieux à visiter, des régions importantes à connaître.

Je vous ai dit que non-seulement avant d'étudier l'hygiène spéciale de chaque organe, nous ferions de ces organes un examen anatomique, une sorte de description préparatoire ; mais que je voulais tracer des règles pour l'homme malade comme pour l'homme bien portant, et que nous ferions, avec l'hygiène ordinaire, l'hygiène de la maladie et l'hygiène de la convalescence.

Aujourd'hui notre chapitre *Maladie* sera plus long et plus important que notre partie *Hygiène* proprement dite. Car, si le lit est le vêtement du sommeil, ainsi que je le faisais entrevoir tout à l'heure, c'est le vêtement obligé des malades, et nous avons à donner sur cette question des renseignements fort utiles.

Du reste, nous suivrons la méthode adoptée dans la leçon précédente. Nous examinerons le lit des enfants, le lit qui convient aux jeunes gens, le lit qui convient à l'âge mûr ; puis je vous parlerai du lit nécessaire aux malades et du lit le plus hygiénique pour les convalescents.

IV. — Lit des petits enfants.

Le lit des petits enfants, berceau ou barcelonnette, est généralement fort mal confectionné : l'amour maternel exagère et tremble toujours.

On met l'enfant sur un petit matelas de laine, quelquefois sur un lit de plume; on le couvre, on le recouvre de deux ou trois couvertures, et puis surtout on l'enferme dans des rideaux à travers lesquels l'air atmosphérique ne peut passer. Les premiers jours de l'existence sont destinés complètement au développement de la vie matérielle : boire et dormir sont les grandes fonctions du petit enfant au berceau ; mais il faut que le sommeil soit aidé d'un vêtement convenable; au lieu de plume ou de laine, prenez de la fougère; au lieu d'un oreiller par trop échauffant, mettez la tête du petit enfant sur un simple coussin de balle d'avoine. Hélas! vous savez tous quels sont les désagréments d'une existence à peine éclose : ses repas, son sommeil, ses déjections, tout est irrégulier, et le lit du marmot doit être confectionné de manière à pouvoir se sécher promptement et hygiéniquement. La fougère et la balle d'avoine non-seulement ont l'avantage de sécher vite, mais elles ne gardent aucune des mauvaises odeurs capables de vicier l'air atmosphérique qui entoure le petit dormeur.

Pas d'excès de couvertures! l'enfant est couché avec son maillot, il est déjà cuirassé contre les refroidissements. Si vous le couvrez d'une façon exagérée, vous entretenez à la peau une moiteur dangereuse et affaiblissante; et puis, pas de rideaux, ou tout au moins des rideaux très-clairs; de l'air, il faut de l'air à cette petite plante qui, déjà radieuse et coquette, vient de s'étaler sur le sol!

Quelques personnes, soit économie, soit gâterie de parents, ont l'habitude de faire coucher leurs petits enfants avec eux. C'est un tort, c'est une grave imprudence. Et d'abord, il se peut très-bien que pendant le sommeil, vous mettiez sur ces petits êtres votre bras, votre couverture, ou votre oreiller ; on a vu bien des exemples d'enfants étouffés de la sorte.

Et puis, cette coutume est déplorable pour la santé des petits enfants. A-t-on jamais vu un arbrisseau croître vigoureusement sous un grand chêne ? Non vraiment, non ; le plus grand prend tout au plus petit ; c'est dans le monde physique comme dans le monde intellectuel.

Parfois, dans mes visites médicales, j'ai vu, j'ai rencontré des enfants étiolés, à la peau livide, aux yeux rouges ; j'ai interrogé les parents.

— Mais ils se portent bien, je vous assure ; c'est leur tempérament comme ça !

Et puis je découvrais qu'on les couchait avec leurs parents, avec la grand'mère par exemple : j'en faisais comprendre les inconvénients. Au bout de quelques mois, le teint de ces pauvres petits êtres se prenait à refleurir, les yeux étaient nettoyés ; la santé revenait tout entière.

V. — Lit des jeunes gens.

Les jeunes gens doivent être couchés durement ; dans un lit trop doux, le système nerveux s'exaspère, l'organisme devient paresseux, le tempérament s'étiole : un matelas et une paillasse, il n'en faut pas davantage, et surtout peu de couvertures, pas d'édredon, pas même de rideaux.

Mais que les parents se rappellent une chose : c'est qu'au jeune homme qui se développe, il faut un coucher bien salubre. Je vous le disais tout à l'heure, nous passons dans notre lit un des tiers de notre existence. Pendant le sommeil, le plus grand nombre des fonctions vitales se trouvent suspendues; mais les fonctions digestives et respiratoires veillent et s'exécutent sans interruption : la machine répare, et la réparation la plus importante s'opère par le grand acte respiratoire.

Qui dort dîne, dit le proverbe; il ne faudrait cependant pas faire dîner vos jeunes gens tous les jours de cette manière; mais je veux vous faire comprendre combien il est important que leur sommeil s'exécute dans un milieu salubre : point de trous pour alcôves : point de petits cabinets noirs, sans cheminée, où on accumule les lits de deux ou trois enfants.

Encore une fois, il faut de l'air, et du bon air surtout, pendant le sommeil; non-seulement il en faut aux poumons, mais il en faut même aux suçoirs absorbants de la peau.

L'absorption de la peau est, en quelque sorte, doublée pendant le sommeil. On peut s'asseoir à l'ombre d'un noyer, sans inconvénients bien graves; mais si l'on a l'imprudence de s'y endormir, on court le risque d'y tomber malade; et la maladie, le malaise, plus d'une fois est allé jusqu'à la mort. Pourquoi? parce que l'absorption a fait passer dans la circulation un malaise, un refroidissement qui devient une sorte d'empoisonnement général.

Donc, je le répète, il faut que le milieu dans lequel couchent les jeunes gens soit d'une salubrité irréprochable.

VI. — Lits des hommes et des vieillards.

J'arrive au lit des hommes faits et des vieillards. Ce serait une curieuse histoire que celle de la literie de toutes les nations. Il y a dans certaines coutumes des fautes si grossières, des préjugés tellement ridicules, que voici ma réflexion à ce sujet : L'hygiéniste a beau condamner, renseigner, instruire, ses instructions se briseront comme du verre contre le roc terrible de l'habitude, s'il ne revient souvent à la charge, s'il ne répète à satiété les mêmes avis.

Pourquoi mettre des lits dans des alcôves fermées ? Comment bâtir des lits uniquement avec de la plume ? Est-il possible que des êtres intelligents organisent leurs lits dans des tiroirs de commode ? Pourquoi se condamner à coucher toujours contre la muraille, au risque de recueillir toutes les humidités qui s'en exhalent ? Pourquoi des lits en bois tout criblés de cet exécrable insecte qu'on appelle *punaise,* plutôt que des lits en fer, qui ne coûtent pas plus cher et qui sont évidemment plus hygiéniques ? La coutume, l'usage, les habitudes ! Avec une pareille réponse, il n'y a pas de discussion possible.

« Je suis fait à un lit de cette nature, je le veux contre la muraille, et dans une alcôve, parce que c'est plus propre et plus gentil. Vous me feriez coucher au milieu de la chambre, que je ne dormirais pas du tout; laissez-moi donc tranquille avec vos récriminations et vos préceptes !» Telle est l'ordinaire réponse ; et je vous laisse à penser s'il y a moyen de discuter avec des interlocuteurs qui vous paient de semblables raisons.

Qu'un homme bien portant se couche dans un lit mal placé et mal bâti, la chose n'est pas très-importante; je veux lui prouver qu'il a tort, il me répond qu'il a raison, et finalement, on m'éconduit par cette phrase bien connue :

— Cela ne vous regarde pas.

Mais quand l'homme est malade, oh ! évidemment c'est l'affaire du médecin.

Examinons donc.

VII. — Pourquoi fait-on coucher les malades.

Un homme debout, sans marcher, sans agir, se lasse, se fatigue, parce que la plus grande partie de ses muscles, de sa chair, comme vous dites, vous autres, est en contraction, en travail. Cela est si vrai, que je défie n'importe qui de rester debout un jour entier, debout exactement à la même place.

Un homme assis se fatigue moins, attendu que ses membres inférieurs ne supportent plus rien; mais les muscles de la tête et du tronc restent contraints d'agir, au point que si vous vous endormez sur une simple banquette, les muscles engourdis par le sommeil se relâchant, pouf! vous piquez une tête en avant, ou vous vous renversez en arrière.

Mais quand un homme est couché, c'est-à-dire étendu horizontalement, tout son système musculaire est en repos : il n'y a plus pour lui d'autre fatigue que le poids de son corps, appuyant sur les parties qui le soutiennent. Encore a-t-il la possibilité de varier la position, de se tourner à droite ou à gauche, de se mettre sur le ventre ou sur le dos.

Or, toute fatigue est une dépense vitale. Un homme malade ressemble au négociant en mauvaises affaires : s'il veut sortir, il doit, autant que possible, restreindre ses dépenses : voilà pourquoi la maladie oblige les gens à se coucher.

Au lit, d'ailleurs, les pores de la peau s'ouvrent et se dilatent; une transpiration sensible ou insensible s'établit, et le lit devient ainsi un remède des plus efficaces dans une foule d'indispositions. Dans les maladies graves, le lit n'est pas seulement utile, il est indispensable. Comme il y a lit et lit, comme un mauvais lit produit souvent des écorchures, entrave la marche des maladies, retarde indéfiniment la convalescence, nous allons rechercher les moyens de procurer aux malades les lits les plus hygiéniques.

VIII. — Des lits de sangles et des lits en fer.

La première pièce d'un lit, la base de tout édifice, c'est non-seulement le bois qui l'encadre, mais ce sont les sangles qui supportent tout.

En donnant un pareil renseignement, j'ai l'air, en vérité, de découvrir la Méditerranée, ou bien de constater qu'il ne fait pas nuit en plein jour. — Cela m'est parfaitement égal.

Quand un maître de mathématiques commence sa première leçon, il est bien obligé d'énoncer que deux et deux font quatre et que zéro signifie néant. D'ailleurs, si vous voulez bien m'accompagner par la pensée dans les visites quotidiennes que nous faisons aux pauvres, vous trouverez peut-être que je n'ai pas si grand tort de chercher à faire comprendre que, pour un lit convenable, il faut un cadre, un support, en un mot un moyen de suspension.

Tenez, entreprenons une promenade, un petit voyage d'observations. Et d'abord, montez avec moi au sixième étage de cette vieille maison ; n'ayez pas peur de l'escalier tout gras qu'il faut gravir ; affrontez résolûment l'obscurité qu'il est nécessaire de traverser.

Arrêtez-vous un instant au cinquième étage, car je vous entends souffler comme un cheval poussif. Il est bon de reprendre haleine ; d'ailleurs on remue, je crois, à l'étage supérieur ; la famille du malade nous a entendus ; on ouvre une porte qui fournit un rayon de clarté ; soutenez-vous à la rampe ou à la corde ; on nous attend, montons.

Vous voyez le malade et sa situation. Son lit est sur le

carreau. Plus d'une fois, sans doute, il vous est arrivé de dormir sur un matelas jeté par terre ; oui, mais vous n'étiez pas malade, et puis vous étiez sur un matelas, tandis que le malade que vous voyez là est tout simplement sur une paillasse ; or quand il serait sur de la laine, son matelas, n'étant pas suspendu, serait encore bien dur et bien pénible.

Maintenant, transportons-nous à la campagne : là, nous n'aurons point besoin de monter. Le malade habite une cahutte qui n'a ni cave, ni grenier, ni premier étage. C'est la maison réduite à sa plus simple expression : trois à quatre mètres de terrain, abrités par un toit de chaume, et fermés par des murs toujours ou presque toujours humides. Avançons.

Dans cette cabane, remarquez-le bien, si le lit n'est point absolument par terre, c'est que l'on a craint de compromettre les draps et l'unique matelas du logis ; c'est qu'il n'est pas commode de se pencher sans cesse pour soigner le malade couché. Alors on fait une estrade avec plusieurs chaises, des chaises inégales et raboteuses ; sur cette estrade on a dressé le coucher du pauvre patient qui, malgré son matelas, sent fort bien les inégalités du plan brisé qui le soutient ; ou bien on l'a mis sur une table ; j'en ai même trouvé dans de grands tiroirs de commode ou d'armoire !

Ai-je raison, dites-moi, d'appeler l'attention sur les sangles et les bois de lit ?

IX. — Les matelas.

Ce n'est pas le tout d'avoir un lit de sangles, ou un support raisonnablement confectionné, il faut encore des matelas.

Il existe des pays où l'on connaît à peine le matelas de laine ; je parle des campagnes, bien entendu. — On y raffole souvent des sommiers ou matelas de plume, et c'est une faute hygiénique que je dois dénoncer comme telle.

Les pauvres de nos villes paient si cher les matelas proprements dits, que je comprends très-bien qu'ils en manquent; mais à la campagne! quand on a tant de troupeaux, tant de laine!

— Mais on la vend, cette laine.

— Soit, vendez, et vendez le mieux possible; mais enfin gardez-en quelques poignées pour vous-même, pour votre commune; il y a toujours un peu de déchet, à la récolte des toisons : glanez, lavez, nettoyez, conservez!

Tout fermier devrait donner à sa commune, pour le service des pauvres qui s'y trouvent, trois ou quatre poignées de laine par année; avec cette petite redevance, on empêcherait bien les pauvres malades de coucher et de souffrir sur ces lits douloureux qu'on appelle grabats! Je mets cette idée en avant, parce qu'elle me vient à la tête; elle n'est peut-être pas très-applicable; mais alors il faut chercher un autre moyen de tourner les difficultés, et l'arriver au but véritable, le soulagement.

X. — Les sommiers de crin végétal.

Avez-vous jamais visité la mer? avez-vous quelquefois contemplé ce gigantesque Océan, vert et limpide comme l'émeraude, capricieux comme le peuple français : immense et majestueux comme la voûte du firmament! Vous est-il arrivé d'aller regarder ces grandes vagues, qui, tantôt douces et timides, tantôt irritées et tumultueuses, viennent en écumant déferler sur le rivage? J'ai plus d'une fois, je vous en préviens, savouré ce magnifique spectacle : toujours avec admiration, toujours avec enthousiasme; car, pour une promenade à la mer, j'ai la passion naïve de tous les Parisiens.

Quand on se promène aux bords de la mer, sur la plupart des rochers qui la bordent, sur les pierres qui lui servent de lit, on voit s'étaler une plante marine, verdoyante et chevelue, une sorte d'herbe grasse que l'on nomme varech ou zostère.

La zostère est employée depuis quelque temps à faire d'excellents matelas; on lui a donné un nom pompeux qui puisse éblouir la pratique, dépister les interrogateurs et prévenir une trop grande concurrence : on l'a surnommée *crin végétal!*

L'enseigne fait souvent la fortune d'une boutique; un nom bizarre assure presque toujours la vente d'un produit. Le crin végétal a été accueilli, comme toutes les nouveautés, avec un engouement qu'il méritait et qu'il mérite encore.

Les matelas de zostère sont agréables et hygiéniques dans les maladies nerveuses; dans les convalescences, ils sont préférables aux matelas de laine; mais leur grand mérite surtout, c'est le bon marché. Pour 8, 9 et 10 fr. au plus, on peut se procurer, à Paris, un excellent sommier de crin végétal.

Or remarquons bien que je dis à Paris; le varech, à Paris, exige de l'acheteur une redevance pour son transport, et puis il garde encore un restant de nouveauté, une sorte d'extraordinaire, qui en relève un peu les prix.

XI. — Des moyens de chauffer un lit.

Nous avons le lit, les matelas ou le sommier; il nous faut des traversins, des oreillers, des draps et des couvertures, et nous allons bâtir le coucher.

Mais, le lit fait, une dernière précaution est souvent nécessaire, indispensable. Le malade a la fièvre, ou bien il est d'une telle sensibilité, qu'un lit froid lui serait pernicieux ; il faut savoir chauffer les draps.

Certainement, le moyen le plus généralement employé pour chauffer un lit est la classique bassinoire, c'est même le moyen le plus simple et le plus commode. Les commères fourrent là dedans, avec les braises incandescentes, un peu de poudre de sucre, de façon que non-seulement la bassinoire sèche et chauffe les draps, mais encore elle parfume le lit. Ces dames disent la chose d'une importance majeure et d'une surprenante efficacité.

Quoi qu'il en soit, il faut bien souvent, d'une façon ou d'une autre, ôter aux draps blancs cette humidité qui fait mal aux malades, cette crudité qui fouette la fièvre en donnant le frisson.

On dit que la bassinoire est un objet de luxe, que ceux qui l'emploient sont des petits-maîtres ou des petites-maîtresses ; nombre de paysans n'en veulent jamais entendre parler ; eh bien, il faut avoir des moyens d'y suppléer et de chauffer le lit, tout en contentant le malade.

Il n'est point de chaumière qui ne possède un fer à repasser. Allons ! Madame, allons ! Mesdemoiselles, mettez les fers au feu, et, sans que le malade s'en aperçoive, agissons. Vous savez que le linge tout fraîchement repassé est sec et brûlant, passez un fer chaud sur toute l'étendue des draps ; pesez, arrêtez du côté du siége et des pieds, et, croyez-en ma parole, non-seulement le malade s'en trouvera bien, mais il vous remerciera.

Il est encore un moyen plus simple. Quand on a devant soi une ou deux heures de répit, on se procure un cruchon, une bouteille de grès. La bière est si commune en France, que les cruchons qui la transportent doivent se trouver partout. On fait bouillir l'eau dans le chaudron ou dans la bouilloire, on en remplit la bouteille de grès, et puis on bouche, on bouche bien.

On enveloppe la bouteille, ainsi remplie, d'un vieux torchon, d'un morceau de toile; pourquoi? parce que, si le cruchon venait à se casser, on pourrait retirer tout d'un seul coup; et ce petit foyer de chaleur une fois organisé, on l'introduit dans le lit fait; on le met d'abord près de l'oreiller, puis au milieu, puis au pied, de telle façon qu'en moins d'une demi-heure, tout le lit sèche et se chauffe.

XII. — Place du lit.

Dès qu'une maladie devient grave, je conseille de ne pas laisser le lit du patient engouffré au fond d'une alcôve, ou accolé contre une muraille.

Il est bon de pouvoir librement circuler tour autour, pour le border, pour le surveiller. Dans cette situation, d'ailleurs, les soins deviennent plus faciles et le service plus complet.

XIII. — Précautions nécessaires pour éviter les écorchures.

J'en ai déjà dit quelques mots dans la cinquième leçon; mais je crois nécessaire d'y revenir; car j'ai vu souvent des écorchures non-seulement retarder la convalescence, mais, sur la maladie presque éteinte, produire une maladie nouvelle, excessivement redoutable.

Comment prévenir ce danger? En garantissant le malade, autant que possible, des plis du linge et du contact des surfaces humides; en avisant au moyen de ne pas laisser le patient toujours couché dans la même situation.

Et, à ce sujet, j'ai besoin de vous parler des cordons de lit, des alèzes et des coussins.

XIV. — Cordons de lit.

Si vous avez jamais visité une salle d'hôpital, vous avez dû remarquer qu'au milieu de chaque lit pendait un cordon d'assez résistante apparence, un cordon terminé le plus souvent par un petit morceau de bois, qui forme poignée. Ce cordon rend de grands services aux malades; c'est après lui qu'ils se cramponnent pour changer de place, pour s'asseoir sur leurs lits, pour se soulever. Les bras, en effet, sont de tous nos organes ceux qui conservent le plus longtemps la force musculaire, et tel agonisant, qui déjà n'y voit plus clair, tant est grande sa faiblesse, peut encore se tourner et se retourner, en s'aidant de ses deux bras, en se suspendant à son cordon. Que de fois j'ai regretté ce petit auxiliaire dans la clientèle de la ville!

Aussi, quand la maladie se prolonge, quand la faiblesse se prononce, je ne fais ni une ni deux, j'envoie chercher un serrurier.

Je lui fais placer au plafond un piton assez résistant pour supporter le poids d'un homme, et j'y fais adapter le cordon que je vous ai décrit.

XV. — Qu'est-ce que c'est qu'une alèze ?

La peau se macère dans l'eau, et elle s'écorche bien vite quand elle se trouve en contact avec des surfaces humides. Or l'humidité menace à chaque instant un malade alité : la transpiration d'abord, et puis les sécrétions de toute nature, tout conspire pour produire ce grave inconvénient. On balaie une chambre quand elle est malpropre. Quand un malade reste toujours couché, il faut sécher,

balayer et nettoyer son lit, et le tenir dans la plus rigou-
reuse propreté. Pour arriver à ce but le plus commodément possible, on place sous le siége du malade un drap
plié en plusieurs doubles : c'est là ce que les médecins
appellent une *alèze*.

Ce drap doit être plié en long, et placé en travers, de
manière qu'on puisse l'attacher, le retenir de chaque côté
du lit, avec de grosses épingles; ainsi tendue, l'alèze ne
peut former aucun pli. De plus, dès qu'il y a de l'humidité, on détache les épingles, et, le malade se soulevant
un peu, on fait glisser l'alèze de 33 ou 66 centimètres :
en sorte que le patient se trouve, instantanément et sans
la moindre fatigue, sur un linge sec et suffisamment
propre.

XVI. — Des coussins de balle d'avoine.

J'ai dit que le malade ne devait pas toujours rester
couché dans la même situation. Je le sais, la grande faiblesse prédispose à demeurer sans cesse sur le dos; c'est la
base de sustentation la plus large, c'est l'assiette la plus
commode ; mais, trop longtemps prolongée, cette situation
amène infailliblement des écorchures.

Il est donc urgent de mettre de temps en temps le malade sur le côté. L'y mettre n'est pas difficile, l'y maintenir n'est pas toujours aisé.

Dans ces circonstances, on doit avoir recours aux coussins de balle d'avoine.

Il n'est pas nécessaire, j'imagine, d'entrer dans de
grands détails sur la confection de ces coussins. On coud,
en forme de sac, quelques morceaux de vieux linges, on
remplit ces sacs avec de la paille légère qui entoure les
grains d'avoine, paille qui se trouve à profusion dans les
fermes, chez les marchands de fourrage ou chez les grai-

netiers. Or ces coussins ont le double avantage d'offrir une résistance pleine de douceur, et d'une fraîcheur bien préférable à la chaleur des coussins de plume.

Dès qu'on a tourné le malade sur le côté, on l'y fait rester sans fatigue, en le *calant,* en quelque sorte, de distance en distance, avec les petits coussins en question.

XVII. — Moyen de changer les draps d'un malade sans changer le malade de lit.

Il est un détail physiologique qui n'est point assez connu, et qui devrait l'être de tout le monde : c'est qu'un malade bien faible doit toujours être tenu dans la position horizontale.

Mis sur son séant, bien souvent le pauvre patient tombe en syncope, et cela est tout naturel.

Effectivement, tout est languissant chez un homme épuisé par la maladie, non-seulement l'intelligence, non-seulement les facultés digestives, mais encore la circulation. Or, quand cet homme s'assied, son cœur n'a pas assez de force pour lancer jusqu'au cerveau l'ondée sanguine qui le doit animer, et alors l'existence se trouve suspendue, toutes les forces vitales s'arrêtent, l'évanouissement se déclare, et nombre de malheureux succombent dans de pareils évanouissements.

Malgré le besoin de laisser ce malade dans la position horizontale, on est parfois dans la nécessité de changer ses draps, soit parce que les draps sont mouillés, salis, soit surtout parce qu'ils ont pris une mauvaise odeur. Chacun sait combien on se trouve plus à l'aise, comment on repose doucement quand on est couché dans des draps bien blancs, et puis le malade a si grand besoin de bon air, qu'il est plus offensé que personne des miasmes nauséabonds qui s'exhalent de son lit ! Cela est si vrai, que j'ai vu sou-

vent de pauvres patients changer complètement d'aspect,
se reprendre en quelque sorte à l'existence, parce qu'avec
toutes les précautions nécessaires, on était parvenu à les
mettre dans du linge blanc.

Or on peut changer les draps d'un malade en laissant le
malade dans son lit.

On glisse le malade sur le côté gauche, par exemple, et,
relevant le drap du côté droit, on roule ce côté du drap
dans toute sa longueur, de façon à en faire un faisceau, un
tuyau, une tige. Supposez un papier étendu et un papier
roulé, le papier roulé vous représentera parfaitement
notre moitié de drap mise en faisceau. Or ce faisceau, on
le roule, on l'accole tout le long du malade, et l'on a ainsi
la moitié du matelas mise à nu.

On recouvre cette moitié de matelas avec un drap blanc
roulé dans sa moitié, absolument comme le drap sale.
Seulement ces deux draps doivent être roulés par leurs
côtés opposés : si le sale est roulé à droite, on roule le blanc
à gauche, et l'on accole les deux rouleaux.

C'est alors que, soulevant un peu le malade, on lui fait
franchir la barrière de linge qui le sépare du drap blanc,
et, le couchant sur le linge propre, on peut retirer le drap
sale, et dérouler, déplier, étendre complètement le drap
blanc. Il va sans dire que pendant toute cette opération,
comme on est obligé de découvrir le malade, on l'arrangera
pour l'empêcher de prendre froid.

XVIII. — Changement d'alèze.

Les draps d'un malade gravement atteint ne se changent
pas tous les jours, mais il est urgent de renouveler souvent le drap mis en travers que nous avons appelé *alèze*.

L'opération est des plus simples : on plie l'alèze blanche
à peu près de la même largeur que l'alèze placée sous

le malade; avec de fortes épingles, on attache ces
draps bord à bord, sur l'un des côtés droit ou gauche;
puis, tandis que le malade se soulève, on tire le drap sale
par le bord opposé à celui où l'on a attaché le drap blanc.
De cette manière, tout en tirant l'alèze mouillée, par le
même mouvement on remet en son lieu et place une alèze
nouvelle et parfaitement saine.

XIX. — Changement de lit.

Je suppose le lit du malade complètement désorganisé;
non-seulement ses draps sont sales, mais les matelas sont
mouillés, défoncés, hors de service. Il faut absolument
refaire cette couche qui, au lieu de reposer l'agonisant,
ajoute encore à ses douleurs.

Comment faire?

On dresse un lit de sangles dans la chambre, on le
chauffe, on le bassine, et l'on y porte le malade avec le
moins de secousses possible.

Deux personnes suffisent pour ce transport, car deux
personnes peuvent s'entendre, se mettre à l'unisson de
mouvements, et font une meilleure besogne que cinq ou
six empressés, qui sont forcément en désaccord. La première prend le malade sous les aisselles, la seconde le
saisit sous les jarrets mis en demi-flexion. Attention!
une... deux! On soulève en mesure, et l'on porte de
même.

Je redoute tellement le désordre, les tiraillements, que,
si le malade n'est pas très-pesant, je conseille souvent
une seule personne pour le transport. Dans ce cas-là, il
faut que le malade soit en état d'agir un peu lui-même.
Il doit passer ses bras autour du cou de son porteur, et,
joignant les mains, il peut s'y cramponner et soutenir en
équilibre toute la partie supérieure du corps.

Le porteur n'a plus qu'à s'occuper du siége et des jambes; il passe un bras sous les reins, un bras sous les cuisses, et il enlève ainsi sans grande difficulté.

XX. — Comment doit-on placer les oreillers.

D'ordinaire, quand une personne est gravement malade, on met en réquisition pour elle tous les oreillers du logis. Trois, quatre, cinq! plus on en trouve, plus on les entasse. Le malade se plaint d'avoir mal à la tête? vite un oreiller. Il a mal au dos, mal dans les reins? encore un oreiller. J'en ai compté un jour jusqu'à sept, accumulés derrière un malheureux patient.

Ce qu'il y a de déplorable surtout, c'est la manière dont on amoncelle, dont on bâtit cette montagne. Amoncelés derrière la tête, les oreillers finissent par représenter une véritable forteresse, et le malade, adossé à cette muraille de plume, est rejeté en avant, courbé en arc de cercle; bref, il arrive à la position du vieil Atlas supportant le monde.

Trois bons oreillers suffisent pour organiser convenablement les malades les plus souffrants. Au lieu de placer les oreillers verticalement, l'un derrière l'autre, il faut les poser horizontalement, les mettre à plat l'un sur l'autre, en reculant le second relativement au premier, et le troisième relativement au second. De cette manière, on forme une sorte d'escalier dont chaque marche a une destination spéciale.

L'oreiller du sommet soutient la tête, l'oreiller du milieu soutient le dos, l'oreiller de dessous soutient les reins.

J'ai cru devoir donner tous ces détails, parce que je les crois beaucoup plus intéressants et beaucoup plus pratiques que l'examen trop savant de toutes les vicissitudes atmosphériques. Je n'aime pas à me perdre dans les nuages, et, dans un cours comme celui-ci, je trouve complètement inutiles les digressions sur les brouillards et sur les vents alisés ; les digressions scientifiques sur des températures extrêmes et sur des climats exceptionnels que nous n'irons jamais habiter.

Un mot sur le lit qui convient au convalescent, et je termine.

XXI. — Lit des convalescents.

Quand un homme a passé par le pénible labeur de la maladie, quand toutes ses forces ont été dépensées par le pénible labeur de la maladie, il faut que cet homme répare et se soigne ; il est urgent qu'il reste couché beaucoup plus longtemps que les gens en bonne santé. Mais il est des abus qu'il faut éviter, des exagérations qu'il faut craindre.

Certaines plantes souffriraient, se flétriraient, et finiraient par mourir, si on ne les renfermait pendant plusieurs mois dans des serres chaudes. Qu'on les y mette, qu'on les y garde tout le temps nécessaire, rien de mieux ; mais aussitôt que la température atmosphérique s'adoucit, dès que revient le soleil printanier en sa vivifiante influence, à la besogne, bons jardiniers ! prenez les caisses et les pots de fleurs, transportez vos plantes susceptibles au grand air et aux rayons du soleil ! Sans cette précaution, vous ne les verrez jamais verdoyantes et fortes.

Il en est ainsi des malades pendant quinze jours, un mois, six semaines, pendant tout le temps enfin qu'ils passent par la terrible épreuve d'une maladie, quelle qu'elle soit.

Il est nécessaire qu'ils gardent le lit et la chambre ; mais dès que reparaît l'aurore d'une bonne santé, dès que la convalescence s'établit et se confirme, il est indispensable qu'ils s'affranchissent de la réclusion et du coucher.

— Mais, docteur, nous sommes si faibles!

— C'est précisément parce que je veux faire revenir vos forces! Soulevez-vous, changez de linge, faites vous habiller, appelez à votre aide tous ceux qui vous entourent; vous sentez votre corps qui vacille, vos jambes ploient, vos bras ne se meuvent qu'avec peine; du courage, du mouvement! on viendra à votre secours, on vous soutiendra s'il est besoin.

Je veux qu'un convalescent quitte son lit pendant une demi-heure d'abord, puis une heure, deux heures, voire même trois heures de suite si les malaises d'une fatigue bien compréhensible ne le contraignent point à se recoucher plus tôt. C'est l'histoire du premier pas de nos petits enfants : d'abord chancelants et timides, ils osent à peine se soutenir debout, parce qu'ils ne sentent plus la lisière; bientôt, ils se hasardent à tenter trois ou quatre pas; plus tard, ils vont d'un bout de la chambre à l'autre, jusqu'à ce qu'enfin, fiers d'être affranchis, confiants dans leurs petites forces, ils se mettent à courir et à voltiger comme de véritables petits oiseaux.

La première fois que se lève un convalescent, il se sent à peu près comme un homme ivre : tout semble tourner autour de lui, il craint les faux pas et les chutes.

Qu'il se mette sur une chaise ou dans un fauteuil, il n'a pas marché le premier jour, mais peut-être il marchera le lendemain, et bientôt, appuyé sur le bras d'un parent ou d'un ami, il perdra l'habitude du lit et n'y retournera que par prudence.

Le séjour au lit débilite. C'est une vérité parfaitement reconnue, la station couchée, prolongée outre mesure, détermine une faiblesse musculaire que nous expliquerons plus tard, en vous parlant de la gymnastique; et puis, les articulations, qui ne jouent pas, semblent se déboîter ou se rouiller ; en conséquence, pauvre convalescent, remuez-vous, agissez, levez-vous ; vous retirerez de cet exercice un bénéfice considérable, qui vous récompensera de tous vos efforts.

Au lit, je vous l'ai déjà expliqué, la transpiration est plus abondante qu'au grand air. Or la transpiration est une dépense ; un convalescent, c'est-à-dire un malheureux ruiné par la maladie, n'a pas les moyens de dépenser beaucoup, et c'est encore une considération qui doit l'engager à se lever le plus vite possible, c'est une raison qui doit le déterminer à se couvrir très-peu quand il est au lit.

Toutefois, point d'excès, point de forfanterie, point de fatigue ; un homme qui n'a que dix centimes dans sa poche ne saurait en dépenser vingt-cinq sans faire de dettes et sans se mettre dans de mauvaises affaires : un convalescent, qui n'a de force que pour rester une heure debout, ne peut rester levé trois heures de suite sans inconvénient et sans danger.

XXII. — Conclusion.

Messieurs, il se fait tard ; en sortant de cette enceinte, très-probablement un grand nombre d'entre vous vont aller se coucher. Eh bien, n'avez-vous jamais réfléchi, en vous étendant à l'aise dans votre lit préparé, qu'il y avait des pauvres, des malheureux, des gens souffrants, qui n'avaient pour se coucher que des planches ou de la paille ; des hommes comme vous, qui ne trouvent pour se couvrir que des lambeaux de couverture ou des haillons ! N'est-il pas douloureux, dites-moi, de voir des couvertures sur le dos de la plupart des chevaux, et de songer qu'il y a des malades qui n'en possèdent que des morceaux, ou qui n'en possèdent pas du tout ?

Si quelquefois on fait sourde oreille aux demandes plaintivement formulées dans la rue; si quelquefois on ferme sa porte aux importunités des mendiants, c'est que (nous en avons des preuves) on spécule aujourd'hui sur la misère comme sur la richesse; la mendicité s'est faite industrie, et il n'est rien de plus dégoûtant que cette industrie, que cette hypocrisie qui joue le malheur et singe honteusement le besoin!

Mais quand on rencontre un indigent vraiment malade, lorsqu'on arrive au chevet de la pauvreté terrassée par la souffrance, on ne peut se garder d'une émotion réelle, on ne peut fermer son cœur à des sentiments de commisération. Pauvre et malade! malade et pauvre! — C'est un de ces dilemmes en action qui enlacent et torturent, quoi qu'on fasse. — Si l'on n'était que malade, on pourrait se soigner et trouver quelque adoucissement à ses souffrances; si l'on n'était que pauvre, on pourrait travailler et supporter, sans en trop souffrir, de continuelles privations. Mais pauvre et malade! on n'a plus qu'à se résigner et à subir son infortune; si l'on se révolte, on se débat sans profit, et, comme ces bâtiments secoués par l'orage entre les deux gouffres appelés Charybde et Scylla, on se heurte sans cesse de la pauvreté à la maladie, et de la maladie à la pauvreté. — C'est affreux!

J'ai connu un vieux marin, battu souvent par la tempête, et qui, dans un naufrage, n'avait dû la vie qu'à une protection toute particulière de la sainte Mère de Dieu.

Retiré forcément du service, cachant dans la retraite d'une vie modeste et ses nobles blessures et ses patriotiques fatigues, cet homme terminait sa carrière dans les pratiques consolantes de la religion. Chaque fois que le temps se mettait en colère, chaque fois que le vent se levait et mugissait dans la rue, au milieu de la nuit comme au milieu du jour, le brave marin se signait et faisait une petite prière pour les gens qui se trouvaient en mer par ce vilain temps-là. Je me demandais l'autre jour pourquoi les gens charitables ne feraient point quelque chose d'analogue. Toute personne un peu aisée, devenant malade, devrait penser aux pauvres qui le sont aussi ; les pauvres y gagneraient et les malades charitables de même, car rien n'adoucit les maux physiques comme le baume mystérieux qui s'écoule d'une bonne action !

NEUVIÈME LEÇON.

—•⋄•—

DES HABITATIONS.

——————

I. — Je ne parlerai point en architecte.

Pour compléter tout ce qui a rapport à l'hygiène de la peau, il nous reste à parler des habitations. Ne craignez pas que je vous apporte à ce propos des coupes, des devis, des plans dignes d'un architecte. D'abord, parce que je décline toute compétence en pareille matière; ensuite, parce que, dans un cours d'hygiène populaire, je crois ces détails parfaitement inutiles.

Et pourtant, tous ceux qui ont écrit sur la science hygiénique ont fait un fort long chapitre sur les habitations; non-seulement ils ont tout étudié, depuis la cave jusqu'au grenier, mais ils ont analysé chaque bâtisse, à commencer

par la fondation, et en terminant par l'examen des différents genres de toiture.

A quoi bon pour nous tant de minutieux détails? Vous
vous logez où vous pouvez, le plus commodément et le
moins cher possible. Une loi est là qui défend les logements insalubres, et je n'ai qu'un vœu à faire en passant,
c'est que cette loi, maintenant surveillée par les autorités
municipales et sanitaires, ne soit transgressée que le
moins possible.

Les habits sont les moyens préservateurs de l'homme
agissant, allant, remuant, travaillant, en un mot de
l'homme en action; le lit est le vêtement, ou, si vous
aimez mieux, le moyen préservateur de l'homme obligé de
dormir, de l'homme arrêté par une maladie; l'habitation
est, en quelque sorte, le vêtement de la famille : c'est un
moyen préservateur tellement usuel, tellement nécessaire,
qu'il est indispensable de lui consacrer un de nos entre-
tiens.

II. — L'habitation est le vêtement de la famille.

Le vêtement de chaque individu, le lit lui-même garantissent la surface cutanée tout entière, sauf la région fa-
ciale, où se trouvent situées deux ouvertures qui doivent
toujours être plus ou moins découvertes : l'antre si pittoresque des narines, sur lequel nous reviendrons à propos de
la respiration, et cette porte longitudinale que l'on appelle
bouche, et qui non-seulement est chargée de l'ingestion
des aliments, mais est contrainte bien souvent de donner
passage à l'air indispensable au grand acte de la respiration.

Dans l'habitation, tout est couvert; la maison est une
sorte de cloche sous laquelle chaque habitant doit pousser
et vivre.

Aussi, à chaque habitation, faut-il un moyen d'aération, un moyen d'entrée et de sortie, un moyen de permettre un mode quelconque de chaleur artificielle : de là, les portes, les fenêtres et les cheminées, disposition que vous connaissez tous, et dont il est inutile de vous détailler la variable construction.

Toutes ces ouvertures ne sont pas seulement utiles à une habitation, elles lui sont indispensables; ce sont comme les bouches et les narines de ces vêtements de pierres sous lesquels se cachent et dont se revêtent forcément toutes les populations.

III. — Fautes que commettent souvent les habitants de la campagne.

Si vous autres citadins, vous êtes rarement les architectes, les constructeurs de vos demeures, il est toute une classe, fort peu renseignée, fort peu éclairée, qui, trop souvent, sans conseils préalables, bâtit et confectionne en dépit du bon sens l'habitation qui lui est nécessaire.

Quand le paysan a quelques mètres de terrain, quand il est parvenu à ramasser quelques pièces de cinq francs dans un des tiroirs cachés de sa vieille commode, il veut bâtir, il prétend faire sa maison. Il achète un terrain, il appelle quelques-uns des manœuvres du village : « Faites-moi ça, comme ça et comme ça, et travaillons ferme, je vais vous aider. »

La maison se bâtit assez vite; mais comment est-elle construite, hélas! — Il y avait bon choix à faire pour l'emplacement de cette maisonnette : il y a si bon air à la campagne où mettre l'habitation en belle et saine situation! — Ah bien oui! s'il y a une mare dans le pays, si les bords de cette mare ne sont pas trop encombrés, on bâtit la maison près de la mare, ou bien, près d'un ruisseau fétide : c'est si commode d'avoir de l'eau près de chez soi!

Et puis, on ne veut pas carreler la maison, cela coûte trop cher ; on aime mieux vivre sur un sol humide, sale, raboteux, boueux souvent par les temps humides.

On pourrait couvrir la maison en briques, mais c'est un luxe digne seulement des richards du pays. Le chaume, on veut du chaume ! n'a-t-on pas chanté, vanté, exalté le chaume et la chaumière de toutes les manières, de toutes les façons ! — Eh bien, qu'il me soit permis de me récrier contre toutes ces sentimentalités creuses, contre toutes ces ridicules sottises. Le chaume est mauvais pour couverture, mauvais pour une foule de raisons ; je n'en veux énoncer que les deux principales :

— Le chaume est la cause que souvent de petits incendies sont devenus considérables et terribles.

— Le chaume, recevant sans cesse la pluie, la neige et toutes les causes d'humidité, se pourrit, se décompose, et non-seulement s'use promptement, mais jette dans les habitations qu'il recouvre des exhalaisons nauséabondes et malsaines.

Enfin, le paysan est pour les fenêtres d'une parcimonie effrayante. Il est des coquettes qui font petite bouche parce qu'on prétend que les petites bouches sont fort élégantes ; le paysan fait petite fenêtre par une tout autre raison : il a la crainte du fisc et des impôts, et il marmonne bien souvent contre le législateur qui s'est mis en tête de frapper d'une redevance annuelle les ouvertures de nos maisons : c'est pourquoi, au lieu de croisées, il se fait des trous, des trous que l'on dissimule avec des planches quand vient l'époque du recensement et des visites municipales ; les fenêtres sont rares parce qu'on n'a pas les moyens !... On n'a pas les moyens de payer quelques centimes, et on affronte mille causes de maladie qui coûtent des douleurs, des médicaments, et tous les inconvénients du chômage !

IV. — Choix du logement.

Nous n'avons guère de bâtisseurs dans cet auditoire, et si quelques-uns de ceux qui m'écoutent font bâtir, probablement ils prendront conseil de gens experts. La loi contre les logements insalubres est actuellement en vigueur; elle vient de temps en temps, drapée dans l'habit des inspecteurs, rappeler forcément les règles hygiéniques.

Et d'abord, bien que nous ne soyons pas encore occupés de la respiration, permettez-moi de vous le faire remarquer par avance, l'homme a besoin de respirer sans cesse un air vivifiant et nourricier : *Tel air, tel sang*, dit un proverbe; et pour le faire comprendre dans les réunions ouvrières où depuis plusieurs années je tâche d'inculquer quelques notions d'hygiène, j'ai imaginé le petit apologue que voici :

Le sultan Salamalec venait de perdre son grand vizir. Les uns disent que Son Altesse avait étranglé son ministre par désœuvrement, par partie de plaisir; les autres prétendent que, pour faire sentir à son vizir un tort, une faute, un oubli, le sultan lui avait cassé la tête. — C'était la manière de discuter de ce tout-puissant personnage. — Vous croyez peut-être qu'après une telle catastrophe, personne n'osait se présenter pour recueillir le pouvoir du défunt? C'est la preuve que vous ne connaissez pas bien les hommes; c'est la preuve surtout que vous ignorez tout à fait la stupide avidité des Orientaux.

Le mort n'était pas refroidi, que déjà de toutes parts s'élevaient, s'amoncelaient les désirs et les demandes; le mort n'était pas encore en terre, que toutes les ambitions, s'accumulant, s'entre-choquant, grondaient déjà comme l'orage. Bref, autour du sultan qui fumait tranquillement sa chibouque, pleuvaient confuses et pressées les adulations, les délations, les protestations de fidélité, les exhibitions de savoir.

Salamalec adorait les cadeaux ; il était sanguinaire et brutal, mais cela ne l'empêchait pas d'avoir des moments de sagesse, çà et là, avec un admirable bon sens. Il fit savoir à ses courtisans, il fit annoncer dans tout son empire que la charge de grand vizir serait donnée à celui de ses sujets qui lui apporterait un échantillon du bien le plus précieux d'ici-bas.

Au jour fixé, le sultan se drapa dans ses vêtements les plus splendides, il fit mettre sur son front un turban tout resplendissant de pierreries ; il ordonna d'amonceler à ses côtés toutes ses richesses, tous ses serviteurs, toutes ses armes ; puis, s'étendant sur un divan de drap d'or, au milieu d'une nuée d'esclaves, sous un bosquet de fleurs chatoyantes, entre deux cassolettes de vermeil où brûlaient les plus suaves parfums, il s'installa juge de tous les concurrents.

Ce fut un étrange défilé, un original combat : chacun apportait la preuve de ses passions intimes, de ses prédilections secrètes, de ses goûts particuliers. Un gourmand étalait un plat d'or sur lequel était une bosse de bison ; un avare présentait un gros sac où il avait caché un spécimen de ses trésors ; un lapidaire ouvrit une boîte de vermeil où brillait un des plus gros diamants connus ; un ivrogne exposa un flacon du vin le plus exquis ; un philosophe, un penseur, une espèce de Diogène en turban, offrit un verre d'eau avec une poignée de froment ; un guerrier, en montrant son cimeterre, déploya un vieux drapeau conquis au jour d'une victoire.

Ces deux derniers attirèrent l'attention et obtinrent les préférences du sultan. Chez l'un, il trouvait de la raison ; chez l'autre, il reconnaissait du cœur. Il fit asseoir le philosophe à sa droite, le guerrier à sa gauche; puis il continua gravement son examen et sa récolte.

La cérémonie touchait à son terme; c'est à peine si deux ou trois concurrents en retard arrivaient encore avec une ambition haletante, avec leur offrande intéressée, quand survint un pauvre derviche. Habits râpés, démarche modeste, figure vénérable, auréole de bonté sur le front: tel était l'homme, tel était son costume. Il s'avança vers le sultan, au milieu de la curiosité générale; il s'inclina respectueusement devant lui, et lui présenta... Oh! je vous le donnerais bien à deviner, mais vous n'y arriveriez pas, j'en suis sûr: — il lui présenta un *flacon vide.*

Étonnements, murmures, réclamations: tableau! Salamalec crut entrevoir une critique de sa conduite; il était brutal, je vous l'ai dit, et peu s'en fallut qu'il ne fît jeter par la fenêtre de son palais et le derviche et son flacon.

— Misérable! s'écria-t-il, que m'apportes-tu?

— Son Altesse, reprit doucement le derviche, ne nous a-t-elle pas demandé un échantillon du bien le plus précieux d'ici-bas?

— Et tu m'offres une bouteille vide!

— J'offre à Son Altesse un flacon rempli de l'air que nous respirons tous: un échantillon de l'élément le plus nécessaire à la vie.

Une exclamation d'intelligence parcourut toute l'assistance. Salamalec hocha la tête, et son front déridé s'illumina d'un auguste sourire. En peu de mots, le derviche mit à néant les titres des deux concurrents, ses compétiteurs, qui semblaient déjà si près de la palme.

— Sans doute, s'écria-t-il, le courage est une admirable vertu; mais, je puis le dire, à la honte peut-être de l'espèce humaine, le courage n'est point nécessaire à notre existence; nous voyons vivre bien des lâches, nous voyons réussir bien des poltrons!... Quant à l'eau, quant au froment, c'est le spécimen des aliments qui nous soutiennent; mais nous pouvons jeûner un jour, deux jours, davantage même, tandis que nous ne pourrions vivre une heure, totalement privés de l'air que nous respirons.

Salamalec applaudit, et le derviche fut nommé grand vizir.

Oui, vraiment, Messieurs, l'air est indispensable à notre existence. C'est notre nourriture de chaque moment, c'est notre élément enfin; il faut donc que dans les logements, dans les habitations que nous devons habiter se trouvent des moyens d'aération et de ventilation suffisants.

V. — Nécessité d'un jour suffisant.

En second lieu, gardez-vous d'un logement trop sombre, d'un logement où le travail est difficile, où pendant je ne sais combien d'heures dans la journée, on est contraint d'avoir recours à une lumière artificielle.

J'ai vu dans Paris des logements de concierge où toujours il fallait une lampe allumée: était-ce la faute du propriétaire ou de l'architecte? là n'est pas la question. Je me rappelle surtout une de ces malheureuses loges où j'apercevais, au beau milieu du jour, une lumière blafarde et fumeuse. — La loge était toujours habitée. — Les concierges sont logés gratis, mais à quel prix, bon Dieu! Être réveillé à toutes les heures de la nuit, nettoyer, balayer, répondre à tout venant! obligé d'être cloué à une faction perpétuelle! et l'on appelle cela : *pour rien...* Quel abus! Savez-vous ce qu'il est advenu dans la loge dont je vous parle? La mère de famille est devenue tout à fait aveugle. Les enfants ont tous pris des maladies chroniques: yeux rouges, teint blafard, constitution strumeuse. Alors le propriétaire a mis ces gens à la porte, et d'autres se sont immédiatement présentés pour subir les mêmes inconvénients, les mêmes maladies, les mêmes tortures...

— Que voulez-vous ! disait le cruel possesseur de la maison ; après ces gens-là il en vient d'autres ; il ne manque pas de concierges dans Paris.

Car c'est au milieu de notre capitale, au centre même de la civilisation et du savoir, que se passent de si criants abus !

Moi, je dis que c'est une honte ! votre excuse n'en est point une. Est-ce que les logements insalubres manquent d'habitants ; est-ce que les caves de Lille, les trous infects de Reims et de Lyon n'étaient pas loués, ridiculement payés, invariablement habités !

Vous spéculez sur la misère et le besoin ! Les maîtres qui logent leurs domestiques dans des trous sans air, sans lumière ; les propriétaires qui condamnent leurs concierges à séjourner dans des sortes de cages, sans lumière, méritent la réprobation générale.

Tenez, l'on condamne à l'amende et l'on fait inscrire sur les journaux judiciaires les noms de certains commerçants déshonnêtes qui vendent à faux poids, ou qui frelatent leurs marchandises ; on devrait y mettre en grosses lettres les noms des propriétaires qui louent des logements malsains, et qui infligent à leurs concierges le séjour dans une loge mal aérée, mal éclairée, malsaine, quelquefois mortelle.

VI. — Danger des logements humides.

Ne choisissez jamais un logement humide. Je vous ai dit tous les inconvénients de l'humidité : c'est une source de maladies, de scrofules, de rhumatismes ; je l'ai vue même engendrer le scorbut.

Vous voyez, Messieurs, au milieu de notre grand Paris des démolitions considérables, puis des constructions journalières; or vous avez pu faire, comme moi, cette remarque : aussitôt qu'une maison est à peu près close, à peine est-elle pourvue de son toit et de ses croisées, elle est louée, elle est remplie, elle est habitée. Le propriétaire, moyennant une fort honnête redevance, ouvre son immeuble à quiconque lui apporte de l'argent. On ne loue pas très-cher en commençant, mais on ne fait pas de bail.

— Pourquoi laissez-vous séjourner dans ces logements des braves gens qui ont besoin de leur santé?

— Que voulez-vous! ils ont voulu y entrer; ma maison est si bien faite.

— Alors vous voilà pourvu de locations pour assez longtemps.

— Non pas, non pas, ce sont les commencements, les débuts; ces gens-là sont bons pour sécher les plâtres; dans six mois, huit mois, un an, j'aurai grand soin de les remercier.

Honte! encore une fois honte sur une pareille conduite! — Faire sécher ses plâtres moyennant redevance, et par des gens dont la plus sûre propriété, dont la seule fortune bien souvent est la santé, la force! n'est-ce point une action coupable?

Ne nous répondez pas par cette futile raison :

— Ils le veulent!...

— Mais, si un homme voulait se jeter du Pont-Neuf dans la Seine, ne le retiendriez-vous pas? ne vous cramponneriez-vous pas après lui, au risque de lui déchirer la basque de son habit? Et voilà que, sous prétexte de sécher vos plâtres, vous vous croyez en droit de vendre des rhumatismes et toute espèce de maladie!

Encore une fois, puisqu'on défend les logements insalubres, on devrait défendre les loges de concierge qui ne sont ni aérées ni éclairées; mais surtout on devrait défendre l'habitation des appartements qui ne sont pas parfaitement secs.

VII. — Une chambre qu'on habite doit être aérée tous les jours.

Certains locataires, il faut bien le dire, en entrant dans les logements les plus salubres, ont le tort et la négligence de les rendre promptement malsains et nauséabonds.

Je ne sais si tous ceux qui m'écoutent sont jamais entrés dans certains logements, dans certaines chambres : dès qu'il s'agit d'y pénétrer, à peine la porte est-elle ouverte, qu'un air chaud, fétide, nauséabond, vient vous souffleter en pleine figure ; on entre, et l'insalubrité vous prend à la gorge ; on y séjourne, et l'on y ressent je ne sais quel malaise qui semble crier : Prends garde à la syncope ! prends garde à l'asphyxie !

L'air est épais, usé, déplorable ! Tenez, j'ai vécu plusieurs années dans les hôpitaux, et après quinze ans d'une clientelle active, je suis fait à toutes les odeurs, à toutes les sensations, à tous les milieux ; j'ai le droit de donner, comme preuve, mon expérience personnelle : or, bien souvent, en entrant dans certains logements, j'ai senti perler à mon front la sueur froide du malaise, j'ai éprouvé comme des vertiges et des nausées.

Et savez-vous à quoi cela tient ? c'est que, par les temps froids surtout, on n'aère pas l'appartement ; on en ouvre quelquefois les portes, mais jamais les fenêtres. Un appartement, pour être parfaitement salubre, doit être aéré une ou deux fois par jour ; plus les habitants sont nombreux, plus ils y séjournent, plus il est nécessaire d'en ouvrir fréquemment portes et fenêtres ; et souvenez-vous bien de ce que je vais vous dire, c'est que les appartements, les logements les plus sains, deviennent promptement insalubres quand on néglige les précautions que je vous indique, quand on n'en renouvelle pas l'air tous les jours.

VIII. — Il est imprudent de laisser les fenêtres ouvertes pendant la nuit.

Tout en vous recommandant l'aération des appartements, j'ai besoin de vous dénoncer une exagération de la coutume recommandée, un excès d'observance dans les préceptes que je vous enseigne.

Au milieu des chaleurs de l'été, quand les murs et les pavés reflètent et répandent d'une si cruelle façon la chaleur des rayons solaires; quand chaque rue semble une fournaise; quand chaque petit logement représente, par sa température, le four à peine éteint des gens qui cuisent notre pain de chaque jour; quand dans nos ruisseaux un filet d'eau sale et boueuse glisse pour faire semblant de couler; quand on ne peut faire une course, une promenade, des mouvements un peu précipités sans se trouver en pleine transpiration, il y a bien des gens qui ont la manie de dormir la fenêtre grande ouverte. Il peut en résulter de fort graves inconvénients.

Plus la journée est chaude, plus d'ordinaire la nuit est, non pas froide, mais fraîche; or je vous ai dit que le froid n'était pas aussi redoutable que la fraîcheur, c'est-à-dire le froid humide. Encore une fois, l'humidité est l'engrais qui fait germer et pousser d'une façon désolante les rhumatismes, les catarrhes et toute espèce de maladie.

Récamier, à propos de fenêtres ouvertes pendant la nuit, m'a raconté qu'on était venu souvent le chercher pour des maladies causées par cette imprudence; et alors il trouvait des gens devenus subitement aveugles, des gens étranglés par des esquinancies, des gens atteints de fluxions de poitrine, ou bien des personnes dont toutes les articulations étaient soudées par un rhumatisme spontané, et qui subissaient d'atroces tortures.

IX. — Nécessité des balayages complets.

La malpropreté est pernicieuse. En vous parlant des lavages de la figure, je vous ai dénoncé déjà l'incurie de ces ménagères incomplètes qui balaient le milieu des chambres, et qui ne s'occupent jamais des régions cachées sous les meubles, qui ne nettoient jamais les coins; eh bien, ce n'est pas seulement une coutume *antipropre*, c'est une faute antihygiénique, entendez-vous bien? Cette propreté d'apparat, celle qui ne nettoie que les surfaces visibles et apparentes, est à la propreté ce que l'hypocrisie est à la vertu. C'est un simulacre, un air de faire, une coutume fort malsaine. Le demi-balayage n'est que pour la montre, mais il n'apporte aucun bénéfice à la salubrité. —Ne vous y trompez pas, les demi-mesures sont quelquefois plus funestes que l'abstention; c'est en hygiène comme en politique, comme en morale. A peine le demi-balayage exécuté, survient un coup de vent, une petite révolution dans l'appartement, et, après l'ordre apparent, s'établit le désordre le plus funeste.

Et puis les poussières accumulées, cachées, gardées dans les coins, deviennent méchantes et fétides. — Balayez, faites, nettoyez complètement et souvent, c'est mon avis le plus formel, c'est un des meilleurs conseils que l'hygiène ait à vous donner.

X. — Danger des fleurs.

Chacun aime à avoir des fleurs dans son appartement; les fleurs sont en pleine végétation, c'est-à-dire dans des caisses ou dans des pots qui contiennent de la terre; ou bien coupées, mises en faisceaux, arrangées en bouquet, elles sont plongées par leur extrémité inférieure, c'est-à-dire par la tige, dans des vases renfermant de l'eau.

De deux choses l'une : ou ces fleurs sont odorantes, ou elles ne flattent que par leur beauté, leur éclat. Or, quand les fleurs sont fort odorantes, il est malsain de les tenir dans l'appartement et de les conserver, surtout la nuit.

Je vous ai dit qu'on pouvait s'asseoir sans inconvénient à l'ombre d'un noyer, mais que subir pendant le sommeil l'ombre et l'odeur répandues sous l'arbre en question, devenait malsain et parfois mortel. Eh bien, nos annales de médecine renferment des exemples de spasmes nerveux, de migraines et de vertiges causés par l'odeur des fleurs odorantes respirées pendant la nuit.

Que les fleurs soient odorantes ou qu'elles ne soient simplement que jolies, on les garde indéfiniment chez soi par luxe, par coquetterie, par enfantillage. Qu'arrive-t-il alors? c'est que le bouquet se détériore et, au lieu de parfumer le logement, il y répand une odeur fétide et toutes les émanations délétères des végétaux pourris.

XI. — Conservation des aliments.

Tous les logements, dans la grande ville et la campagne, et surtout à Paris, ne sont pas d'une construction monumentale; et pourtant, dans ces logements la famille s'assemble deux fois par jour, pour se réconforter, pour se nourrir, pour prendre ses ordinaires repas. Or il ne faut rien perdre dans un ménage; les femmes économes mettent ordinairement en réserve les restes d'aliments et de fricassée.

Que l'on garde tout cela au grand air, dans une cuisine, ou dans ces cabinets spéciaux que l'on appelle *garde-manger*, rien de mieux; mais dans les appartements où l'on séjourne, où l'on couche, c'est une faute, une habitude antihygiénique dont je dois vous avertir.

Les émanations d'un manger fort salubre deviennent souvent insalubres et malsaines, si on les respire très-longtemps. Il est des fruits, des viandes odorantes, le melon, la charcuterie, par exemple, dont l'odeur échauffée devient délétère.

Enfin, il est des aliments qui se dénaturent, des viandes qui se gâtent, et il en résulte des exhalaisons putrides, nauséabondes, ennemies de la santé. Si je n'étais pas poussé par l'obligation d'abréger et de passer vite, je vous parlerais de mon expérience personnelle. J'ai vu, entre autres, une pauvre vieille fille qui se croyait à l'article de la mort, et qui n'avait aucune maladie réelle : savez-vous à quoi tenaient tous les accidents de sa santé? à des fautes hygiéniques que je vous conjure d'éviter. La malade logeait dans une mansarde aérée, peu ou point, par une de ces fenêtres qu'on appelle tabatières; sa chambre avait à peine trois mètres carrés, et dans ce logement, que l'on aérait le moins possible, vivaient avec la maîtresse trois chats et un chien ; mais surtout c'était là que s'accumulaient les provisions, que se faisait la cuisine. Le jour où je fus appelé comme médecin, un reste de côtelette pourrissait sur un rayon, et d'un vieux cabas à peu près vermoulu s'exhalait une odeur infecte de poisson : le cabas contenait une limande achetée depuis deux ou trois jours...

XII. — Inconvénients des animaux domestiques.

Non, je ne veux pas vous dire du mal de ces bons et fidèles animaux, bêtes aimantes et reconnaissantes, qui semblent, au milieu des ingratitudes et des injustices de

ce bas monde, données à l'homme pour lui servir de conso-
lation.

Mais d'abord, il faut que ces animaux soient propres et
bien élevés ; s'ils ne le sont pas, si vous ne les avez pas
appris à respecter le logement qui les abrite, il faut que
des lavages et des nettoyages complets viennent obvier
aux inconvénients de ce manque d'éducation.

— Mais c'est une affreuse servitude !

— Acceptez-la, ou bien ayez des animaux propres, ou
n'en ayez pas du tout.

D'ailleurs, les trop gros animaux, dans de petits appartements, ne valent absolument rien. Ces bêtes respirent
comme nous tous, elles consomment une certaine portion
de l'air respirable, et, comme l'encombrement des hommes
dans de petites habitations, elles finissent par rendre l'air
insalubre.

XIII. — Du chauffage des habitations.

De tout temps, l'homme a pris l'habitude de suppléer
au manque de chaleur solaire, à la froidure, par des
foyers de chaleur artificielle. Dans les cabanes et les
cahutes des premiers hommes, on brûlait du bois ou du
feuillage ; la fumée sortait par un trou pratiqué dans le
haut de l'habitation ; depuis, tous ces moyens de chauffage
se sont perfectionnés, mais le chauffage est une chose si
essentielle dans une habitation, que nous sommes obligé
d'en examiner succinctement les divers procédés.

Or, on chauffe une habitation avec des cheminées, ou à
l'aide de poêle ; il y a de pauvres ignorants qui veulent
les chauffer avec des chaufferettes pleines de poussier de
braise en combustion. Examinons.

XIV. — Précaution à prendre quand on se sert d'un poêle.

De tous les modes de chauffage, le plus sain, le plus hygiénique, est sans contredit le feu dans la cheminée. Le feu, allumé dans une bonne cheminée, devient un ventilateur naturel, un épurateur efficace, un excitant salutaire. Vous savez que le feu, dans une cheminée, ne peut avoir lieu sans courant d'air ; or ce courant d'air purifie l'atmosphère de l'appartement, et il donne à l'air une vivacité bienfaisante.

Mais je sais bien que les petits ménages, que les bourses modestes ne peuvent se donner le luxe du feu dans la cheminée ; en ce cas, il faut prendre les précautions que je vais dire.

Et d'abord, entre tous les poêles, ceux que je préfère sont les poêles de faïence ; les poêles de fonte rougissent trop vite, répandent de l'odeur, et chauffent inégalement. Mais enfin, je suppose que vous n'ayez qu'un poêle de fonte à votre disposition : il faut se garder de le pousser, de le faire rougir, et surtout il faut avoir la précaution de tenir toujours sur le poêle un vase rempli d'eau pure. En voici la raison : l'air trop échauffé devient lourd et sec ; il ressemble à cet air des déserts d'Afrique, qui flétrit tout ce qu'il touche, hommes et plantes, fleurs et animaux. Dans cet état, l'air est pernicieux à la santé. En mettant sur le poêle un vase rempli d'eau, une partie de cette eau, sous l'influence de la chaleur, se vaporise, s'élève et s'étend dans tout l'appartement, et cette légère proportion de vapeur suffit pour ôter à l'air sec sa cuisante aridité.

XV. — Danger des fourneaux de charbon.

Il est des gens assez ignorants pour vouloir se chauffer avec de prétendus calorifères qui contiennent du charbon mis en poussière, lequel se consume lentement et sans fumée au beau milieu d'une chambre.

En poussière ou en morceaux, le charbon est également funeste.

Il ne faut jamais se renfermer dans une chambre avec un fourneau contenant du charbon allumé. La chose est si évidemment funeste, qu'en vous la dénonçant il me semble vous dire une grosse niaiserie. Mon Dieu! vous avez tous entendu parler de l'asphyxie par le charbon. Des tripoteurs littéraires, des dramaturges à grands effets, des chercheurs de sentimentalités ont voulu, dans ces temps modernes, poétiser l'asphyxie.

Pauvres cervelles creuses! ils n'ont jamais vu la mort dans toute sa laideur; ils ne comprennent pas que le suicide, quelle qu'en soit la cause, est toujours un crime et toujours une lâcheté.

Mais ce n'est pas pour des asphyxiés volontaires que je réclame, c'est pour les ignorants qui se mettent la mort sous le nez sans réfléchir à sa traîtrise, sans s'inquiéter de ses désagréments.

Je sais que certaines professions exigent la présence d'un fourneau en combustion; dans ce cas-là, il faut placer le fourneau sous une cheminée, ou tout au moins sous une fenêtre ouverte.

De l'air! de l'air! autrement le charbon qui brûle aspire et consume tout l'air atmosphérique de la chambre, et l'on s'aperçoit du danger quand on n'a plus la force ni de le fuir ni de le combattre.

XVI. — Danger des chaufferettes contenant de la braise allumée.

On craint assez généralement le charbon, mais on se méfie bien moins de la braise. La braise en combustion ne répandant aucune odeur, on s'imagine qu'elle ne produit pas, en brûlant, le gaz terrible qui asphyxie. C'est une erreur, une erreur souvent funeste. La formation du gaz qui asphyxie les animaux a lieu pendant tout le temps de la combustion du charbon, et jusqu'à ce que sa réduction en cendres soit complète. Faute de cette notion, des gens meurent subitement pendant les sinistres nuits d'hiver. — Transi, gelé, harassé de fatigue, on rentre pour se coucher dans une chambre sans feu : là, tout ce qu'on touche est glacial; on grelotte rien qu'en regardant ses draps. C'est alors que l'ignorance nous suscite une idée diabolique. — Va donc chercher un peu de braise allumée, tu bassineras ton lit, et tout au moins tu te réchaufferas les doigts.

Alors on frappe chez son voisin, on va chez sa portière, on descend dans une cuisine, et l'on revient bientôt avec le fourneau. On se chauffe un instant, puis on se couche à l'aise et l'on s'endort, hélas! pour ne se réveiller jamais!

XVII. — Éclairage.

J'ai déjà dit quelques mots des lumières artificielles, au sujet de l'hygiène des yeux; j'ai besoin d'en parler encore, non pas que je veuille faire une longue dissertation sur les différents modes d'éclairage; je n'ai pas le loisir vraiment d'entamer d'arides digressions sur les lampes, sur la bougie, sur le gaz et sur la chandelle, mais il m'importe de vous faire remarquer :

1° Que la lumière, quelle qu'elle soit, en brûlant, en éclairant une chambre, un appartement, absorbe, consomme une bonne dose d'oxygène, et par conséquent enlève une certaine portion de l'air atmosphérique ;

2° Qu'une lampe qui fume ou qui file, pour me servir de l'expression consacrée, répand une odeur désagréable et imprègne l'air d'exhalaisons fort malsaines ;

3° Qu'une bougie mal éteinte, qu'une mèche de chandelle fumante et se carbonisant, empeste un appartement et le rend nauséabond.

Ce sont donc autant de fautes hygiéniques qu'il faut éviter. En mouillant la mèche, après avoir éteint la bougie ou la chandelle, on peut éviter toute mauvaise odeur. On l'évite également en se servant d'un éteignoir.

Enfin, il faut veiller à la lampe, et faire en sorte qu'elle ne file jamais.

XVIII. — Maisons ouvrières. — Bienfaits qui doivent en résulter.

Je ne puis clore cette leçon sans vanter et célébrer de toutes mes forces la bonne idée des maisons communes, et le projet vraiment hygiénique des habitations dites cités, ou plutôt maisons ouvrières.

Je laisse de côté la question des logements insalubres, inhabitables ; une loi prévoyante est là pour en défendre l'entrée, pour obliger les propriétaires à les faire rebâtir. Mais, hélas ! les maisons les plus salubres, abandonnées à l'incurie de la classe ouvrière, deviennent promptement insalubres.

En voici la raison : il n'y a dans ces maisons ni autorité ni surveillance ; c'est au concierge seul qu'appartient le soin de tenir propres les escaliers, les couloirs, etc. etc.

Or, la plupart du temps, il n'y a que des concierges

infirmes, souvent même il n'y en a pas du tout. Le loca-
taire a, d'ailleurs, le droit d'être malpropre et sans aucune espèce de précaution, quand il a franchi et refermé
la porte de son logement, en un mot quand il est chez lui:
eh bien! dans ces conditions, avec le sans-façon de la
nation française, avec notre sotte passion de la liberté, il
est impossible que les ouvriers négligents, indifférents,
ignorants surtout, ne rendent pas promptement insalubre
la plus salubre des maisons.

Précisons davantage, car en pareille matière il n'est pas
de petits détails :

1° Il est des cabinets indispensables aux déjections hu-
maines, qui sont et seront toujours la peste et le fléau des
maisons ouvrières; pourquoi? parce que ces cabinets sont
toujours mal placés, mal bâtis, mal entretenus, et surtout
parce qu'ils sont communs à tous les habitants d'une même
maison.

Faire des représentations est chose tout à fait inutile.
D'abord, pour excuser leur incurie, les uns vous répondront
tout brusquement : « Ce n'est pas nous, ce sont les voisins; »
et parce que d'autres, affectant une brutale indifférence,
vous répliquent : « Qu'est-ce que cela fait? nous ne sommes
pas des petites-maîtresses. » Vous n'êtes pas des petites-
maîtresses, soit ; mais cependant vous devez craindre les
milieux infects, les odeurs pestilentielles, les logements
nauséabonds.

Vous êtes père de famille, je suppose : si vous ne craignez rien pour vous, craignez au moins pour votre femme
et vos enfants; vous vous mettez en quatre pour gagner
de quoi les faire vivre ; vous les quittez le matin et ne rentrez que le soir, et pendant votre absence, et la nuit pendant votre sommeil, un air méphitique et malsain remplit
les escaliers, s'accumule sur votre carré, filtre sous la porte
de votre petit logement, et porte dans votre famille des

principes de scrofules, de phthisie, en un mot des germes de mort.

2° L'aération, la ventilation sont tellement négligées dans les logements de la classe travailleuse, qu'il faut une autorité qui les impose, ou un bâtiment ou une construction qui les mette forcément et incessamment en action.

Je m'explique :

A qui n'est-il point arrivé d'entrer dans l'habitation d'un ouvrier?

Un air méphitique et corrompu y prend immédiatement à la gorge ; un mélange d'odeurs désagréables réagit sur l'estomac et sur les poumons. Or ce ne sont point des ouvriers malpropres, peu soigneux ; ces gens-là passent pour des gens rangés, laborieux, intelligents même ; mais ils ont peur du froid, et jamais ils ne laissent ouvrir les fenêtres! Et puis tout le monde est entassé dans la même chambre : cuisine, savonnage et travail, tout se fait dans le même milieu. Il n'est donc point étonnant que les habitants d'un pareil taudis soient malingres, impotents et souvent malades.

A tous ces inconvénients, l'unique remède me paraît l'établissement des maisons ouvrières : j'ai dit maisons, et non pas cités, car les deux avantages de ces sortes d'établissements sont leur construction, leur disposition, d'une part ; et d'autre part la surveillance : or la surveillance devient trop difficile dans un trop vaste établissement ; et puis, l'accumulation d'un grand nombre d'ouvriers dans une même maison pourrait faire craindre des coalitions, des mécontentements, des révoltes.

La première maison de cette nature que l'on a bâtie à Paris, n'a pas semblé parfaitement réussir, et alors les détracteurs ont crié à l'impossible! à l'utopie! Pauvres criards ! Il est bien évident que tout ce qui commence ne saurait être parfait ; on n'arrive pas au monde avec une taille d'un mètre et demi, et une entreprise, quelle qu'elle soit, ne saurait être complète du premier coup.

Il nous faut des maisons ouvrières, des maisons où chaque logement soit pourvu et d'un cabinet spécial, et des conduits destinés à la projection des eaux ménagères, de tous les résidus nauséabonds.

Il nous faut des maisons ouvrières où chaque logement, pourvu d'air et d'espace, ait cuisine, fourneaux, cheminées, et des moyens nombreux de ventilation.

A ces bienfaisantes constructions, qui déjà s'élèvent et s'exécutent, l'intention des architectes, je le sais pertinemment, est d'ajouter des établissements de bains et de lavoirs publics : comme hygiéniste, j'y applaudis de tout mon cœur.

XIX. — Bains et lavoirs publics. Compléments des maisons ouvrières.

J'ai tâché de vous le faire comprendre, Messieurs, des bains généraux, et de temps en temps répétés, sont nécessaires au bon état de notre santé.

Je ne crois pas trop m'avancer en disant que les trois quarts de nos maladies, chroniques surtout, proviennent d'une concentration de circulation et de forces s'accumulant sur un organe, et y produisant un encombrement anormal. Je crois pouvoir scientifiquement assurer que, si la surface humaine était pourvue toujours et dans toutes les régions d'une notable activité, les concentrations seraient empêchées et les maladies évitées. Par conséquent, les conditions premières de la santé sont le bon état et l'activité de l'enveloppe humaine.

D'un autre côté, la peau, soumise à toutes les vicissitudes atmosphériques, a besoin, pour préserver les organes intérieurs de pertubation et de refroidissements, d'être sans cesse en action.

Eh bien! cette propreté, cette action ne peuvent être entretenues que par des lavages et des bains.

Voilà pourquoi la santé des classes ouvrières réclame impérieusement l'établissement des bains et lavoirs publics. Une petite famille, composée du père, de la mère et de deux ou trois enfants, ne peut dépenser deux ou trois francs par semaine pour prendre des bains et entretenir la propreté si nécessaire au corps; d'un autre côté, le blanchissage coûte fort cher, les linges coûtent plus cher encore. Il en résulte que, par économie, par nécessité souvent, les ouvriers non-seulement ne prennent pas de bains, mais encore portent du linge fort malpropre.

Je sais bien qu'il existe dans Paris un assez bon nombre de lavoirs plus ou moins fréquentés, où, pour cinq centimes par heure, au milieu du cliquetis des battoirs et à travers les bavardages de toutes les laveuses, la mère de famille peut aller nettoyer, frotter et blanchir le linge indispensable du ménage; mais qu'arrive-t-il le plus souvent? c'est que la lessive une fois terminée, la ménagère est obligée d'emporter son linge chez elle, pour le faire sécher.

La municipalité a défendu d'exposer, sur la voie publique, ces longues perches que l'on voyait autrefois à certaines fenêtres du faubourg Saint-Antoine et du faubourg Saint-Marceau. A ces perches pendaient d'ordinaire des chiffons de toutes les grandeurs et de toutes les couleurs; ces chiffons, hélas! étaient le linge récemment lavé de toute une famille; linge que l'on mettait au grand air pour le sécher plus promptement. L'autorité a défendu ces sortes d'exhibitions, et sous un certain rapport elle a raison; mais voici ce qui en résulte :

La ménagère qui revient du lavoir est bien obligée de faire sécher son linge avant de le repasser.

En conséquence, elle plante des clous dans les murailles de son petit logement : elle y attache des cordes et des ficelles, et là-dessus elle étend le linge humide qu'elle a rapporté. Ainsi ! c'est à l'intérieur du logement de l'ouvrier, c'est la nuit le plus souvent que la mère de famille est obligée de faire sécher son linge ! Je n'ai pas besoin de m'appesantir sur les inconvénients d'une semblable coutume.

Ce n'est pas tout, le linge une fois séché, ayant besoin d'être repassé, on allume un petit fourneau dans la cheminée de l'appartement ou sur le carré, quelquefois même au beau milieu de la chambre ; alors, la vapeur du charbon, le gaz acide carbonique, le terrible gaz de l'asphyxie, se répand en abondance et augmente considérablement toutes les conditions d'insalubrité.

Contre tous ces maux, quel est le remède ?

Des bains et des lavoirs publics : des bains où le pauvre, moyennant quelques centimes, pourra entretenir l'activité de la peau, si nécessaire à la santé ; des lavoirs où la mère de famille pourra non-seulement nettoyer, mais faire sécher, puis repasser son linge, celui de son mari et celui de ses enfants.

DIXIÈME LEÇON.

————◆◇◆————

HYGIÈNE DES PIEDS ET DES MAINS.

————————

I — Un provincial à Paris.

Il y a de cela quelques années, douze à quinze ans, pas davantage. Un provincial, grand amateur scientifique, arriva à Paris muni de lettres de recommandation. Il se présenta d'abord chez une de nos lumières zoologiques, fort connue au jardin des Plantes. On vint à parler de catégories, de castes, en un mot de classifications.

— « L'homme, Monsieur, s'écria le Parisien devant son
« visiteur ébahi, l'homme, que notre amour-propre met
« en haut de l'échelle animale, ne devrait occuper que le
« second rang. Quel est le signe de la plus grande intelli-
« gence? qui agit dans ce monde? quel est l'organe qui a
« produit le plus de merveilles? La main, Monsieur, la
« main! Anaxagore, Helvétius l'ont bien prouvé, c'est à

« la main que l'on doit attribuer toute supériorité et toute
« suprématie. D'autres philosophes sont venus ensuite, et
« ont parfaitement démontré que, si l'homme pense et
« gouverne toute la création, c'est uniquement parce qu'il
« a des mains. Certains théoriciens prétendent que le
« siége de l'âme est le cerveau; mais l'âme, Monsieur,
« l'âme se trouve au bout de mes doigts; voilà comment
« certains artistes ont inventé tant de chefs-d'œuvre. Eh
« bien, Monsieur, l'homme n'a que deux mains et le singe
« en a quatre! On prétend qu'il manque aux quadru-
« manes la parole, signe extérieur de la pensée; mais les
« singes ont-ils jamais reçu une éducation propre à mode-
« ler, à dénoncer leur intelligence; on dit communément:
« Malin comme un singe; par conséquent on accorde à ces
« animaux infiniment d'esprit; moi, je leur trouve quatre
« mains au lieu de deux; donc il faut s'y soumettre, les
« singes doivent être placés au dessus de l'espèce hu-
« maine. »

En sortant du jardin des Plantes, notre provincial se
rendit chez un professeur qui travaillait précisément à un
ouvrage de physiologie.

Certes il étudiait en conscience; non-seulement il avait
compulsé tous nos auteurs, mais il avait répété lui-même
et sur lui-même les nombreuses expériences racontées
dans tous les écrits spéciaux.

— Monsieur un tel? demande le visiteur au domestique
qui vient lui ouvrir.

— Monsieur ne reçoit personne; il est en affaires scientifiques et ne peut être dérangé.

— Mais je viens précisément lui parler science. Voulez-
vous bien lui remettre cette lettre; s'il refuse de me recevoir, je me retirerai sans insister davantage.

Quelques minutes après, le domestique ouvrit la porte
du cabinet, résidence ordinaire de son maître, et avec un

certain signe que ne comprit pas le visiteur, on lui trans-
mit l'invitation d'entrer.

A peine introduit dans ce sanctuaire de la science, notre
provincial poussa une grande exclamation de surprise : il
venait d'apercevoir le savant marchant à quatre pattes,
et venait ainsi à sa rencontre.

— Asseyez-vous, Monsieur, dit le visité au visiteur ; et,
par forme de politesse, il s'accroupit sur le plancher.

— Grand Dieu ! Monsieur, que faites-vous donc ainsi ?...

— « J'expérimente, mon cher Monsieur ! j'expérimente !
« Franchement l'homme est un animal dégénéré ; l'homme
« aurait peut-être une vie bien plus longue, s'il était resté
« fidèle à sa nature. Par amour-propre, par préjugé, par
« sottise, il se tient sur ses deux pieds, et il fait le singe
« avec ses deux bras ; eh bien, je viens d'en acquérir la
« certitude, la conviction, l'homme devrait marcher à
« quatre pattes ! Élevé suivant les coutumes usuelles, j'ai
« d'abord eu beaucoup de mal à me mettre à ce mode de
« locomotion ; mais, depuis trois semaines que je l'expéri-
« mente, j'y suis fait on ne peut mieux : ma tête se relève
« sans fatigue, mes bras partagent le poids du corps avec
« les deux jambes, et les extrémités inférieures, je vous
« assure, n'en sont pas mécontentes du tout. Les singes,
« qui ont quatre mains, marchent bien sur leurs quatre
« pattes, et je vous assure que, physiologiquement parlant,
« il y aurait pour nous de l'avantage si nous voulions les
« imiter. »

J'ai besoin de certifier ici que je n'exagère absolument
rien dans les paroles que je rapporte. D'ailleurs, il y a des
écrits où l'une et l'autre de ces opinions se trouvent
consignées.

J'ai cru vous devoir dénoncer, Messieurs, ces deux erreurs, ces deux absurdités, puisque dans cette leçon nous
allons nous occuper des pieds et des mains.

II. — Ni les mains ni les pieds ne sont le siége de notre suprématie intellectuelle.

Oui, la main est un instrument admirable! oui, la main est souvent indispensable à l'exécution des projets enfantés par le cerveau; mais l'intelligence est nécessaire à la main. Les idiots n'ont-ils pas des mains? les paresseux en sont-ils dépourvus? Qu'en font-ils, les uns et les autres?

Le physiologiste à quatre pattes aura beau dire, le pied par sa conformation, la tête par sa disposition, les bras par leur structure, tout prouve que l'homme, roi de la création, est fait pour marcher debout: et au lieu de pencher bestialement la tête vers la terre, il doit tenir son front majestueusement élevé vers les cieux!

Nous aurions bien des raisons à donner; mais, en vérité, certaines sottises ne méritent pas les honneurs d'une refutation, il suffit de les énoncer pour en montrer tout le ridicule.

Commençons donc, et suivant notre habitude, avant d'aborder les prescriptions spécialement hygiéniques, donnons une petite description anatomique des pieds et des mains.

III. — Anatomie.

Ici, il ne s'agit plus de décrire une simple surface. Je veux prendre la main et le pied entièrement, et vous en énoncer toute la structure. Bien que cette question vous ait été présentée comme un appendice de la peau; bien que, jusqu'à un certain point, les pieds et les mains puissent n'être considérés que comme organe du tact et du toucher, il me semble nécessaire de vous dire un mot de leur entière contruction. Quand nous parlerons de la locomotion, de la gymnastique, ce sera une affaire réglée ; nous n'aurons plus à revenir sur l'anatomie de nos extrémités.

IV. — Anatomie de la main.

Une charpente résistante, une masse musculaire et contractile, des nerfs et des vaisseaux particuliers, un tissu graisseux assez considérable, un bouclier tendineux, résistant et nacré, une peau spéciale et contenant des appendices utiles et curieux, telles sont les différentes parties qui entrent dans la construction de l'extrémité supérieure, autrement dite : la main.

Vous savez tous que dans un membre, quel qu'il soit, il y a des os, de la chair et de la peau ; vous pouvez vous en convaincre chaque jour aux étalages des bouchers. Eh bien ! les os sont les leviers résistants de la main ; la chair forme toutes ces ficelles qui ont la faculté de s'allonger ou

CHARPENTE OSSEUSE DE LA MAIN.

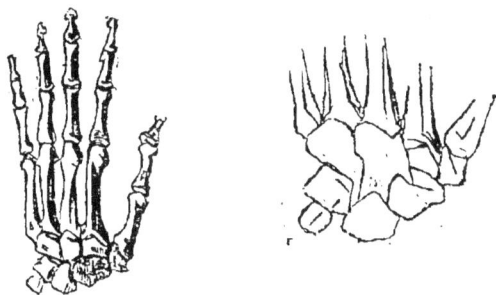

Carpe. Métacarpe. Phalange. Phalangine. Phalangette.

de se rétrécir, qui sont terminées par des prolongements tendineux, et que l'on appelle muscles en anatomie. La charpente osseuse de la main présente une disposition toute particulière, un nombre considérable de petits os rangés sur deux lignes, qui ont reçu des noms dont je crois inutile d'embrouiller votre mémoire.

Qu'il me soit permis de vous faire remarquer seulement combien cette quantité de petits os multiplient les surfaces articulaires et se prêtent à une infinité de mouvements importants. La réunion de ces os s'appelle *carpe;* puis viennent cinq petits bâtons osseux qui forment le métacarpe, et enfin la charpente des doigts que l'on appelle phalanges, phalangines, phalangettes.

On dit vulgairement : les cinq doigts de la main; on a tort, la main n'a que quatre doigts; et précisément, son signe caractéristique est d'être douée d'un pouce, c'est-à-dire d'un organe destiné à se mettre en opposition avec chacun des doigts de la main : c'est l'action de prendre et de saisir, c'est là ce qui complète le sens si perfectible du toucher.

Il vous est arrivé peut-être, lorsque vous étiez enfant, de ramasser une patte de poulet jetée par quelque cuisinière; à la tige de cette patte, sous la peau qui l'enveloppe, à côté du petit os qui la forme presque tout entière, se trouvent deux petits tendons que les enfants s'amusent à tirer. En tirant sur chacun de ces ressorts que la mort a rendus immobiles, on fait exécuter à la patte les mouvements qu'elle exécutait pendant la vie. Eh bien ! c'est à l'aide de semblables tendons, c'est au moyen de pareils ressorts que la main de l'homme s'étend, se ferme et prend les mille configurations que nécessitent ses nombreux exercices.

Si je pouvais m'arrêter davantage sur la question anatomique, je vous montrerais les artères formant une sorte d'arcade dans la paume de la main, et envoyant à chaque doigt son canal nourricier; je vous montrerais les filets nerveux se divisant et se subdivisant pour animer chacun des doigts, et les douer de cette exquise sensibilité qui leur est nécessaire; et je vous montrerais surtout cette tente résistante, tendineuse, cette magnifique aponévrose bien tendue dans toute la paume de la main, doublant en quelque sorte la peau de cette région, afin de rendre cette surface extérieure plus résistante et plus préservatrice.

Mais je dois spécialement m'arrêter sur la peau qui, tissée, formée de la même façon que la peau de toute autre région, est cependant beaucoup plus dense, beaucoup plus épaisse; le derme, enveloppé d'un épiderme redoutable, est beaucoup moins élastique qu'il ne l'est d'habitude, et c'est la grande raison qui rend les inflammations des mains et des doigts si douloureuses.

Au bout de chacun des doigts, le derme sécrète un organe tout particulier que l'on appelle *ongle,* qui a quelque analogie avec l'épiderme, bien évidemment, mais qui en diffère par sa résistance et par sa conformation.

V. — Les ongles et leur structure.

Les ongles, Messieurs, semblent indispensables à nos doigts et à notre main; ils soutiennent admirablement la pulpe de chaque doigt, et ils garantissent ses extrémités, qui sont d'une sensibilité considérable, contre les chocs trop violents et contre l'atteinte des corps étrangers; ils doublent en quelque sorte, en y aidant considérablement, l'adresse de nos doigts et les facultés de la main tout entière.

Lorsque, par maladie, par accident, un des ongles vient à tomber, le doigt qui a éprouvé ce malheur devient tout à coup maladroit et ridiculement sensible.

Je ne puis résister au désir de vous dire comment poussent les ongles, comment ils se forment; car la plupart des gens du monde s'imaginent que l'ongle pousse

ab solument comme le cheveu, qu'il existe à la partie inférieure du doigt de petites racines! Pas le moins du

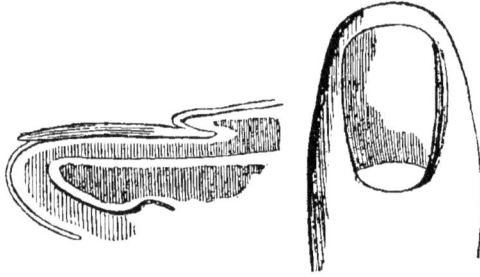

Place de l'ongle. Coupe d'un doigt destiné à montrer la place de l'ongle.

monde. L'ongle est une espèce de sécrétion bien fournie
par le derme qui se trouve au bout des doigts, il se forme
couche par couche, à peu près comme les écailles de certains mollusques; seulement, la couche supérieure se fait
payer une rétribution par les couches qui viennent après
elle; à mesure que l'ongle monte en épaisseur, il s'étend
en largeur, c'est-à-dire que, plus il y a de couches sura-
joutées les unes aux autres, plus l'ongle tend à devenir
grand. Or, comme il est enchâssé, retenu par un rebord
cutané, dans les quatre cinquièmes de sa circonférence, il
allonge forcément par le seul côté laissé libre, et voilà
pourquoi, si nos ongles n'étaient pas coupés de temps en
temps, s'ils ne s'usaient par les frottements quotidiens
que nous leur faisons subir, ils deviendraient longs et re-
courbés comme les griffes de certains animaux.

VI. — Anatomie du pied.

Nous retrouvons au pied une grande analogie avec la
main : ainsi, même multiplicité dans les os qui forment

sa charpente, mêmes précautions préservatrices du côté de la peau, des doigts que l'on a surnommés orteils;

CHARPENTE OSSEUSE DU PIED.

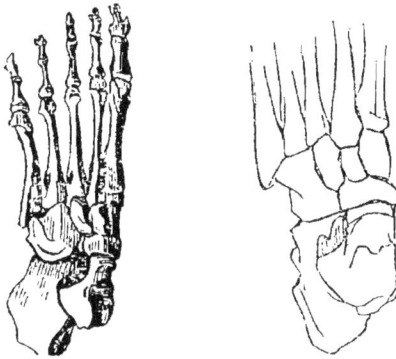

Tarse. Métatarse. Phalange, etc.

des ongles comme à la main, puis des ligaments, des vaisseaux et des nerfs, le tout en abondance.

Mais il est des différences importantes à signaler; et d'abord, au lieu de s'articuler bout à bout et directement dans la position même du membre qu'il termine, le pied s'articule de façon à former avec la jambe un angle plus ou moins droit. Un os qu'on appelle *calcanéum*, formant la proéminence du talon, dépasse l'articulation d'un côté, tandis qu'au côté opposé s'étalent le tarse, le métatarse et toute la série des orteils.

De plus, le pied n'est pas doué du pouce que nous avons à la main; c'est fort à tort que les gens du monde appellent le gros orteil: pouce du pied. Comme je le disais tout à l'heure, pour qu'il y ait pouce, il faut qu'il y ait possibilité d'opposition avec les autres doigts; cette faculté n'est pas donnée au gros orteil.

VII. — Hygiène des pieds et des mains.

Nous n'aurons cette fois que trois petits chapitres : propreté, soins spéciaux, moyens préservateurs.

VIII. — Soins de propreté.

La peau de la main, malgré son épaisseur apparente, est douée de qualités absorbantes considérables; pour vous en donner une preuve, il suffira de vous dire que l'un des traitements des dartres et de la gale, maladie générale de la surface cutanée, consiste à faire tous les soirs, dans la paume des mains, des frictions ou, si vous aimez mieux, des onctions avec les pommades épuratoires. Vous savez peut-être que l'action du mercure produit souvent sur la bouche une véritable inflammation, ce que l'on appelle la salivation. Eh bien! Récamier m'a cité plusieurs personnes, j'en ai trouvé une moi-même, qui étaient prises de salivation pour avoir trempé leur doigt, une seule fois, dans une pommade mercurielle qu'on appelle onguent napolitain : ici l'absorption était exagérée, ou plutôt les prompts effets du mercure dénotaient une susceptibilité particulière chez les personnes atteintes de pareils accidents; mais tous ces faits n'en prouvent pas moins que les suçoirs absorbants de la main sont plus actifs que dans aucune des autres régions du corps.

D'un autre côté, la susceptibilité des nerfs de nos doigts est trop connue pour que j'aie besoin de vous la démontrer. Qui donne à la main cette finesse, cette exquise sensibilité? le système nerveux, c'est-à-dire le réseau des papilles s'efflorissant à la surface. La sensibilité de la main est telle, que j'ai vu des aveugles, privés tout à coup de leurs yeux, remplacer en quelque sorte la vision par le toucher. Non-seulement ils distinguent une pièce d'or d'une pièce d'argent, mais j'ai dans ma clientelle un vieillard amaurotique, c'est-à-dire complètement aveugle, qui, par le simple toucher, reconnaît si bien les cartes et leurs couleurs, qu'il fait sa partie tout comme un autre.

Vous comprenez, Messieurs, que cette exquise sensibilité d'une part, ce pouvoir absorbant tout spécial de l'autre, nécessite une propreté journalière. Nos usages exigent que tout homme bien élevé tienne ses mains fort proprement; mais il ne s'agit point de plaider ici pour la coquetterie et pour le luxe. Si les mains, sans cesse exposées aux poussières extérieures, bien souvent employées à des contacts salissants, ne sont pas journellement lavées, frottées, tenues propres et nettes, d'une part elles peuvent perdre une partie de leur qualité tactile; de l'autre, par l'absorption dont je vous ai parlé, elles peuvent compromettre la santé tout entière.

C'est là une notion hygiénique qu'on ne saurait trop inculquer dans la mémoire des classes travailleuses : tant que l'enfant n'est point affranchi des soins minutieux que réclament ses premières années, on lui lave les mains et le visage, on les lui lave même plusieurs fois par jour, car le marmot a la manie de toucher à tout ce qu'il voit; mais, dès qu'il court, dès qu'il joue tout seul, on lui laisse ses mains fort malpropres; il y a des gamins et des apprentis qui ont les deux mains noires et calleuses comme les ouvriers qui travaillent au charbon; enfin, quand on est devenu tout à fait homme, quand on est son maître et que l'on gagne bonne journée, on se fait presque un titre de gloire de ne point laver ses mains. C'est, dit-on, la marque des travailleurs, c'est la preuve constante qu'on ne peut être accusé de paresse. Ce sont là des préjugés et des négligences contre lesquels je ne saurais trop m'élever. Certes, la main est quelque chose pour tout le monde d'abord, mais surtout pour ceux qui vivent du travail de leurs mains.

La main, tenue malpropre, non-seulement perd de ses qualités, mais se couvre souvent de dartres interminables ; de plus, par ses suçoirs absorbants, la main transporte dans le torrent de la circulation et de la vie tous les principes délétères que peuvent renfermer toutes les variations de malpropreté. Ainsi, pour les ouvriers qui manient les métaux, pour ceux qui préparent les couleurs, dans les usines, dans les ateliers, dans les laboratoires, il devrait exister une loi forcée, une règle infranchissable : obligation de se laver les deux mains toutes les fois qu'on quitte le travail, toutes les fois qu'on sort de l'atelier.

Si tout le monde était pénétré de cette vérité, si les patrons et les contre-maîtres voulaient s'en occuper un peu, il suffirait d'une fontaine, d'une inspection, de quelques amendes ; et bientôt la coutume serait prise, et bien des professions réputées insalubres deviendraient à peu près sans danger pour la santé.

Faut-il se laver les mains avec de l'eau chaude plutôt qu'avec de l'eau froide ? L'eau trop chaude gerce les mains ; l'eau tiède serait sans doute préférable, mais on n'a pas toujours de l'eau tiède à sa disposition. Il faut donc employer tout simplement l'eau froide ; seulement, comme l'eau froide ne suffit pas toujours pour délayer les malpropretés huileuses qui encombrent les mains, il est bon d'aiguiser cette eau avec un peu de savon.

Même nécessité de propreté pour les pieds ; je sais bien que les pieds sont ordinairement recouverts, et nous parlerons des chaussures tout à l'heure, à l'article *Moyens préservateurs ;* mais, aux pieds, se forme et s'accumule une sueur surabondante qu'il est dangereux d'entraver, et de dénaturer par une constante malpropreté.

Chose bizarre, la peau de la plante des pieds est la plus

dense, la plus épaisse de tout le corps humain ; eh bien, la plante des pieds est tellement sensible, qu'on a pu faire mourir des individus en les agaçant par l'action du chatouillement exercé sur cette partie.

D'un autre côté, la plante des pieds est à peu près aussi absorbante que la paume des mains, et voilà pourquoi les pieds comme les mains exigent des frictions, des lavages suffisants.

Je connais l'objection ordinaire : — Moi, je ne me suis jamais lavé les pieds, diront certains ouvriers; je n'en ai jamais été plus mal portant. — J'ai besoin de beaucoup marcher, dira un autre, et en lavant mes pieds, je les attendrirais au point de rendre la marche impossible. Erreur encore, et préjugé qu'il faut combattre! Vous qui vous êtes toujours bien porté, dites-vous, il viendra un moment peut-être où vous serez malade, et dangereusement ; voulez-vous que je vous en dise la raison, c'est que vous avez privé votre santé d'un émonctoire de grande importance : la sueur des pieds forme une constante dérivation à toute cause de maladie.

D'un autre côté, vos pieds ont perdu de la sensibilité qu'ils devraient avoir, et quand viendra la crise et la tempête, quand on voudra opérer sur les extrémités inférieures des moyens de dérivation, l'insensibilité des pieds s'opposera aux bons résultats de ces moyens si efficaces chez d'autres sujets.

Messieurs, c'est une erreur profonde que de croire la crasse capable de faire supporter aux piétons les longues et grandes fatigues. L'histoire rapporte que les soldats de Gustave-Adolphe, après des marches pénibles, se frottaient les pieds avec de la flanelle, puis se les lavaient incontinent, et qu'ils se trouvaient admirablement bien de cet usage.

Le grand Frédéric avait institué dans ses armées des

chirurgiens destinés à surveiller l'état des pieds de ses soldats. Malheureusement nous n'avons pas chez nous de semblables précautions ni d'inspections analogues. Et c'est pour cela que, dans certaines campagnes, on a vu tant de soldats, dont les pieds étaient abîmés par la marche, encombrer les hôpitaux !

Qu'il soit donc évident pour tous que jamais le cal de la malpropreté ne saurait servir de préservatif contre la fatigue, et que personne n'aille penser que les lavages des pieds en attendrissent trop la peau.

IX. — Soins spéciaux.

Ces soins sont relatifs à l'éducation même de la main et du pied, mais surtout à ces extrémités cornées qui se trouvent au bout de chaque doigt, et que l'on appelle des ongles. La main, peut-être plus que tout organe, est susceptible d'éducation et de perfectibilité. C'est grâce à cette éducation qu'elle arrive à pouvoir enfanter des chefs-d'œuvre ; mais, encore une fois, j'ai besoin de vous faire remarquer que des transitions sont nécessaires ; il y aurait folie à imposer du premier coup à des mains encore novices les œuvres qu'une longue étude est seule capable de leur faire exécuter.

Pour les pieds, mêmes précautions à prendre. J'ai fait des voyages d'amateur en Suisse, en Italie, en Savoie, et je les ai faits à pied. Les premiers jours, seize à vingt kilomètres nous paraissaient déjà une longue route ; mais peu à peu, nous accoutumant à la marche, augmentant insensiblement la longueur de nos étapes, nous arrivions à faire quarante et quarante-huit kilomètres, sans en éprouver le moindre inconvénient. Faites faire quarante-huit kilomètres à un homme, tout d'un coup, sans l'y avoir préparé par l'habitude, et le lendemain, soyez-en sûr, cet homme sera brisé, moulu de fatigue, et très-probablement il aura des ampoules aux pieds.

Les ongles nécessitent une surveillance continuelle, ils ont besoin d'être coupés de temps en temps ; coupés trop courts ils détermineront souvent des maladies ; abandonnés à eux-mêmes, ils se recourbent et amènent souvent la petite torture que l'on désigne sous le nom d'ongle rentré dans les chairs.

Oui, coupez les ongles des mains, mais, de grâce, ne les rongez pas ! c'est l'habitude des enfants et de certains penseurs ; et bien souvent une semblable manœuvre a produit des panaris, des écorchures inflammatoires, ou tout autre inconvénient.

X. — Moyens préservateurs.

Pour les mains, ce sont les gants ; pour les pieds, ce sont les bas et les chaussures. Les gants sont d'ordinaire un objet de luxe ; on fait gants jaunes ou gants glacés, et tout cela est de la coquetterie pure et ne nous regarde pas.

Mais l'hiver, toutes les classes , plus ou moins, portent des gants de différentes textures : les uns en portent en laine, les autres en peau, les autres en coton.

Les gants de coton sont froids et à peu près inutiles ; les gants de laine sont les meilleurs, mais il n'en faut pas faire abus.

Si vous mettez des gants pour en faire parade, pour avoir l'air d'un bourgeois, ou plutôt d'un monsieur, portez-les comme vous voudrez, et tant que vous voudrez, déchirez-les, usez-les vite, vous ferez grand plaisir au marchand ; mais si vous ne portez des gants que pour n'avoir pas trop froid aux mains, portez des gants de laine d'abord, surtout ne les portez pas continuellement, mettez-les quand, au sortir d'une chambre chaude, vous allez vous exposer au grand air ; mais quand, par la marche, les mouvements, la gymnastique, vous aurez activé toute votre circulation, quand vous sentirez vos mains réchauffées par une chaleur intérieure, croyez-moi, ôtez vos gants ; de cette façon, vous userez, mais vous n'abuserez pas, et les gants vous seront vraiment profitables.

Prenez pour vos enfants les mêmes précautions, ne ne mettez pas des gants exagérément chauds à ces remuantes natures ; munies de ces gants calfeutrés, la main des enfants entre en transpiration ; puis on ôte le gant, il y a refroidissement subit ; et ces surprises, souvent répétées, amènent l'inconvénient des engelures.

La station debout, l'obligation de fouler sans cesse des surfaces froides et humides, entrent aussi pour une bonne part dans les causes qui produisent le refroidissement des pieds.

Mais surtout la mode et sa tyrannie, la coquetterie et ses mille coquetteries coopèrent grandement au refroidissement si souvent éprouvé et si souvent maudit par les gens exagérément élégants.

La mode impose des chaussures tellement minces, que les pieds ne se trouvent point garantis par cette espèce de vêtement.

La coquetterie, qui voudrait des pieds impossibles, des pieds rétrécis, racornis, des pieds enfin qui n'existent pas, recherche des bras excessivement minces, des chaussures si délicates et si étroites, que leur usage paraît problématique.

Comme le disait si spirituellement Alphonse Karr : « On veut que le contenant soit plus petit que le contenu. » On le paie par le froid aux pieds et par tous les inconvénients de santé qu'il détermine.

Effectivement, le froid des extrémités non-seulement réagit sur la tête, qu'il laisse surchargée d'une accumulation de chaleur, mais il retentit et se répercute en quelque sorte :

Sur les entrailles, où il détermine des désordres bien connus ;

Sur la poitrine, où il appelle l'irritation que l'on a désignée sous le nom de *rhume ;*

Et, enfin, sur la gorge et sur les canaux aériens, qu'il enflamme si promptement, que souvent on voit survenir une gêne considérable dans la déglutition, et un enrouement aussi désagréable que subit.

Il est donc bien important de chercher à se garantir du froid aux pieds.

1° Je conseille des chaussures raisonnables.

J'appelle chaussures raisonnables des souliers, bottes ou bottines capables de lutter un peu contre la boue et l'humidité. On fait aujourd'hui des chaussures charmantes avec ce que l'on appelle du cuir verni. C'est magnifique, mais bien peu préservateur : que la pluie tombe, que le pavé soit mouillé, et le cuir verni se trouve mouillé lui-même, tant et si bien que les bas le sont à leur tour ; de là tous les inconvénients que je signalais tout à l'heure.

Je ne prétends pas que tout le monde doive porter des souliers ferrés, quelque chose d'analogue à ces robustes souliers confectionnés pour les chasseurs ; mais je conseille de bonnes semelles. Bien plus, je conseille de mettre à l'intérieur des souliers, soit une semelle de liége, soit une semelle de paille tressée ; enfin, si l'on est à la campagne, si l'on est forcé de piétiner dans les flaques d'eau et de s'empêtrer dans la boue, je conseille de tout mon cœur le rustique sabot.

2° Je conseille un peu d'exercice : la marche appelle aux extrémités la chaleur que le centre circulatoire leur fournit d'une façon si parcimonieuse.

Et cela, par deux mécanismes que vous allez comprendre : la marche stimule la circulation générale; tout le monde sait qu'au milieu d'un beau froid sec, après une marche un peu précipitée, on se trouve parfaitement réchauffé, et l'homme en mouvement sent alors mieux que jamais le sang battre dans ses artères.

Or, dès que la circulation du sang est accélérée, il y a une plus grande quantité de sang produite, et il en arrive forcément une dose notable aux extrémités du corps (aux pieds), qui, malheureusement, n'en sont pas toujours assez pourvues. D'un autre côté, quand on frappe des points de la surface du corps, cette percussion, sans être précisément douloureuse, appelle une certaine dose de vitalité et de chaleur; frappez dans une main froide, et vous l'aurez bien vite rendue chaude. Eh bien, les pieds d'un homme frappent forcément le sol, et, de cette manière, ils se réchauffent. Mon Dieu! n'avez-vous jamais vu des collégiens qui battaient la semelle, ou qui sautaient à la corde, au milieu des récréations de l'hiver! Les gamins, d'abord transis, se réchauffent, au point d'arriver quelquefois jusqu'à la transpiration : c'est l'effet de l'exercice.

L'exercice est donc un moyen de réchauffer non-seulement tout le corps, mais les deux pieds.

Je conseille de ne pas se chauffer les pieds avec exagération : toute chaleur artificielle rend paresseuse la chaleur naturelle et vitale; et puis, la transpiration d'un milieu chaud dans un milieu humide et froid appelle immédiatement la réfrigération.

Donc, je réprouve l'usage malsain de la bourgeoise chaufferette; je regarde comme une mauvaise habitude l'usage des boules remplies d'eau chaude, dont nombre de gens font usage, et je trouve que l'on court toujours l'inconvénient du froid aux pieds quand on est obligé de sortir, si, plusieurs fois dans la journée, dès que l'on rentre chez soi, on va se planter les deux pieds dans les cendres.

Enfin, je veux terminer par un conseil qui fera jeter les hauts cris à toutes les personnes qui ont la prétention de faire petit pied : non-seulement pour éviter le froid aux pieds, je veux de bonnes et grosses chaussures, je recommande de l'action et de l'exercice capable de produire une chaleur naturelle, mais je conseille de porter deux paires de bas, une paire de bas de laine, que l'on placera immédiatement sur la peau, et une autre paire de bas dont il est bon de revêtir la première.

La raison de ce conseil est bien simple : il se fait toujours aux pieds une transpiration plus ou moins visible, plus ou moins abondante, et ce sont les gens qui transpirent un peu des pieds qui sont les plus sujets au refroidissement de cette région.

Effectivement, la transpiration humecte les bas, et cette humidité, en s'évaporant, produit forcément le phénomène de la réfrigération. Chacun sait combien l'évaporation d'un liquide, quel qu'il soit, dépense de la chaleur ; si sur cette paire de bas, plus ou moins humide, vous avez la précaution de mettre d'autres bas, ces bas, empêchant l'évaporation de l'humidité sous-jacente, deviendront un excellent moyen de préservation contre le refroidissement des pieds.

Les gens qui portent des gilets de flanelle n'en portent pas moins des chemises. Eh bien, les bas de laine mis aux pieds y représenteront le gilet de flanelle, et rendront le même service que lui. Les bas extérieurs remplaceront ce petit vêtement de toile que les Anglais trouvent si malhonnête de désigner par son véritable nom.

XI. — Conclusion.

En terminant cette leçon, j'aurais à vous faire plus d'une réflexion philosophique ; je pourrais, comme toujours, appeler votre admiration et par conséquent votre reconnaissance sur ce merveilleux instrument que l'on appelle la main, sur ces deux bases solides et mobiles tout ensemble que présentent à l'édifice du corps humain les extrémités inférieures, autrement dites les deux pieds; j'aime mieux arrêter ma pensée sur un autre ordre d'idées et engager mes paroles dans le sentier fleuri des remercî-ments et de la gratitude.

Depuis deux mois et demi, époque où j'ai commencé ces leçons d'hygiène, j'ai trouvé chez vous une assiduité dont je suis heureux et fier.

La saison était mauvaise, l'automne a commencé par nous jeter toutes ses larmes, l'hiver nous a prodigué ses glaces, sa brise, ses neiges et ses frimas : rien n'a pu vous empêcher d'arriver à notre petit rendez-vous hebdo-madaire. Merci à votre bonne volonté; merci même à vos jambes, à vos pieds surtout.

Toujours même attention, même bienveillance. C'est pourquoi j'éprouve le besoin de vous complimenter, et du haut de cette estrade, c'est de tout cœur que je vous octroie une poignée de main fraternelle.

ONZIÈME LEÇON.

—◆—

HYGIÈNE DU GOUT.

I. — L'apparition.

Vous avez pu vous apercevoir, Messieurs, que j'aimais à commencer chaque leçon par une comparaison, un épisode, un apologue ou une histoire. — C'est, à mon avis, un genre de préface moins ennuyeux que les préfaces didactiques de nos grands savants; et puis, en éveillant la curiosité, une narration, quelle qu'elle soit, rend attentif, impose le silence. C'est, permettez-moi cette comparaison, bien qu'elle ait un côté passablement prétentieux, c'est comme le prélude que fait entendre adroitement un artiste qui commence un important morceau; ou plutôt, c'est la précaution d'un sergent à l'exercice, qui, avant de formuler un commandement, manque rarement de crier vigoureusement : Attention ! Vous me permettrez donc d e conserver cette coutume, bien qu'elle n'ait jamais été employée en pareille matière.

C'était par une nuit d'hiver : nuit sombre, triste, mystérieuse. Une pluie stridente flagellait les vitres de mes croisées, les vents en révolution ébranlaient les portes mal closes, mugissaient dans les corridors et sifflaient méchamment par tous les interstices qu'ils pouvaient rencontrer. Les médecins sont si souvent réveillés par leurs devoirs, qu'ils connaissent le sommeil de Paris : je pourrais, moi, vous en décrire, heure par heure, les mouvements et les excentricités. Eh bien! cette nuit-là m'apparaissait avec un cachet tout fantastique; pas un roulement de voiture, pas une voix dans la rue, pas même le bruit des pas de ces tardifs endurcis qui se couchent toujours après minuit, au détriment de leur santé et au désespoir de leur concierge.

J'étais chez moi, attablé à mon bureau de travail, éclairé par une lampe que je ne soignais guère, chauffé par un semblant de feu que je ne soignais pas du tout.

Les douze coups de minuit avaient sonné au milieu des bourrasques atmosphériques que je vous ai dites; je dois leur rendre cette justice, qu'ils avaient parlé sans frayeur, sans tremblement, avec le flegme d'un Anglais dans une de nos révolutions, — ou plutôt avec le sang-froid d'un Français conversant au milieu des tempêtes du combat.

Plume en main, toque au front, j'étais penché sur mes papiers, et je griffonnais avec l'ardeur d'un homme qui se dépêche d'en finir.

Tout d'un coup, j'entends remuer dans ma chambre. Je tourne la tête, et j'aperçois, assis dans mon fauteuil, un monsieur qui tisonnait dans mon foyer...

— Qui êtes-vous, Monsieur? Comment êtes-vous entré ici? Que voulez-vous?

En vérité, je crois que je fis ces trois interrogations à la fois.

Mon visiteur, en relevant la tête, me montra une figure pleine de bonhomie. C'était un homme de très-haute stature, dont le visage était replet, mais les yeux vifs et le regard profond ; — sa mise indiquait un magistrat, un homme du grand monde, mais sa toilette négligée, son grand col de chemise, ses larges pantalons flottant sur ses souliers lui donnaient un extérieur vulgaire et presque campagnard.

— Ne crains rien, me répondit d'une voix douce cette étrange apparition ; ranime un peu ton feu, qui paraît prêt à rendre l'âme, et fais-moi la politesse de m'écouter un instant. — Moi aussi je me suis beaucoup occupé de physiologie et d'hygiène, et je porte le plus vif intérêt à tous ceux qui creusent, piochent, retournent et cultivent de semblables questions. Je m'intéresse plus spécialement à toi pour un second motif. Récamier, ton maître, était mon compatriote, mon ami ; c'est lui qui m'a soigné dans cette terrible maladie, gagnée le 21 janvier, dans la grande cathédrale de Saint-Denis ; funeste péripneumonie qui... que... Enfin, c'est M. de Sèze qui l'avait voulu ! le bon Récamier a cependant tout mis en œuvre. Car il était mon filleul, vois-tu ; c'est moi qui, de ses trois prénoms, lui ai fait donner celui d'Anthelme, le jour où, dans la petite ville de Belley, je le fis porter aux fonts baptismaux.

— Mais quel âge avez-vous donc ? m'écriai-je.

— Mon ami, je n'en ai plus.

— Cependant...

— J'ai peu d'instants à te donner, laisse-moi parler. Je présume que, dans ton cours d'hygiène, tu traiteras longuement de la digestion et des précautions nécessaires pour la bien faire.

Mon ami, je te le recommande, étudie, élabore et travaille sérieusement cette question importante. Dégage-toi des passions et de la routine, des récriminations injustes et des préjugés ridicules; compulse les auteurs, réfléchis, expérimente, interroge; songe que l'univers n'est rien que par la vie, et que tout ce qui vit se nourrit.

— Permettez… permettez…

— Songe que la destinée des nations dépend de la manière dont elles se nourrissent.

— Ah diable!

— Songe, enfin, que le Créateur, en obligeant l'homme à manger pour vivre, l'y invite par l'appétit et l'en récompense par le plaisir.

— A la bonne heure! Envisagée sous ce point de vue, la gourmandise…

A ce mot de *gourmandise*, mon visiteur se leva brusquement de son siége : — Allons, puisque tu m'interromps toujours, je m'éclipse; mais tu t'en mordras les doigts, j'en suis sûr, quand je t'aurai donné mon nom : je m'appelle Brillat-Savarin.

— Brillat-Savarin! l'auteur de la *Physiologie du goût!* est-ce possible? Pardon, maître… restez, de grâce; parlez toujours!

Tout en formulant ces instances, je prenais l'étranger par le bras, je me cramponnais à ses habits; il disparut comme par un coup de baguette; et moi, poussant un cri…

Je me réveillai en sursaut… Je m'étais endormi sur ma besogne, et j'avais rêvé!… j'avais si bien rêvé, qu'en rouvrant les yeux, je me surpris encore tenant énergiquement par les deux mains l'un des bras… de mon fauteuil.

II. — Réflexions.

Certainement, Messieurs, bien que je vienne vous entretenir aujourd'hui de l'hygiène du goût, je ne m'aviserai pas de vous faire une sèche et méchante analyse du célèbre ouvrage de Brillat-Savarin.

L'œuvre de la *Physiologie du goût* est pleine de détails qui vous seraient parfaitement inutiles; et puis c'est un de ces livres qu'on lit, mais qu'il est bien difficile d'analyser : gracieux dans la forme, charmant dans les détails, éminemment français par l'esprit dont il pétille...

Ce livre ne pourrait d'ailleurs être reproduit dans un cours d'hygiène populaire : d'une part, les digressions gastronomiques qui le remplissent vous feraient inutilement venir l'eau à la bouche; de l'autre, il renferme des digressions fort légères, des anecdotes un peu vagabondes, et, je vous l'ai dit en commençant, un cours d'hygiène populaire doit être sage, sévère, amusant autant que possible, intéressant autant que faire se peut; mais surtout il doit toujours se montrer religieux et moralisateur.

Enfin, j'aurais grand tort de vouloir imiter la phrase badine, les plaisanteries appétissantes et le dire ravissant du grand maître en gastronomie. J'ai lu dans La Fontaine l'histoire et les malheurs d'un pauvre corbeau qui s'était imaginé de vouloir imiter un aigle : mal lui en prit, vous le savez; mal m'en arriverait aussi, j'en suis sûr, si je voulais recommencer les tours de force si connus du fameux auteur de la *Physiologie du goût*.

Nous suivrons notre petit train-train ordinaire : anatomie, puis hygiène, c'est-à-dire propreté, éducation, soins spéciaux; maladie, puis convalescence.

III. — Anatomie.

Jusqu'ici nous n'avons guère fait d'anatomie effrayante, nous n'avons pas même tenté des digressions d'anatomie bien difficiles : le cheveu, l'œil, l'oreille, la peau, tout cela se voit, tout cela peut être étudié sans dissection, sans scalpel, sans graves opérations, sans beaucoup de sang répandu. Notre anatomie aujourd'hui sera encore de cette nature.

IV. — Les lèvres.

Le premier organe du sens si complexe que l'on appelle le *goût*, est précisément l'ouverture de la porte extérieure du tube digestif. Cette porte, vous le savez tous, munie de deux battants plus ou moins gracieux, plus ou moins pittoresques, s'ouvre horizontalement et se nomme *bouche*. Bouche est une mauvaise expression ; car la bouche proprement dite est, bel et bien, cette grande cavité interne où se trouvent la langue, les dents, le palais, en un mot tous les organes du goût ; c'est le premier renflement du tube intérieur destiné à la transformation alimentaire, et que l'on a intitulé *tube digestif ;* mais enfin, *bouche* est l'expression généralement admise, vulgairement consacrée ; adoptons le mot *bouche,* et examinons.

Les deux battants de cette porte musculaire sont les lèvres ; nous en avons deux, vous le savez encore : la lèvre supérieure et la lèvre inférieure ; elles sont douées de mouvements de toutes sortes, ce qui permet aux écoliers, aux enfants et à la grande classe des plaisants d'exécuter avec leurs lèvres toutes les bizarreries, toutes les contractions, toutes les grimaces possibles. C'est aux lèvres que se fait d'une manière apparente la singulière réunion de nos deux surfaces cutanées.

Effectivement, Messieurs, vous n'y avez peut-être jamais réfléchi, et c'est pourquoi il est important que j'appelle sur ce point votre attention et votre examen. Nous possédons deux sortes de peau : une peau extérieure, que nous avons minutieusement étudiée ensemble, et une peau intérieure, qui tapisse les parois de toutes nos cavités ; cette peau s'appelle *muqueuse* ou *séreuse,* parce qu'elle varie dans sa structure; mais séreuse et muqueuse ont cela de particulier, qu'elles ne sont revêtues d'aucune espèce d'épiderme, et qu'elles sont continuellement humectées par des liquides spéciaux, lesquels liquides leur permettent de supporter sans douleur les froissements, les secousses, les frottements et les contacts.

Eh bien! c'est aux lèvres que s'opère la réunion de la peau extérieure et de la peau intérieure. Tout ce qui est blanc ou jaune, sec ou barbu, appartient à la peau proprement dite. La portion rose et transparente, ce petit bourrelet tendre et vivace qui pare la physionomie autant que les fleurs ornent un parterre, est précisément le commencement de la muqueuse qui double, c'est-à-dire recouvre toute la portion intérieure du tube digestif.

V. — Les gencives.

Derrière les lèvres entr'ouvertes on aperçoit des petits corps blancs et résistants, qui sont les dents, et dont je ne vous dirai rien aujourd'hui, attendu que je veux consacrer toute une leçon (notre prochaine) à l'étude des dents et à l'hygiène dentaire; mais ces dents sont plantées dans des arcades circulaires et résistantes, formées par des os que l'on appelle *maxillaires,* et revêtues, elles aussi, de cette peau intérieure que nous avons intitulée muqueuse.

Je le remarque et je m'y arrête un instant, parce que bien des gens du monde s'imaginent que la peau qui recouvre les gencives est une peau toute spéciale et n'ayant aucune analogie avec les autres tissus du corps humain.

De plus, cela vous expliquera pourquoi les gencives mouillent indubitablement les doigts ou tout autre instrument qui les touche.

Enfin, il est nécessaire de constater, en passant, que,

munies de nerfs fort sensibles, les gencives font partie importante des ustensiles nécessaires à la cuisine dégustative, ou, si vous aimez mieux, aux opérations chimico-vitales du goût.

VI. — La langue. — Le palais. — Les joues.

Derrière les dents, et remplissant une partie de la ca-

A. Communication de la gorge et du nez.
B. Fosses nasales.
C. Langue et cavité de la bouche.

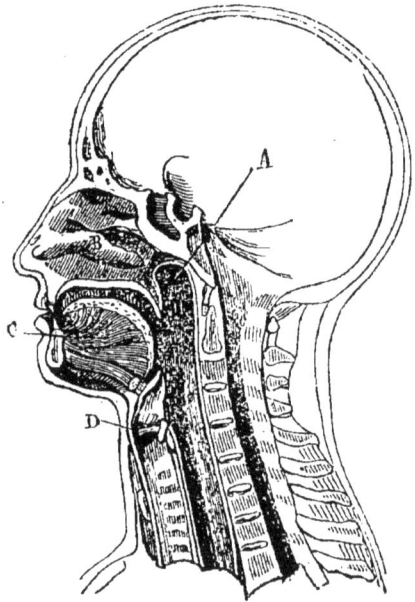

Cavité buccale montrée sur une tête partagée en deux.

vité buccale, se trouve un organe tout musculaire, doué de mouvements extraordinaires et qu'on appelle la *langue*.

La langue, qu'Ésope le Phrygien trouvait la meilleure et la plus mauvaise des choses, est un gros muscle, c'est-à-dire une grosse masse de chair triangulaire, largement plantée par sa base et retenue à sa partie inférieure par un petit ligament blanchâtre que l'on appelle communément le *filet*. En partageant la langue par une ligne médiane, on la trouve parfaitement identique des deux côtés ; de chaque côté, à l'intérieur, les mêmes filaments, les mêmes fibres, la même structure, et, à la surface, la même muqueuse, la même peau. Cette surface est parsemée de petites aspérités qui sont formées par l'épanouissement des nerfs dégustateurs, et se nomment *papilles* nerveuses de la langue. J'ai dit, en parlant de la surface cutanée extérieure, ce que c'était qu'une papille. Avançons.

Au dessus de la langue est une voûte ridée, concave, gracieuse, et la peau qui la recouvre constitue ce que l'on appelle le *palais*.

Enfin, de chaque côté, en dehors des dents et des gencives, sont les deux parois charnues, les deux rideaux qui complètent et ferment la cavité, les *joues ;* les joues, si gonflées dans les portraits du bonhomme Éole ; si creuses et si sèches chez les gens tristes et chez les ambitieux !

L'intérieur des joues, le palais et la langue ont de tout temps été considérés par les physiologistes comme les organes principaux de la mécanique du goût.

« Il n'est pas facile, dit Brillat-Savarin, de déterminer précisément en quoi consiste l'organe du goût. Il est plus compliqué qu'il ne le paraît. »

Certes, la langue joue un grand rôle dans le mécanisme de la dégustation ; car, considérée comme douée d'une force musculaire assez franche, elle sert à gâcher, retourner, pressurer et avaler les aliments.

De plus, au moyen des papilles plus ou moins nom-

breuses dont elle est parsemée, elle s'imprègne des particules sapides et solubles des corps avec lesquels elle se
trouve en contact ; mais tout cela ne suffit pas, et plusieurs
autres parties adjacentes concourent à compléter la sensation, savoir : les joues, le palais, et surtout la fosse nasale sur
laquelle les physiologistes n'ont peut-être pas assez insisté.

Les joues fournissent la *salive*, également nécessaire à
la mastication et à la formation du bol alimentaire ; elles
sont, ainsi que le palais, douées d'une portion de facultés
appréciatives.

Mais, remarque que je ne saurais passer sous silence,
l'anatomie nous apprend que toutes les langues ne sont
pas également munies de papilles, de sorte qu'il en est
telle où l'on en trouve trois fois plus que dans telle autre.
Cette circonstance explique pourquoi, de deux convives
assis au même banquet, l'un est délicieusement affecté,
tandis que l'autre a l'air de ne manger que comme contraint : c'est que ce dernier a la langue faiblement ou-
tillée, et que l'empire de la saveur a aussi ses aveugles et
ses sourds.

VII. — Les glandes salivaires.

Quand on porte le doigt dans la bouche, on l'en retire
inévitablement mouillé ; si on presse entre les deux doigts
les lèvres ou les joues, on sent sous le doigt placé à l'intérieur des aspérités, de petites grosseurs, de véritables gan-
glions : ce sont les *glandes salivaires*, chargées de sécréter
un liquide acide et salé, véritable agent chimique qui, en
saturant le bol alimentaire, le prépare à la grande transformation digestive.

J'ai déjà eu l'occasion d'appeler votre attention sur des
organes analogues, en vous parlant de la fabrique qui produit les larmes et de l'usine si complexe de la transpira-

tion; ici les glandes salivaires ont un rôle d'aussi grande importance, et leur sécrétion paraît indispensable à la sensation de sapidité.

La sensation du goût, dit l'auteur déjà cité, est une opération chimique qui se fait par voie humide, comme nous disions autrefois, c'est-à-dire qu'il faut que les molécules sapides soient dissoutes dans un fluide quelconque, pour pouvoir ensuite être absorbées par les houppes nerveuses, papilles ou suçoirs qui tapissent l'intérieur de l'appareil dégustateur.

Ce système, neuf ou non, est appuyé de preuves physiques et presque palpables.

L'eau pure ne cause point la sensation du goût, parce qu'elle ne contient aucune particule sapide. Dissolvez-y un grain de sel, quelques gouttes de vinaigre, la sensation aura lieu.

Les autres boissons, au contraire, nous impressionnent parce qu'elles ne sont autre chose que des solutions plus ou moins chargées de particules appréciables.

Vainement la bouche se remplirait-elle de particules divisées d'un corps insoluble, la langue éprouverait la sensation du toucher, et nullement celle du goût.

Quant aux corps solides et savoureux, il faut que les dents les divisent, que la salive et les autres fluides gustuels les imbibent, et que la langue les presse contre le palais pour en exprimer un suc qui, pour lors suffisamment chargé de sapidité, est apprécié par les papilles dégustatrices, qui délivrent au corps ainsi trituré le passeport qui lui est nécessaire pour être admis dans l'estomac.

Ce système, qui recevra encore d'autres développements, répond sans effort aux principales questions qui peuvent se présenter.

VIII. — Préceptes hygiéniques.

Nous connaissons maintenant tous les organes qui constituent l'appareil du goût, nous en connaissions depuis longtemps le mécanisme, et il est urgent d'indiquer les fautes et les imprudences qui pourraient le pervertir. En les abordant, qu'il me soit permis de répondre à une objection trop commune.

— Moi, soigner ma bouche! disent un grand nombre d'ouvriers, d'artisans ou de bourgeois; est-ce que vous me prenez pour un dandy, pour un parfumeur? Je lave ma bouche en buvant un coup; je mange salé, épicé, bouillant, enfin comme ça me fait plaisir! Je ne suis pas fine bouche, et je ne puis m'occuper de ma bouche que pour la remplir aux heures de la pot-bouille.

Vous ne soignez pas votre bouche, et peu à peu vos gencives s'altèrent, se boursouflent, suppurent et entraînent la perte de vos dents. Or, je vous dirai toute l'importance des dents sous le simple point de vue digestif.

Vous ne soignez pas votre bouche, et voilà pourquoi, souvent, vous avez une respiration fade ou nauséeuse, une haleine mauvaise, un abord vraiment pénible pour ceux que vous approchez.

Vous ne soignez pas votre bouche, et torturée par les épices, par le tabac ou les alcools, la muqueuse qui tapisse toute la cavité buccale s'irrite, se corrode souvent, s'ulcère... Il n'est pas besoin d'être dandy pour éviter tous ces maux-là.

Si les soins que je réclame nécessitaient beaucoup de temps, coûtaient beaucoup d'argent, je comprendrais vos objections, votre incurie et votre insouciance. Mais tout peut se faire promptement et à peu près gratis; ne vous y refusez pas.

IX — Propreté, lavages.

La petite peau rosée qui borde les lèvres est d'une susceptibilité excessive ; le contact d'un verre ou d'un vase
malpropre peut y faire lever de forts désagréables boutons,
et quand parfois on la touche imprudemment avec des
doigts imprégnés de substances délétères, elle est douée
de facultés absorbantes si subtiles, qu'elle pompe et introduit dans la circulation des matières fort hétéroclites, des
causes d'irritation, d'inflammation et de désordre.

Il faut laver, essuyer et entretenir sans cesse la propreté
de ces petits organes.

Il n'y faut jamais toucher avec des doigts sales.

Il est malsain d'y porter des verres crasseux et des vases
contaminés par la salive d'autrui.

Ce sont autant de fautes que commettent journellement
les enfants, les écoliers et la grande classe des travailleurs.

Non-seulement il est urgent de laver et d'essuyer souvent ses lèvres ; mais il faut, au moins une fois par jour,
se gargariser, c'est-à-dire se laver l'intérieur de la bouche
avec de l'eau fraîche. Effectivement, la langue, les joues
et la salivation ont beau faire pour accomplir complètement l'importante manœuvre de la mastication et de la
déglutition, il reste toujours dans les replis de la muqueuse, dans les recoins nombreux de la bouche, derrière
les gencives ou entre les dents, quelques parcelles des
aliments mastiqués et avalés. Ces résidus imprégnés de
salive fermentent, se décomposent, se putréfient, et non-
seulement ils rendent la respiration nauséabonde et malsaine, mais ils sont capables de produire des aphthes et des
ulcérations.

X. — Éducation.

L'organe du goût, comme tous nos organes, est susceptible de perfection ; par conséquent, il est accessible à l'é-
ducation. La faculté dégustatrice est capable d'une telle perfection, que les gourmands de Rome distinguaient au goût
le poisson pris entre les ponts de celui qui avait été pêché
plus bas ; de nos jours, dit le spirituel Brillat-Savarin,
nous voyons des gens qui ont découvert la saveur particulière de la cuisse sur laquelle la perdrix s'appuie en
dormant ; et d'ailleurs ne sommes-nous pas environnés
de gourmets qui peuvent indiquer la latitude sous laquelle
un vin a mûri, tout aussi sûrement qu'un élève de Biot ou
d'Arago sait prédire une éclipse ?

Certainement, mon intention n'est pas de vous engager
à des exercices et à toute une série d'études capables de
vous faire conquérir une si pittoresque faculté ; mais je
dois vous prévenir que les excitants sont des petits tyrans
qui s'imposent, qui ordonnent et qui finissent par produire les plus fâcheux inconvénients en vous poussant du
pied dans le vilain fossé de l'exagération. On commence
par quelques grains de sel, et on arrive à consommer des
salières presque entières ; on essaie un peu de moutarde,
et on finit par en avaler des tartines.

L'abus des excitants non-seulement entrave la digestion
et escamote en quelque sorte la réparation alimentaire ;
mais les excitants agissent sur les glandes salivaires, sur
la langue et sur le palais, les détraquent et les privent de
leurs facultés dégustatrices : de là les goûts dépravés, les
gosiers pavés, les palais de fer. Pourquoi ne pas se conduire
assez sagement pour garder le plaisir de l'appétit et le
bienfait d'un goût honnête et modéré ?

VI. — Faut-il chercher à vaincre toutes les répugnances du goût?

Je ne le pense pas, et j'en avertis les parents qui, sous peine de diète ou de pain sec, veulent forcer leurs enfants à manger indistinctement de tous les mets qui leur sont présentés; l'appétence, c'est-à-dire le plaisir que l'on éprouve à l'idée ou à la vue de tel ou tel aliment, est un appel instinctif et tout animal que l'intelligence peut écouter, suivre ou rejeter; mais la répugnance est le cri d'une organisation qui craint de ne pouvoir digérer la substance présentée. Chacun de nous, en effet, possède un estomac doué de qualités spéciales, de susceptibilités particulières. Ce qui convient à l'un ne convient pas à l'autre. L'estomac est, de nos organes, un des plus fantasques, un des plus capricieux.

J'ai vu trois fraises déterminer des vomissements qui représentaient les symptômes d'un empoisonnement redoutable.

J'ai vu trois ou quatre moules, et même une seule patte d'écrevisse, causer à la peau une réaction qui faisait naître des boutons analogues aux boutons produits par les piqûres d'orties.

On a pu constater qu'un verre d'eau tout cru donnait une indigestion à certains tempéraments, et, d'un autre côté, M. Récamier a soigné un fort de la halle qui était pris d'hémorrhagie toutes les fois qu'il avalait quelques gouttes de vin.

Tous ces caprices sont exceptionnels, je l'admets, je le constate; mais, sans en avoir d'aussi extraordinaires, votre estomac peut bien en avoir quelques-uns. C'est pourquoi vous êtes obligé de faire de vous-même une étude consciencieuse; vous devez savoir ce qui vous est

bon, ce qui vous est mauvais ; or, l'appétence et la répugnance sont des juges qu'il faut consulter.

XII. — Exercice et repos.

Je le disais à ma première leçon, les glandes salivaires,
comme tous les autres organes, ont besoin d'exercice ;
mais aussi elles réclament du sommeil, de la tranquillité
et des moments de repos. Si la glande salivaire n'est pas
mise de temps en temps en action, elle se plaint, quelquefois même elle s'enflamme. Les gens qui ne peuvent
pas manger quand ils ont faim, finissent par sentir leur
bouche devenir sèche et brûlante ; la glande salivaire,
mécontente de n'être pas employée, donne momentanément sa démission. Si, au contraire, vous exaspérez vos
glandes salivaires outre mesure par le chiquage ou par la
fumée de tabac, tout d'abord elles activent leur travail
pour faire face à tous les excitants, et, finalement, elles se
replient, elles se ratatinent. Le fumeur qui crache trop,
sent, à la longue, sa bouche devenir sèche. Il faut à
chaque organe son exercice et son repos.

Messieurs, vous l'avez compris, je l'espère, les glandes
salivaires jouent un rôle important dans la grande mécanique du goût. Leurs souffrances, leur surexcitation ou
leur inaction retentissent nécessairement sur l'organe du
goût tout entier. Une bouche sèche ne peut plus ni rien
goûter, ni rien manger avec plaisir ; une bouche sans
cesse remplie de salive amène du dégoût, des pituites et
des maux d'estomac.

A qui n'est-il pas arrivé de tenir longtemps dans sa
bouche un corps étranger, quel qu'il soit? Tantôt en se
promenant dans le jardin ou en passant devant une table
servie, ou en inspectant les achats du marché, on mange

une cerise, on en absorbe toute la pulpe, on en avale tout le jus; mais on oublie de cracher le noyau, et on le garde machinalement dans la bouche ; tantôt on déchire du papier avec les dents, et on en garde quelques portions dans la cavité buccale. Les couturières mâchonnent souvent du coton et du fil; comme elles ont l'habitude, pour introduire dans l'aiguille le bout de fil dont elles se servent, d'en effiler l'extrémité entre les dents, elles en déchirent toujours une petite portion qu'elles gardent longtemps dans la bouche. Eh bien! dans toutes ces circonstances, les mêmes phénomènes se reproduisent.

Tout d'abord la présence d'un corps dans la bouche fait croire aux glandes salivaires qu'il s'agit d'une substance alimentaire, et comme tout aliment, pour être convenablement digéré, a besoin d'être imprégné de salive, les glandes en fournissent et cherchent à l'en imprégner. Cette salive glisse sur le noyau, imprègne le fil ou le papier, mais en ressort, pressée qu'elle est, par le mâchonnement d'usage, par la malaxation ordinaire : alors une partie du susdit liquide est crachée par la bouche, qu'il remplit outre mesure, et surtout la plus grande partie coule dans le gosier, passe par le conduit digestif et va séjourner au centre, c'est-à-dire dans l'estomac; or, comme il arrive en très-grande abondance, il y détermine de la plénitude, de la satiété, et produit l'inappétence et le dégoût, jusqu'à ce que, arrivant et s'accumulant toujours malgré ce malaise avertisseur, il cause de la souffrance et un véritable mal d'estomac.

Les pituites (si communes) sont un effet inévitable de la surabondance salivaire; car la salive, en encombrant le tube digestif, est plus ou moins décomposée; l'estomac alors la refuse, et avant même de descendre au fond de la cavité stomacale, elle est expulsée et rejetée par des efforts naturels, et fait explosion à l'extérieur avec un caractère

gluant, une consistance de sirop, en un mot une transformation spéciale.

C'est par le repos des glandes salivaires, c'est en évitant
avec prudence les petites fautes hygiéniques dénoncées,
que l'on se garantit des inconvénients de santé dont je
ne vous souhaite pas de faire personnellement expérience.

XIII. — Soins spéciaux. — La chique et la pipe. — Attention!

J'ai gardé pour ce paragraphe une succincte dissertation
sur deux habitudes fort répandues : l'habitude de mâcher
du tabac comme on mâcherait un aliment, et l'habitude
de remplir la cavité buccale d'une fumée produite par du
tabac allumé.

Ne craignez pas que je reproduise ici les tirades et les
anathèmes lancés contre le tabac par certains auteurs philosophes, hygiénistes, moralistes, touristes et tous les *istes*
possibles. La consommation du tabac est telle, que le Gouvernement, qui en exploite le commerce, qui en a gardé le
monopole, y gagne quelque chose comme 100,000,000 fr.
par an. Donc, vouloir nous opposer à l'usage, assez bizarre,
je l'avoue, de la plante nartico-âcre rapportée par ce bon
M. Nicot, ce serait vouloir renverser des montagnes.

Nous avons été plus d'une fois attendri au récit des
privations de quelques marins abandonnés en pleine mer
et dénués de..... tabac. Le matelot, sur son bâtiment, n'a
pas la permission de fumer ; car il y a à bord de la poudre,
du goudron et une foule de matières inflammables; en
conséquence, on a jugé prudent d'y défendre la pipe ou le
cigare, qui nécessitent toujours des allumettes ou du feu.
Alors le marin chique, et il paraît que ce genre de passe-
temps lui devient en quelque sorte nécessaire. Le biscuit
vient-il à manquer, on rétrécit toutes les rations; l'eau

devient saumâtre et malsaine : peu importe au vieux matelot, il n'en fait pas moins sa rude besogne; mais quand tout son tabac se trouve consommé, quand toutes les blagues sont vides, et que les officiers eux-mêmes n'ont plus de cigares, le vieux marin commence à trouver sa position bien pénible : plus de courage, plus d'énergie, et, pour chercher à secouer sa tristesse, on en voit plus d'un mettre dans sa bouche des morceaux de corde goudronnée, afin de tromper en quelque sorte les glandes salivaires, et pour se persuader qu'il chique encore !

Comment aurais-je la barbarie de défendre, au nom de l'hygiène, à de pauvres marins cette chique consolatrice?

La pipe, pour la classe ouvrière, devient quelquefois aussi une habitude que l'on ne peut guère déraciner. Eh ! mon Dieu ! quand un malheureux qui travaille tout le jour, qui sue sans cesse, pétri qu'il est, en quelque sorte, par un pénible labeur ; quand un malheureux qui dépense trente centimes pour son déjeuner, quarante centimes pour son dîner, se passe la petite fantaisie de quelques centimes de tabac, pouvons-nous raisonnablement lui en faire un reproche?

Nous ne pouvons espérer d'abattre ces bizarres coutumes, nous ne pouvons déraciner ces arbres déjà séculaires et passablement tortus ; mais nous pouvons, mais nous devons émonder, couper les branches, réglementer et régulariser. Ce qu'il faut montrer aux chiqueurs comme aux fumeurs exagérés, ce sont les maladies que produisent dans la bouche les excès du chiquage et les excès du tabac en fumée : des ulcères, des tumeurs, des excoriations, d'épouvantables cancers viennent sur les lèvres, sur les gencives et sur la langue à un grand nombre de ces gens qui font excès, qui ne savent point user sans abuser bien vite.

Et puis, nous pouvons bien parler un peu raison. Le

fumeur qui crache trop, le chiqueur qui crache sans cesse, évidemment privent leur tube digestif d'une bonne partie de salive, c'est-à-dire d'un liquide indispensable aux bonnes digestions; par conséquent, il en résulte des digestions laborieuses et une réparation alimentaire insuffisante.

Autre observation. Nombre de fumeurs s'imaginent que la pipe d'un camarade est un instrument qu'ils peuvent emprunter sans aucun inconvénient pour leur santé, sans aucun danger pour leur bouche. Il y a plus : un grand nombre d'individus, fort amateurs des pipes imprégnées par le jus de tabac, et pipes appelées du pittoresque mot *culottées*, les font préparer par les autres. On trouve ainsi, chez les débitants, de ces pipes fumées par on ne sait qui. La pipe neuve coûte cinq centimes, la pipe culottée en coûte dix ou quinze. C'est une sale manie, c'est une véritable faute hygiénique. En supposant parfaitement saine la bouche d'un homme qui vous a culotté votre pipe, il est supposable que sa salive a des qualités différentes de votre salive, à vous, et le contact d'une terre poreuse, qui contient toujours les éléments de la salive tout entière, peut déterminer dans votre bouche des excoriations que tout homme sage et propre doit savoir éviter.

XIV. — Soins de la bouche pendant les maladies générales.

Je vous l'ai déjà dit, la langue a été appelée le *miroir* de l'estomac. Aussitôt que le centre digestif opère mal, dès que les intestins sont en souffrance, dès que le foie verse dans le canal alimentaire plus de bile qu'il n'en a besoin, la face apparente de la langue, cette large surface toute parsemée de papilles et de petites élévations, de rose qu'elle était pendant la bonne santé, devient jaune, pâteuse, bourbeuse en quelque sorte, c'est-à-dire qu'elle se recouvre d'un enduit jaunâtre, que les médecins ont appelé *saburre*.

D'un autre côté, aussitôt qu'une fièvre générale se déclare, dès que le sang bouillonne et semble s'allumer, la langue paraît s'en irriter plus que tous les autres organes : elle devient rouge, souvent elle se sèche comme un parchemin, et elle se fendille et semble vouloir se casser, comme un de ces vases de terre qu'on a l'imprudence de trop approcher du feu.

Enfin, il est un certain nombre de substances chimiques, employées souvent comme médicament, qui portent à la bouche : c'est-à-dire qu'elles y font déclarer une inflammation spéciale. Toute la peau qui tapisse la cavité buccale, toute cette muqueuse qui recouvre la langue, le palais et l'extérieur des joues, se boursoufle, se casse et, finalement, produit des excoriations d'où s'échappe une sanie de nauséabonde nature. On comprend que, dans tous ces cas, l'intérieur de la bouche a besoin de soins particuliers.

Des lavages, des gargarismes adoucissants ou doués d'une certaine astringence, des boissons ! des boissons en abondance ! Quand le feu éclate, quand un incendie se déclare, les pompiers cherchent à l'éteindre en l'inondant le plus promptement possible. Eh bien ! il faut inonder l'organisme d'un homme que la fièvre menace de consumer tout entier ; il faut arroser, imbiber, abreuver enfin le tube digestif par des boissons appropriées à chaque maladie. Boire ! boire ! boire ! telle est la fonction la plus urgente à accomplir quand on est malade. S'il y a du frisson, s'il s'agit d'exciter à la transpiration, on donne des boissons chaudes, sucrées avec du miel, du sucre ou de la réglisse. Si la fièvre est ardente, la bouche pâteuse, et qu'on éprouve de la répugnance à avaler, on boit froid et sans sucre.

Il ne faut jamais craindre de faire boire abondamment un malade.

— Mais cela va lui noyer l'estomac! disent les bonnes femmes.

Cela noie la fièvre, liquéfie le sang, et ne produit jamais de résultats fâcheux.

J'ai recommandé de se laver la bouche tous les jours quand on est en parfaite santé; je conseille de le faire encore dès que l'on est malade. On ne mange pas, c'est bien possible; mais, encore une fois, presque toutes les maladies emplissent la bouche d'un limon dont il est bon de la débarrasser de temps en temps.

Il est bien clair que ce n'est là qu'une règle hygiénique, de simples soins de propreté.

Pour ôter à la bouche sa sécheresse ou son état saburral, il faut, d'un autre côté, tâcher de vaincre les maladies qui sont la cause première de tous les accidents. Il faut, au moyen de purgatifs bien combinés, nettoyer, balayer, débarrasser le tube digestif; il faut, au moyen de saignées, quelquefois, ôter à l'organisme le trop-plein de vitalité qui cause l'affection, la maladie aiguë. Tout cela regarde la médecine proprement dite.

XV. — Soins de la bouche pendant les convalescences.

Ce sont encore des soins de propreté, des lavages quotidiens, de petits gargarismes.

Il est bon de faire remarquer que l'organe du goût, comme, du reste, tous nos autres organes, après une maladie un peu longue, a besoin de recommencer en quelque sorte son apprentissage; il faut procéder avec beaucoup de ménagements et de prudentes transitions. Ce serait une faute que de heurter l'organe du goût par des mets trop épicés ou des boissons trop alcooliques.

Enfin, il est un petit détail que je ne puis passer sous silence dans un paragraphe comme celui-ci. De même que la langue représente l'état de l'estomac, les lèvres portent souvent des traces qui indiquent une fièvre éteinte, un orage passé. Il s'élève tout à coup de petits boutons peu gracieux, je l'avoue, mais qui ne présentent aucune espèce de danger : rouges et enflammés les premiers jours, ils blanchissent promptement, se remplissent, puis crèvent et forment une croûte sous laquelle commence discrètement le travail de la cicatrisation. Les convalescents trop coquets, les femmes, toujours plus ou moins impatientes, les enfants, qui mettent leurs doigts à tout, ont la méchante habitude d'arracher la croûte, et ils éternisent ainsi le bobo qui les taquine.

Il faut savoir les subir, et laisser la nature suivre ses phases réparatrices.

XVI. — Conclusion.

Je vous ai dit en commençant, Messieurs, que je n'entendais pas, en vous parlant de l'hygiène du goût, vous faire une leçon de gourmandise, vous parler des avantages de la truffe, de la délicatesse de certains rôtis et des difficultés des bonnes fritures ; mais je ne prétends pas non plus vous faire un sermon d'anachorète, vous défendre tout plaisir quand vous vous mettez à table, ni tonner contre les jouissances des bons appétits.

Le Créateur, qui nous a donné l'organe du goût, nous l'a donné pour nous en servir, et s'il a daigné attacher à l'action si animale du manger une satisfaction incontestable, il est dans l'ordre que nous nous en réjouissions sans le moindre scrupule.

Un critique esprit fort, comme on disait il y a douze ou quinze ans, un criailleur contre le *parti prêtre*, s'était imaginé de faire représenter un ecclésiastique attablé devant un rôti de savoureuse apparence, sur la peau rissolée duquel il pressait délicatement une orange du plus appétissant aspect. Au bas de la gravure, ce malin et astucieux inventeur avait fait écrire cette religieuse rubrique :

A LA PLUS GRANDE GLOIRE DE DIEU !

Ad majorem Dei gloriam !

Messieurs, le mauvais plaisant ne s'imaginait guère qu'il donnait ainsi un conseil religieux et moral. Oui, vraiment, quiconque se trouve appelé à prendre sa part d'un mets appétissant et délicat, devrait penser un peu à Celui qui nous donne le pain de chaque jour, à la Providence qui le garde et le nourrit.

Une pareille pensée, j'en ai la conviction, préviendrait bien des excès, bien des sottises ; et, tout en empêchant l'intempérance, elle déterminerait peut-être une pieuse gratitude.

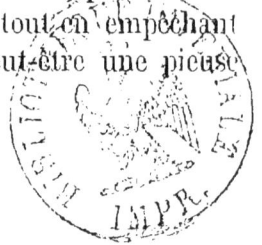

FIN DU PREMIER VOLUME.

LAGNY. — Imprimerie de VIALAT et Cⁱᵉ.

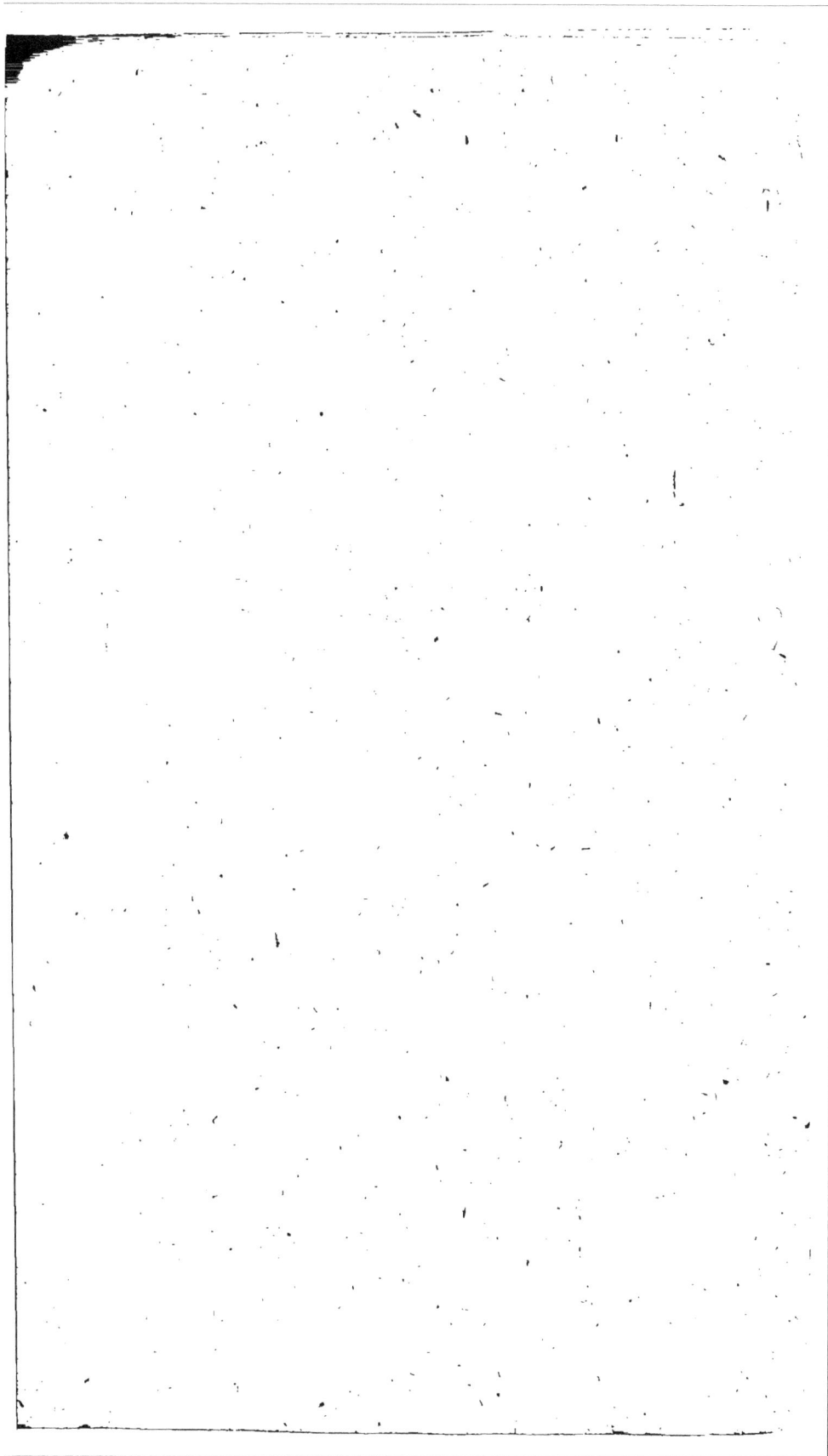

www.ingramcontent.com/pod-product-compliance
Lightning Source LLC
Chambersburg PA
CBHW060404200326
41518CB00009B/1253